ねじれとゆがみ

——毎日すっきりセルフ整体教室

晶文社

装丁・本文設計　美柑和俊
装画・本文イラスト　平井さくら
図版製作（図4・12・17・36・42・49）　河村誠

まえがき

なにごともなく元気に活躍している人が多いのに、なぜ私だけが痛みや痺《しび》れにさいなまれ、さまざまな異常で苦しい思いをしなければならないのか。常々そう考えて暮らしている人がいらっしゃることでしょう。病院へ行って検査を受けても、別にどこも悪いところはありませんよ、痛み止めを出しておきましょうか、と言われて落ち込み、薬をことわって重い足取りで帰宅するという話をたびたび耳にします。

ヒントを見つけようと書店に行くと、健康関連の書物や雑誌が山のように並んでいる。中を見ると◯◯の治し方という項目が多数あるが、それをやってもみても、あまりよくなる気がしない。全体として体をどうやって扱っていけばいいのかを知りたいのに、それについて書かれた本は本当に少ない。色々と探していると、結局は◯◯の治し方というハウツー本に行き着いてしまう。そう思っている人が多いのではないでしょうか。

整体の操法を身につけたいと努力している操法家を目指す人たちも、色んな方法がありすぎて、どれをどう身につけて行くのが近道なのか、まったく分からないと途方にくれている人が多いように感じます。

たしかに多種多様な方法があって、どれがいいのか分かりにくい。妙に神秘めかしているものや、秘法は簡単には教えられないと勿体《もったい》をつける団体も多い。高い指導料を払ってみたけれど、さっぱり役に立たなかったという話もよく聞きます。

こうした現状に対して、では私が辿《たど》って来た道を示せば、役立つこともあるのではないか——。私がこれから書こうとしているのは、そういうことです。私は独学で操法を身につけましたから、どんな操法にしても、いきなり他人に試してみるわけには行かない。まずは自分の体を素材にして試してみるのが勉強でした。これは今も変っていません。新しい操法に出会ったら、それを自分の体で試してみて、使えそうだとなれば、妻で試してみる、という手続きを踏みます。それから「からだほぐし教室」で、こういう操法があるのだけれど、試して見ますか、と皆にやってもらう。そういうことを常に続けています。

本で読んだ操法で、色々と説明がついていても、そのまま飲み込むことはしません。疑わしいもの、役に立ちそうもないものは省きます。こうしていると、操法の歴史が分かって来ます。独創を誇っているものがあっても、よく調べると、どこか他からの影響を受けているものが多い。むしろ、まったくの独創などというものは、この世界にはありえない、と思います。どんな技術でも、人の工夫の積み重ねがあって成立するものです。

過去の操法を辿りつつ、全体としてどんな考え方をすればいいか体のあちこちを観察しながら、読者の皆さんと一緒に考えて行きましょう（一九世紀以前生まれの先人には敬称をつけていないことがあります）。

目次

第3章……歪みとは何か　059

第4章……捻れとは何か

第8章……腕と手(指)の問題を解消する
――操法の実際③

第9章……頭と首の問題を解消する
――操法の実際④

第10章……寝床体操で「捻れ」と「歪み」を解消する

第1章…………体を調える前に

体の動きがおかしい、痛くなった、痺《しび》れている——こんなとき、自分の体が凝《こ》っているな、歪《ゆが》んでいるのかなあ、と感じるかもしれません。そして痛みや凝りがなくなればいいなあと考えるでしょう。

Q　なぜ痛みとか痺れとか、症状が出てくるのでしょう?

A　全体のつり合いが崩れるからです。

体はいつも動いています。筋肉も骨もそうです。夜は、静かに寝ているつもりでも寝返りをうちますし、頭蓋骨にじっと手を当てると、息に合わせて少し動いているのが分かるでしょう。コンクリートの建物のようにがっちり固まっていないのに、なぜ人の体はまっすぐ立っていられるのでしょうか。

前後のつり合いや左右のつり合いをとるしくみが体に備わっているからです。主なところではお尻から腰にかけて、つまり骨盤ですね。それから肩と頸《くび》がつり合いをとっています。脚もつり合いをとる上で重要な部分です。背骨もわずかに動いてつり合いに参加しています。

Q　つり合いが崩れるとなぜ痛みが出るのですか?

A　つり合いが崩れると、無理に体を支えようとするために、あちこちが不等に硬くなります。言い換えると、ある場所の状態と隣接した場所の状態とが相対的に違ってきます。脳が「相対痛《そうたいつう》」と認識するから痛みが出るのだ、という説を立てて説明している野村泉太郎さんという操法家がいます(野村泉太郎『自然と痛くなるわけ』イズミプロ、Kindle版)。

全身にはつり合いをとるしくみがいつも働いていますが、体の前後差・左右差が発生してつり合いが崩れ、限度を超えると、周辺の筋肉や、筋膜・骨膜・腱《けん》など、タンパク質の一種「コラーゲン」を多く含む組織が圧迫されます。ここに疲労物質やカルシウムなどが溜まると硬くなり、毛細血管が圧迫されて、血行が悪くなります。

この現象は特に手指・趾《あしゆび》などの末梢《まっしょう》部分で強く起きます。趾が硬くなっていると、膝に痛みが出るとか、手指が硬くなってくると、肩・頸・顎などをひっぱって痛みや引《ひ》き攣《つ》れが起きてきます。

血行の悪さのために、相対的な状態が違って来て痛みが出ると考えられます。血流が阻害されている末梢部分だけでなく、体の中心に近いところでも同じ現象が起きてきますから、ますます悪循環が起きて、いたるところに痛みや痺れが出るようになります。

つり合いを早くもとに戻しなさい――そう体が声を出してくれていると考えてもいいのでしょうね。

Q　では肩こりなどもつり合いが崩れた結果ですか?

A　その通りです。

ひどく肩が凝っている人を観察して分かるのは、骨盤が傾いたり捻れたりしていること、それから肘の関節のかみ合わせが悪くなり、肩の関節が硬くなっていること、肋骨に左右差が出ていること、後頭骨《こうとうこつ》が歪んでいること、足首が悪いこと、などです。

足首を直し、骨盤を正しい位置に戻してやり、腕や肋骨・後頭骨を正してやると、自然に肩こりが消えて行きます。骨盤のまん中にある仙骨《せんこつ》の位置がほんの少し変化するだけで、背中の張りが消えて行くことも珍しくありません。膝が痛い人の膝関節を正し、骨盤を正してやると、膝の痛みがわずかの時間で消えてしまいます。

Q　どんな風にするのですか？

A　骨格・筋肉などのつり合いを回復させます。

つり合いのうまく取れていない体では、あちこちが痛くなり、痺れ、不調を生じています。こんな時は骨格や筋肉、筋膜などをいい状態に戻す必要があります。

そのために骨格を自由度の高い位置に戻す、筋肉の凝りを取り除く、組織を変化させる、といった作業が必要です。これを操法と呼びます。力任せに骨をゴリッと動かすのだ、と思っている人も少なくないでしょう。でも、それはまずいやり方です。それぞれの関節や筋肉によって特有の性質がありますから、これに従って必要な操作を加えると、自然に関節がもとに戻ったり、筋肉が緩んだり、組織が変化したりします。

Q　実際にはどんな方法を使うのですか？

A　「共鳴《きょうめい》」などの原理を使います。

足ツボや耳ツボと呼ばれる療法があり、足の裏や耳が全身の縮図になっています。同じように手も全身の縮図になっています。たとえば手の甲の手首の少し上のあたりは骨盤にあたりますから、ここを少し撫《な》でてじっと寝ていると、骨盤が整ってきます。

体のどこかを変化させる代わりに、手の一部を変化させると、しばらくして体も変化してきます。私たちはこの原理を共鳴と呼んでいます。

体の一部と対応する手の甲の一部は共鳴区です。ここをじっと触っているだけで変化があると、こんなに簡単なことなのか、こんなのでなぜ体が変わるのかと、不思議に思う人が少なくありません。操法を受けに来た青年が「いったい何をしているのですか?」と尋ねたこともありました。

Q　本当に手で撫でるだけで、体が変化するのですか?

A　その通りですが、硬直している部分では特別な操法が必要です。

非常に硬くなっていると、撫でるだけでは解決しない場合もあります。すべてが手の甲を撫でるだけということではありません。まずは、全体を緩めておいて、共鳴の原理を使うと変化しやすいようです。痛みなど問題のある部分に手を添えることもありますが、基本的には強い力を使いません。

Q　自分でもできますか?

A　もちろん。

たとえば、こんな風にしてみましょう【図1】。背骨を下から順に一個ずつ左右から押してみます。どこかに痛みを感じるところはありませんか。もし痛い骨があれば、その

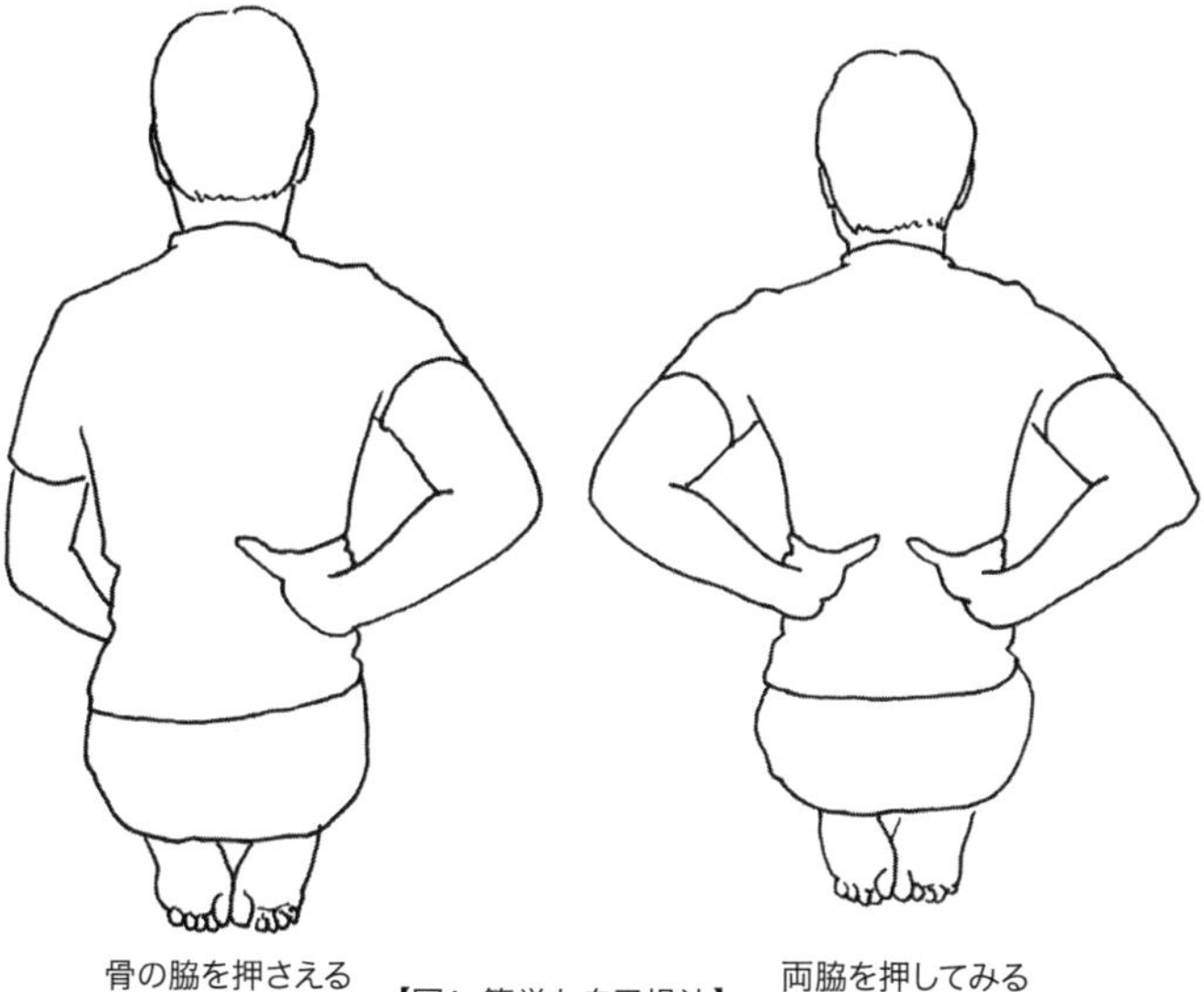

【図1:簡単な自己操法】

すぐ脇を指でゆっくり押さえてみます。「押さえる」というと、ぐっと力を入れるのかと思われるかもしれないので、触れるといった方が正確です。三分間ほどじっと指を当てている。

どうでしょうか。痛みが消えているのではありませんか。骨の捻れがきつかったり、長期間にわたっていたりすると痛みがうまく取れないこともありますが、痛みが消えてくることが多いでしょう。なぜなのか。いろいろと説明されていますが、要するに体に軽く手を触れると、その部分が緩む。これがもっとも簡単な操法の原理です。

このような簡単な方法ですから、自分でやることもできます。こんなときは自己操法《じこそうほう》と呼んでいいでしょう。

Q　どんな風に変わるのですか？

A　意外なところが変わるかもしれません。

「初めてやっていただいた後、どこが一ばん変わったかと考えてみました。歩いている時に、これまでは自分の体重が足の外側、小指の側にかかっていたのに、力が中心に集まるようになったことに気づいたんです」

これはあるお客様のご意見ですが、意図した結果ではありません。私はそういう効果を狙っていませんでした。でも、つり合いが変わることで、O脚傾向の人が、締まった動き方ができるようになったわけですね。意図しないでもつり合いが変わる。これが体のしくみの面白いところです。どこかにそっと手を添えていると、操法をする人の意図しない結果が出ることがしばしばあります。

Q　つらい症状が楽になりますか？

A　症状を取り除くことが目的ではありません。

つらい症状があるのは、つり合いが崩れて警戒信号が出ているからです。症状が出ていることに感謝しなければなりません。この時、症状のもとになっている歪みを取り除くのが操法です。もとになっている歪みがなくなれば、自然に症状が消えて行きます。「腰痛の直し方」、「肩こりの直し方」などというものはなく、その状態を生んでいる原因を取り除くという考え方をします。注射や貼り薬で症状を抑える発想とはまったく異なります。

その結果、急性のものなら多くの痛みは一～数回の操法で改善します。瞬間に痛みがとれてしまって、「あれっ」とおっしゃる人も珍しくありません。しかし痛みを起こすのは、つり合いがどこかでおかしくなっているわけですから、それを元にもどすには、ある程度の日数を必要とすることもあります。慢性症状がある場合には、どこかの筋肉がとても硬くなっていることがまれではありません。

人によって状況によって、よくなっていく道筋はさまざまです。手の痺れや指の痛みなども、全体のつり合いが回復すれば、無理に直そうとしなくても簡単に消える場合があります。数年のあいだ動かなかった指が一瞬で動くようになったことさえあります。

Q　自分で何かできることはありますか？

A　自己操法や体操を続けるのが一番です。

来ていただくのは、せいぜい一週間に一度か、二週間に一度くらいですから、操法や体操などを続けてもらわないと、いったん変化したものが元に戻ってしまうことがあります。操法が終わった瞬間から体は元に戻り始めるといってもいいでしょう。

ところが戻り方が人によってさまざまです。生活習慣や体の癖がつり合いを崩しているのですから、人によっては一瞬で元に戻るかもしれません。ですから、それを修正する自己操法や体操がやはり必要です。

ここで、体の一部分だけ刺激するのを「操法」、体全体をまとめて動かすのを「体操」と区別しています。操法や体操をすると、これまでのつり合いとは違ったつり合いが少しずつ生まれてきます。この新しいつり合いがうまく続いてくれれば、健康状態が改善されていくわけですね。ですから操法をするのは、自然に体が変化していくのを促進することだけです。あとはあなたの体が自然に変化していくのですから、それを守り育てていくことが大切です。

指のどこかをちょっと撫でるだけとか、いずれにしても簡単なことです。でも忙しいことを理由に、なかなかやらない人が少なくありません。やらなければ、せっかく変化させた体のつり合いが「元の木阿《もくあ》弥《み》」になってしまいます。そのあたりはご自分の責任でお考えになってください。

Q　不眠や神経症状などはどうなりますか？

A　改善することが珍しくありません。

不眠のような神経の疲れといわれるものは、たいていが自律神経の異常です。緊張が続いて、うまく緩めることのできない人が多いですね。腰のところの仙骨が硬く、首や肩、背中も硬くなっていることが多い。また脳に行くべき血液が十分に流れていないと、脳がうまく働かなくなっています。いくら薬を飲んでも神経症状がよくならない人は、操法でこの点を改善すれば症状が軽くなるでしょう。

頭痛の人、不眠の人は、後頭部が硬くなっています。後頭部から首にかけての皮膚をつまんで痛みを感じるようであれば、皮膚が硬くなっています。ここを緩めれば頭痛が解決したり、眠れるようになったりします。

また、瞑想と呼吸法のやり方を学んでくだされぱいいと思います。操法を受けたうえで、瞑想や呼吸法に取り組めば、大きな効果を上げることができるかもしれません。瞑想の素晴らしい効果が十分に知られていないとすれば残念です。

Q 瞑想すると、疲れが抜けるのですか?

A 頭の疲れが癒されます。

疲れた時、悩みごとのある時、そんな時に一五分くらい瞑想をすると、はっきり元気になるのが感じられます。それからアイデアがどんどん浮かぶようになる、毎日が楽しく暮らせるようになるなど、大きな成果があります。あまり利用されていないのが残念ですね。方法はとても簡単です。立ったままでも、歩きながらでも、自分の呼吸に意識を置くだけで瞑想になります。何時間も辛抱《しんぼう》して坐る必要はありません。

少し変ったやり方としてレイドウ（霊動）というやり方もあります。ある種の準備体操をして坐っていると、自分の体がアクビ・シャックリのように自然に自動運動として揺れ出して、それが長い時間にわたって続くものです。自分の動きに集中できますから、無理に意識の集中をする必要がなく、瞑想法としても優れた方法です。

Q　操法は特にどんな症状に効果がありますか？

A　痛み・しびれなどに即効があります。

先にも述べたように、操法は症状を取り除くことを直接の目的にしていません。でも明らかな改善をすることが珍しくありません。操法が効果を上げることができる分野は、まず腰痛・膝痛・肘痛・肩痛のような痛みですね。神経に異常があって回復が難しい場合をのぞいて、明らかな効果が期待できます。手のしびれ・指の異常・脚の不具合など、手足の症状も操法の得意分野といえます。

内臓の病気などが瞬間に改善するというわけには行きませんが、せきや発汗のような症状が瞬間に止まることは珍しくありません。普通には内臓の血行や神経の働きがよくなり、それからその内臓の働きが少しずつ改善するという道筋になるでしょう。場合によって病気の進行を食い止める働きも期待できると思います。つり合いの異常と内臓の異常との関係は、もっと研究されていい分野です。まだまだ未開拓の分野が残されています。

Q　どのくらいの頻度で通えばいいのですか？

A　もし朱鯨亭に来られるとしたら、一週間に一度が一つの目安です。

明確なデータはありません。人により状態により違いがあります。ただ、ドイツの思想家ルドルフ・シュタイナー（一八六一～一九二五）は、人体が一週間をサイクルとする周期で変動すると言っています。彼の考えを参考に、私は週に一度を目安にしています。

急性の症状がある人は週に二度ほど来てもらうこともありますが、通常は初めのうち週一度が原則です。

か。しかし予約が混んでいると頻繁に来ていただけないのが実情です。現実には二週に一度程度になると思います。月の運行と体調のあいだに密接な関係があることは、すでに知られています。二週間ですと、新月から満月までの期間と同じ長さですから、これも体の変化を表す周期として合理的なのではないでしょうか。

また人によって健康管理のため月に一度または二か月に一度ほど通って来られる方もあります。操法の利用法として賢明かもしれません。ただ、いつまでも漫然と通うということはしないでほしいと思っています。自己努力が基本です。その気持ちがあれば、ヨーガを習うとか、特定の健康法をするなど、かならず色々な方法に気づく機会があるはずです。

Q　戻ることはないのですか？

A　もちろん戻ることがあります。

たった一度で体の状況を完璧に変えてしまう方法などありえません。しかも人は、それぞれ固有の癖を持っていますから、特殊な例を除いて、どうしても戻ります。そこへ再び変化を与えると、今度は初めての時より大きく変わる。また戻る……。操法で変化が生じる。こういうことのくり返しでよくなっていきます。ですから一度で改善しないからといって、すぐに諦《あきら》めてしまえば、せっかく受けた操法の効果がゼロになってしまいます。ある程度の戻りは覚悟の上でなければ、体を改善させることはできないとお考えください。

その意味で、たとえ一度の操法で痛みが解決したからといって、そのまま放置していると、またまた同じ状態に逆戻りしかねません。明らかな変化が感じられるまで操法を受け続けたほうがよいと思います。

Q 好転反応《こうてんはんのう》が出ると聞きますが?

A はい、出ることがあります。

世間では「好転反応」という言葉を使いますが、私はこの言葉が好きではありません。何だか言い逃れのような雰囲気を感ずるからです。むしろこう考えたらいかがでしょう。

操法を受けると、体が変化し始めます。しかし、その人の体にとっては新しい状態ですから、すぐにつり合いがうまくとれるとは限りません。そこで体は新しいつり合いを模索し始めます。そのために、あちこちが痛くなったり、とてもだるくなったり、また帰り道で眠くなったりすることがあります。新しいつり合いがとれるようになれば、快適な状態になってきます。人によって、状況によって、その長さは違いますが、通常二〜三日は、そういう模索の状態が生じると考えておいた方がいいと思います。

お客様から後で感想のメールを頂くことがあります。たとえば操法の後、しばらく経ってから頂いたメールに次のようにありました。

「あの日は帰って一〇キロの米を持ち、腰が痛くて、次の日もたまりませんでした。でも昨日から楽になっています。いつも朝、痛くて目が覚めていましたが、それもなくなりました。二日後から、いつもだいぶ楽になります」

ですから、この期間は、あまり激しい運動をせず、おとなしくしている方がいいでしょう。操法を受けてすぐ体操をしたために逆戻りし、かえってひどくなった人がありました。

第2章……操法とは何か

1　無理に直すことではない

ひとことで言えば操法《そうほう》とは受け手の体が気持ちよく働くようにすることです。歪みが出てきてうまく動かなくなっている体をうまく動くようにすることです。勘ちがいをしている人が多いようですけれど、操者《そうしゃ》（操法をする人）のイメージに合う体に作り変えることではないことを銘記しなければなりません。イメージ通りにしようとすると失敗します。

操者から見て、受け手の体が歪んでいる（操者のイメージと違っている）ように見えても、当人にとってうまく働いているのであれば無理に変えようとしてはなりません。目的は操者のイメージ通りにすることではなく、体が気持ちよく働くようにすることで、表面上の歪みを無理に直すことではありません。

人はすべて違う

別の見かたから問題に迫ってみます。ルドルフ・シュタイナーの『身体と心が求める栄養学』（風濤社）という本に、肉ぎらいの人の話が出てきます。

その人は子どものころから肉が嫌いで、食べられなかった。菜食だけで非常にうまく行っていた。ところが善意の友人たちが心配して少し肉スープを食べてみるように勧め、ついには羊の肉を食べさせた。彼はだんだん病気になって行くのを感じ、やがて奇妙な嗜眠《しみん》（眠り病）を起こし、脳炎を起こして死んでしまった――というのです。

肉がいい、という人がいて、炭水化物を排除し、肉食中心にすればよいという人がいます。一方で菜食がよい、という人たち（ベジタリアン）がたくさんいます。しかしどちらが正しいか簡単に決めることはできない。その人によって真実は違うのでしょう。肉ぎらいの彼にとっては菜食が一番であった。この逆に肉好きの人に無理やり菜食をさせるのも問題かもしれません。

多くの健康法があり、納豆がいい、お茶がいい、野菜ジュースだと毎日のように宣伝されています。しかし、それが本当にあなたのためになるのかどうか。人は皆違うという見かたをすることが必要です。必要なものも人によって違う。

歪みと不具合は違う

だれの体も見かけはおよそ左右対称ですが、やや歪んで左右対称が破れ、完全な左右対称ではありません。右利きが多いことも歪みの原因であるし、さまざまな作業の姿勢で筋肉などの慢性疲労が生じて癖になることも歪みの原因です。地球の回転で生じた力がはたらいて歪むとも言われます。体の内側も左右対称ではありません。心臓がやや左に寄り、重い肝臓が右にあります。これなども完全に左右対称ではありえない原因でしょう。

また歪みと不具合とは同じではありません。不快な歪み＝痛みなど気持ちがよくない感じがして、不具合をともなう歪みと、不快でない歪み＝気持ちよくない感じや不具合をともなわない歪みを区別する必要があります。「不快でない歪み」も体の限度を超えると「不快な歪み」になりますし、すべての歪みが不具合を生むわけではありません。操法では不具合の多くは歪みに原因があると考えますが、はっきりした歪みが見つからないのに深刻な不具合におちいっている体もあります。決して歪み＝不具合ではありません。

歪みと正常のはざま

歪みという言い方をするなら、歪まない＝正常なものが想定されているはずです。「正体《せいたい》」・「歪体《わいたい》」と呼ぶことがあります。「正体」は「正しい体」という意味です（「しょうたい」ではありません）。またいろんな操法をまとめて「整体」といいますが、この字にしても「整わない体」が想定されていて、いずれにしても「正体」と「歪体」とが前提になっています。一字だけ取り出せば正と歪といってもいいでしょう。歪は正が前提になっているわけで、この二つの概念は互いに他がなければ成り立ちません。上下とか左右というのと同じことです。

だとすれば「正」とは何かを決めようとすると「歪」が分からないと決められないし、逆のことも言える。「歪」とは何かを決めようとすると「正」が分からないと決められない。この二つの言葉は相対的な概念だと知った上で使う必要があるということ。理屈の上では、こうなります。

そんなことを言っても、腰が痛い人は腰の骨が歪んでいるに違いないのだから、難しいことを言わなくてもいいじゃないですか——そんな風に言う人もいるでしょう。じゃあ聞きますが、歪んでいるというのは、どこで決めるのですか？　腰の左右対称が破れていたら「歪」と決めるのでしょうか。

分かる歪み、分からない歪み

人が操法を受けようとする時に何が問題になっているかといえば、腰が痛かったり肩が凝っていたりして苦痛だからです。苦痛があるのは不具合を起こしているからで、不具合の原因がわかれば、それを解決すればいい。

操法は体の歪みを直して不具合を取り除いたり、不具合に陥るのを防いだりすることです。しかし歪みを直そうとすると失敗します。歪みが必ずしも不具合と直結しないからです。なぜか。分かる歪みと分からない歪みがあるからです。分かる歪みとは、たとえば顔の歪みです。左右の目の大きさが違う、鼻筋が歪んでいるなど見ればすぐに分かります。ですが古い突き指は見てもわかりません。指が多少曲っているかな、という程度です。「分かる歪み」を直そうとすると、「分からない歪み」を作り出してしまうことだってあります。

歪みが目で見え、手で触れられる場合は、明らかに左右対称の破れや、正常な位置からの逸脱が分かります。それなら確かに分かりやすい。でもそうでなくてもかまわない。これが不具合の原因だな、と納得できればいい。歪みといっても目で見ても触れても分からない程度であることが大半です。

その小さな歪みを調べるために、圧力をかけて痛みを感じるかどうかを調べる圧診《あっしん》とか、動かしてみてどちらに違和感や痛みがあるかを調べる動診《どうしん》とかの方法があります【図2】。たとえば仰臥して膝を立て、両脚を左右に倒してみる。右と左とで、どちらが行きやすいか、どちらが行きにくいか、を調べると、腰椎の捻れが、どちらの方向を向いているかが分かります。

微動診《びどうしん》とでもいうべき方法もあります。たとえば手の指の関節の両側を持って上下にわずかに動かし、上と下とで、どちらに動きやすいかを調べる方法です。

こういう方法を駆使して、どこに機能不全の原因があるかを探ります。

しかし必ずしも歪んでいるかどうかは分かりません。目で見たり

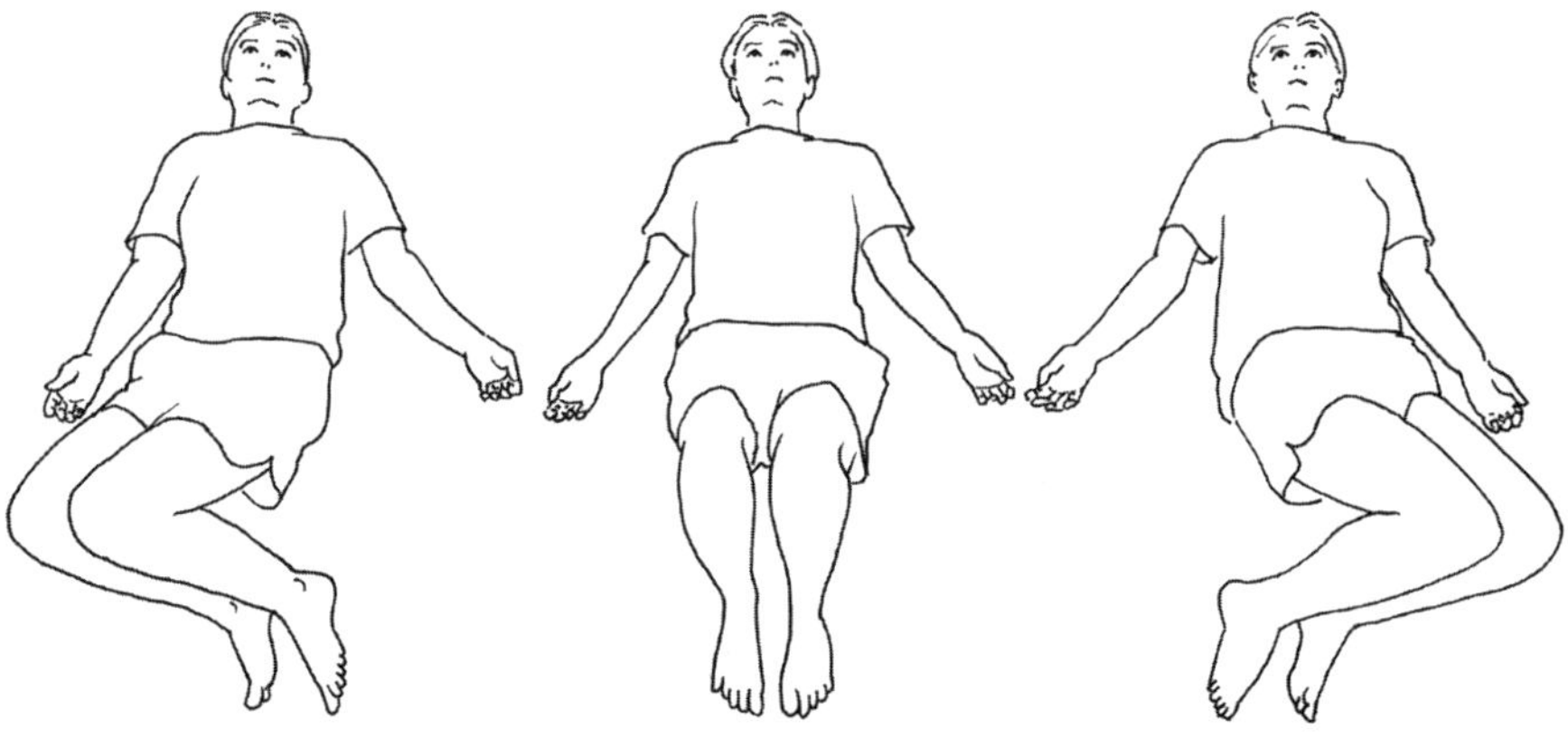

【図2：動診】

触ったりして分かる歪みを無理にでも解決しようとすると危険です。よく整体を受けて体がおかしくなった、という人が来られます。何をされたのか、と尋ねてみますと、いずれも何かの歪みを強制的に直そうとして力をかけた時に問題が発生しています。見える歪みを力ずくで直そうとすると失敗します。失敗するだけで済まず、相手の体を壊してしまうかもしれません。

立場の違い

誤解が生じるのを防ぐために、基本になる点を押えておきましょう。まず操法をする人を【操者】と呼び、操法を受ける人を【受け手】と呼ぶことにします。歪みが「分かる」「分からない」というのは操者にとっての話です。受け手にとっては「不具合がある」か「不具合がない」か、ということになります。立場が違う。まずこれが一点。

次に。肩痛の具体例を挙げます。受け手は肩から腕にかけて痛いと感じています。つまり受け手にとって「不具合がある」。ところが、いくら探しても腕には操者に「分かる歪み」がない。

しかし受け手が不具合を感じている以上、「問題がありません、つり合いが取れています」とは言えません。操者が原因探しに苦しむのは、こういう時です。あちこち探ってみて分かった原因は、古い突き指でした。もう数十年前の突き指が悪さをしていたのですが、受け手は突き指のところに少しも不具合を感じていない。指そのものには痛みも何もない。にもかかわらず肩や腕が痛いという問題が出て来ていました。

逆のケースは、操者から見ると明らかに歪みがあるのに、受け手は不具合を感じていないという場合です。ほぐし屋さんが肩をもむとカチカチになっているのに、本人は「凝っている」とも何とも感じないというのはよく聞く話です。もしも受け手が本当に何も感じていなければ操法を受けに来ませんから、そもそも問題にも何もならない。しかし操者は問題が伏在しているのではないか、隠れているのではないか、と感じます。

2 病気って本当にあるのか

病気って本当にあるのでしょうか。人間が勝手に病名をつけているだけではないのか。

「こぶ」は病気ではない

左肩に「こぶ」のある女性が来ました。「こぶ」といっても、こぶとり爺さんのように真んまるく垂れ下がっているわけではありませんが、肩の筋肉が異様に盛り上がっています。子どものころ斜頸《しゃけい》で苦しんだ痕跡だそうです。

もちろん押してなくなるような柔《やわ》なものではありません。たいへん硬くなっています。なぜこんなことになっているのでしょうか。子どものころの斜頸が原因ではあるのでしょう。では、なぜ斜頸になるのか。ここからがとらえ方の大切なところです。

「斜頸は病気の一つだ」――そう考えたとたんに、問題の解決が一歩遠のいてしまうのではないでしょうか。「病気」というとらえ方が、私には間違っているように思えてなりません。「病気」というのは単なるレッテルにすぎない。ところが困ったことに、レッテルを貼られたとたんに何だか分かった気分になる人が多いですね。病院に行く人は、腎臓が悪いとか肝臓が悪いとか言われて、かえってホッと安心してしまう人が多いのではないか。

たとえば、腎臓が悪いから血圧が高い、と説明されて「なるほど」と満足するところがある。でも、そんなことが分かっても何の役にもたちません。どうすればよくなるかが分からなければ、何の意味もありません。

つり合いがとれていないだけだ

レッテルは、単にその人がそういうとらえ方をしたことを表すものです。同じことがらに対して、人によってとらえ方が違います。ある人は斜頸を「病気」ととらえます。別の人は、単に筋肉のつり合いが悪くなっているだけだととらえる。ここに違いがあります。

「病気だ」ととらえたら、こぶを作り出した歪みを何とかしようという考えがひっこんでしまいます。ところが、「病気」ととらえず、筋肉のつり合いが悪いだけだととらえると、つり合いを回復してやれば、こぶは消えるだろうと考えることができます。

これは「こぶ」という非常に分かりやすい例ですが、他の症状でも同じことで、「病気」というレッテルを貼ってしまったとたんに改善させようという気持ちが消えてしまう。これではよくなる道理がありません。

「子宮筋腫」のある女性

「子宮筋腫《しきゅうきんしゅ》」のある女性が非常に多いですね。統計によると、四人に一人だといいますから、街で見かける女性の多くが「子宮筋腫」を抱えていることになります。こんなに多い「病気」も珍しい。「風邪」と同じではないですか。

「子宮筋腫」だという女性の骨盤を見ると、必ずといっていいほど、どちらかに大きく傾いています。ある女性のＭＲＩ（核磁気共鳴画像法）の写真を見せてもらったら、骨盤が傾いているため子宮そのものが奇妙な具合に歪んでいました。上からの力のかかり方が不均等であるため、歪まないわけにいかないのでしょう。

うつ伏せに寝て、骨盤の上端の高さが左右でそろっているかどうか。これを見れば、骨盤の傾きが分かります。

さらによく観察しますと、写真などでは分かりませんが、骨盤の捻《ねじ》れがあります。捻れというのは、上下だけでなく、左右にも歪みを持っていることを指しています。骨盤の左が前に出ているとすれば、右側は後に来ているといった歪みかたをしているわけですね。しかも骨盤の中央にある仙骨がどちらかに傾いています。

仙骨がどちらかに傾くと、どうなるでしょう。仙骨は背骨の土台にあたりますから、これが傾くと体重が左右に均等にかからなくなりますね。骨盤全体がたいへんな無理をしないと支えきれない状態になっているることでしょう。ですから私は、不均等な重みを支えるために子宮の中にできた「こぶ」が「子宮筋腫」であると考えます。骨盤の傾きや捻れを正せば、「子宮筋腫」がいつの間にか自然になくなって行くかもしれません。骨盤の傾きを正すにはどうすればいいか。軽い歪みは自分で修正できます。寝床体操をすることです（第10章の「寝床体操」の項目をご覧ください）。

このように、〇〇症とか▲▲症候群とかいった名前をまず忘れること。いま自分が抱えている状態を改善するには、どうすればいいかを知ること。そうすれば自分の生活のどこをどう改めたらいいかが分かってきます。どのクスリを飲めばいいか、どの健康食品をとればいいかという依存の発想では、いつまでたっても今の状況から脱出できません。どうすれば自分の体から歪みを追放することができるか、なぜ、そのような歪みが発生して来るのか、これが大切な点です。

3 操法は未病を治す

近ごろよく「未病《みびょう》」ということばを聞くようになりました。文字どおりに受けとれば「未だ病でない」となりますが、どうすれば未病が消えるか探ってみましょう。

未病とは？

中国でもっとも古く、祖形は紀元前に遡る古い医学書である『黄帝内経《こうていだいけい》』。これに基づいて書かれた古い鍼灸《しんきゅう》書に『難経《なんぎょう》』という本があり、その七七番目の問答には次のように書かれています。

上工《じょうこう》は未病《みびょう》を治《なお》す。中工《ちゅうこう》は已病《いびょう》を治《なお》す。

仮に注釈してみましょう。漢和辞典を見ると「工」は「職人」とか「たくみ」の意味です。ここでは人を癒す職人。ですから、「上工」はじょうずな医家や療術家のことになりますね。「未病」は、まだ病にいたっていない状態です。ですから第一文は「上手な医家や療術家は、まだ病になるまでにいたっていない人を癒す」という意味になります。

そうすると、第二文の意味もよくわかるでしょう。已《い》という字は「すでに」という意味ですから「普通の医家や療術家は、すでに病になってしまった人を治す」。こういう意味です。

未病の人が操法を受けに来る

「日本未病システム学会」では「自覚症状はないが検査では異常がある状態」と「自覚症状はあるが検査では異常がない状態」の二つの状態を「未病」と定義しています。

操法を受けに訪れる人を見ていると、未病の状態で来る人が多い。病院へ行ったけれど、「レントゲンを見てどこも悪くない」と言われたとか、病院へ行っても「こんな症状では処置できません」と言われて相手にしてもらえないとか、そういう人がけっこう来ます。定期健診で何か言われなかったか、と尋ねても、いいえ、という答えが返ってくる。

してみると、操法を受けに来られる方々は未病の状態にある人が多いことになります。それも主に後者の、「自覚症状はあるが検査では異常がない状態」の人が多いように思います。はっきりどこが悪いというのではなく、なんだか腰がだるい、背中が痛い、肩がこる、体が曲がっているような気がする、といった訴えをもった人びとですね。

こんな具合ですから操法は「好む」・「好まない」にかかわらず、未病に対応する方法にならないわけには行きません。私なども未病に対応して、まだ病にいたっていないが何だか調子が悪いという状態の人を健康な状態に引き戻すために、毎日の努力を重ねています。

操法は未病を扱う

いま「未病」が注目され、病を治すことよりも、未病の状態から健康な状態へ引き戻すこと、つまり病に陥るまえに病を防ぐことに人びとの関心が移りつつある。これは好ましいことですね。

でも、やって来る人たちを見ていると、やはり現代医学は圧倒的に対症療法だ、と思わずにいられない。現代医学はそれなりに効果を挙げていますし、特に診断で大きな力をもっているに違いありませんが、対症療法はあくまで症状に対応するものですから、未病への対応からは遠いところがあると言わないわけに行きません。

「加齢現象ですから」、「自律神経の失調でしょうね」、というような言葉で放置されている人がどれほどいることか。顎の異常を訴えて来られた人から、顎が痛くて口があけられない人を心療内科に回してしまう医師がいたと聞いて、あいた口がふさがりませんでした。「口が開かないのは気持ちの問題ですよ」といいたいのでしょうか。これでは未病を防ぐことになりません。

いつの間にか症状が消えていた

操法には対症療法の側面もありますが、病の原因になっている体の歪みを取りのぞいていく方法ですから、症状を消すことよりも、全身のつり合いをとることに関心があります。この体はつり合いを崩しているな、と思えば、それを回復させるにはどうすればいいかに心を砕きます。

その結果、来られた人のつり合いをとろうと努力している間に、予期しなかった効果が出ていることが多い。初めての時は、いろいろと症状を訴えて来られます。ところが二度、三度と操法を続けていると、そうした症状がいつのまにか消えていることがよくある。期せずして未病を防ぐ結果になっています。

医学部を志望して勉強中の青年が来ました。彼は勉強のかたわら、いろいろな代替療法に関心をもって首を突っ込んでいる、と話してくれました。操法を受けたのは初めてだそうで、最後(三度目)に来た時、「体って変わるものですね」と感想を聞かせてくれました。随分いろんな症状がいつのまにか消え去っていたからです。その通りです。体は変わるものです。こんな青年が医師になってくれたらいいなあ、きっと医学を変えていく原動力になってくれるだろうなあ、と思わず期待感が膨らみました。

4 からだの変わり方

暮らしが変わると体が変わる――。あたりまえのことですが、暮らしが大きく変わった時は自分の体を見なおすいい機会です。

よく分かる変化

体の具合を整えるため、月が替わると操法を受けに来る女の人がいます。この人の体を見ていると、その変わり方がとてもよく分かります。Qさんが私のところに通ってくるようになって一年近く。Qさんの体は五〇代という歳からすれば、シャンとしているほうです。骨の歪みなど、あまり見られません。ところが、Qさんの体がとても荒れている感じを受ける時がありました。どこに「荒れ」が見えるかというと、腰が少し傾いている、背骨の一部が歪んでいる、体のあちこちが硬くなっている、などといったところです。どうしたのだろう？

尋ねてみると、娘夫婦がわけありで転がり込んできて、彼らとお孫さんの世話をすることになってしまった、という話です。小さいお孫さんをダッコするだけならまだしも、娘夫婦が働いているので、食事の世話までさせられる。たいへんです、とおっしゃる。こまごましたことまで皆まわってくるという。それが体に出ているのでしょう。

変化が体に出る

Qさんの場合は、変わり方がたいへんはっきりしていました。こんなにはっきりしていなくても、大なり小なり暮らしの変わりようが体に現れるのはたしかです。それは不思議なくらい。もちろん、そんなことには気づかずにみんな暮らしています。でも体に変化が出ます。私自身の体の具合を見ていても、このことはよく分かる。

ところがこの前、Qさんの体がとても穏やかな感じに変わっていました。何か暮らしが変わりましたか、と聞いてみると、やっと娘夫婦がマンションに出て行きました、という話です。なるほど、とうなずきました。

こうした変わりようは、だれの体にもあるはずです。ただ、それを本人は感じていません。背中が痛いとか、腰がはるとか、肩がこるとか、そんな風に言い表しています。

つり合いの中心

体のつり合いには空間バランスと時間バランスの二通りがあるようです。空間バランスは体のあちこちがどんなつり合いを保っているか、という点にあります。足のつり合いが首のつり合いに影響するし、全体としてもつり合いを保っていることになりますね。これが崩れてくると、どこかが痛くなったり痺れたりする。

これに対して時間バランスは体がどのように変わってきているか、というつり合いです。仮に体が変化していく期間として週単位で考えてみましょう。先週から今週にかけて何かイベントがあって、体のある部分が大きく変化した。しかし全身はそれについて行けない。そんな時に痛みやひきつれのような症状が出ます。また、つり合いを回復させようとして、無理な操法をしすぎたとすると、今週から来週にかけて、体がついて行けない状態になってしまう。徐々に変化して行くのなら少しずつ順応して行けるかもしれません。

Qさんの体を見せてもらっていると、時間バランスの中心が、どこかにあるのではないか、と考えさせられます。Qさんの体はつねに変わり続けています。うまく時間バランスをとる軸がどこかにあるのではないか。ちょうど回るコマがゆれながら、ほぼ同じところにとどまり続ける感じです。でもコマは、少しずつ動いていきますね。体もそのようなものではないだろうか。

コマが変な方へ傾きかけた時に、もとのつり合いにもどるようにちょっと押してやることが操法ではないだろうか。ところが痛みさえなくなればいい、というのでしょうか、たとえば、ぎっくり腰の痛みが止まればもう来なくなる人がいます。残念なことです。「のど元すぎれば、熱さ忘るる」と「いろはカルタ」のようなことをしていると、またしても同じような痛みをくり返すことになりかねません。

時間バランスに気をつけている人は少ないでしょうが、体のバランスを回復させる上で大切な点です。

5 好転反応

いわゆる「好転反応」について

操法を受けたあと、だるくなる人がいますし、逆に痛みが強くなったりすることもあります。眠くなって、帰りの電車の中でぐっすり寝てしまったという人もいます。こんな現象を世間では「好転反応」とか「メンケン」と呼んでいますけれど、私は回復反応とでも呼びたいと考えています。

良くなるために一時的に悪くなるのだと考えて「好転」というのでしょうが、そうとは限りません。施術でかえって悪くしてしまった場合に「好転反応」だと言い逃れる場合がないとも限らない。はっきり「好転反応」と言えるのは、その後しばらく経ってスッキリしてくる時です。

Tさんは腰が痛くて来られました。慢性の腰痛です。ヘルニアだ、坐骨神経痛だ、と整形外科などで言われてきたらしく、鍼《はり》などに一年以上も通っていると言われます。腰痛で一年も病院などに通うこと自体が私には疑問です。それでは体がよくなったとは言えないでしょう。でも、まあそれは問わないとしましょう。

回復反応

Tさんは鍼治療やマッサージを受けると、きまってその後ひどくなると言われる。それだけ体の歪みが大きいということでしょう。鍼やマッサージによって筋肉のつり合いが変わると、その新しいつり合いに体がなかなか慣れることができない。それで症状がきつくなります。人によっては操法を受けると必ず熱を出すという人もいます。

症状がひどくなるのは、新しい状況に適応したい、つり合いを回復したい、と体が感じているのだと考えれば分かりやすい。つり合いを回復しようとする反応です。ですから「回復反応」と呼ぶのがいいだろうと私は思います。もっと詳しく「つり合い回復反応」といってもいいです。

回復反応が続くと

Tさんが初めて来られた時は、翌日、翌々日、しんどくて寝ていたというほど、この反応がきつく出たようです。二回目に来られた時もそうでした。三回目も。ただし、そのあと三日くらいたつとラクになるという。こういうことのくり返しでした。

こんな反応が出ること自体は珍しくないので、そういうこともあります、と申し上げていましたが、これが何度も続くと、さすがに私も不安になってきます。ところが、何度目に来られた日だったか、やはり翌日は痛くなったのだけれど、そのあと痛いところがなくなった、もう今はどこも痛くありません、と言われます。

あきらめないで

操法や鍼・マッサージが初めてなら、二回目くらいでもうあきらめて来なくなったかもしれません。でもTさんは、回復反応にめげることなく続けて来られた。これがTさんの素晴らしいところです。これだけ粘り強く通われたのは、これまで何度も同じような反応に悩まされ続けて来られたからでしょうか。私も深く感謝しなければなりません。

こんな例を見ると、一～二度ほど来ただけで早々にダメだと結論を出して来なくなる人がいるのは残念というほかありません。もう少し来てくださったらきっとよくなったのにと無念です。私自身もたまに操法を受けて、後でしんどくなったり痛くなったりしたことがありますが、自分の体が新しいつり合いをとろうと頑張っているのだと考えています。余裕をもって考える必要があるでしょう。

これはどんな操者の操法を受けるのがいいか、という選択の問題でもあります。よく、鍼だとか整体だとか、いろんなところに行きました。どこに行けばいいか解らなくて……そうおっしゃる人がいます。お気持ちは分かりますが、むやみに操法ショッピングをすればいいというものではありません。どこかに行けば、少なくとも数回は、そこへ通って様子を見ることが必要です。一度で、痛みがとれなかったから、あそこはダメだ、と他を探すようなことをくり返すと、かえって無駄足を何度も踏むことになります。

ついでに、良い操法家を見つけるコツを書いておきましょう。毎回、どのような症状であったか、どのような操法をしたかを記録している人。やりっぱなしの人は、次回も適当に脈絡なく、いい加減な操法をしている可能性が高い。それから、質問になんでも答えてくれる人。といってもあれやこれやと、聞いてもいないのに、しゃべりすぎる人は警戒した方がいいかもしれません。こちらが質問したことに的確に答えてくれるかどうかです。このあたりがしっかりしておれば、まずは安心できると思います。

6 重心の変化

重心を変化させる

ちょっと尋ねてみましょう。あなたの足の重心はどこにありますか。踵《かかと》のあたりですか。土踏まずのあたり？　それとも親指の付け根あたりでしょうか。

外に寄っている人、前に寄っている人、後ろの外寄りだという人、さまざまです。一般的には内側（親指側）にある方が安定しています。しかし現実には外側（小指側）に重心が来ている人が非常に多い。どうすれば重心の位置が変化するのかを探求してみましょう。

踝《くるぶし》に秘密が

私が日々操法に取り組んでいる「朱鯨亭《しゅげいてい》」は奈良の大仏殿から歩いて一〇分ほどのところにあります。その「からだほぐし教室」で、踝《くるぶし》の位置を変化させる技を練習しました。踝は非常に硬いので、変化するとは思わない人が多いことでしょう。重心の秘密はここにあります。

足の重心が内・外のどちらにあるかで、履物の減り方が大きく違ってきます。靴の減り方で経験されているでしょうから、説明は不要だと思います。

多くの踝を見ていますと、内果《ないか》（うちくるぶし）が前に寄り、外果《がいか》（そとくるぶし）が後ろに寄っている人が多いことに気づきます。

しかも、内果が小さく目立たず、逆に外果が大きく出っ張っている人が多いことにも気づきます。まとめると、内果は前に移動して目立たなくなり、外果は後ろに移動して出っ張って来ている人が多いです（解剖学では「内踝」「外踝」とは書かず「内果」「外果」と書く。【図3】）。

すねの骨が問題

踝の移動は何を表しているのでしょうか。まず踝とは何か。内果は膝《ひざ》から足首までをつないでいる脛骨《けいこつ》という太い骨の下端です。外果は同じ場所の外側にある腓骨《ひこつ》という細い骨の下端です。すでに書いたような現象が見えるとすれば、足首に対して脛骨が外・前に移動し、腓骨が外・後ろに移動していることになります。

いずれにしても、膝から下にある二本の骨【図4】が両方とも外に移動している。しかも二本の骨のうち脛骨が前へ、腓骨が後ろへ移動したとすれば、少し捻《ねじ》れていることになりますね。二本の骨がやや外へ移動し、互いの関係が少し捻れたわけです。骨と骨の間にある組織の厚みは変わりませんから、捻れが発生すると、二本の骨が少し離れることになりますね。言いかえると、二本の骨の間隔が少し開くわけです。

二本の骨が開くとどうなるでしょう。もちろん下腿《かたい》（ひざから下）が太くなります。いわゆる「大根足」ですね。大根足を握ってみると分かりますが、たいへん硬い。特に外側が硬いです。「下腿が硬い」など

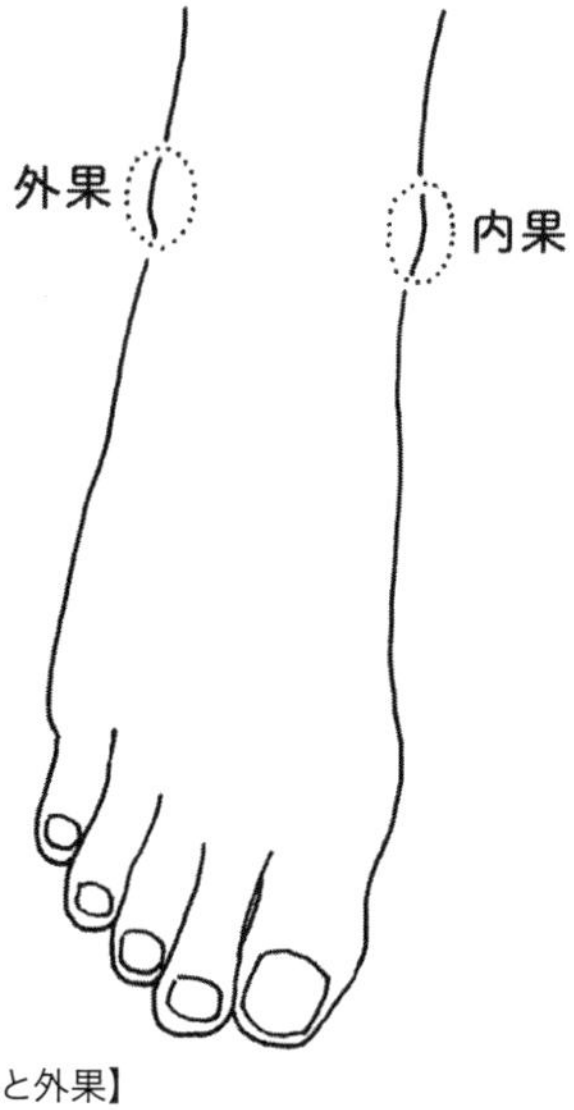

【図3：内果と外果】

とシャレを言っている場合ではありません。ここが硬いと足首の動きが悪いし、むくみが出るし、血行が悪いから足が冷えるなど、ろくなことはない。膝の具合も悪くなります。足首は、細くて骨皮筋衛門《ほねかわすじえもん》になっているのがよろしい。

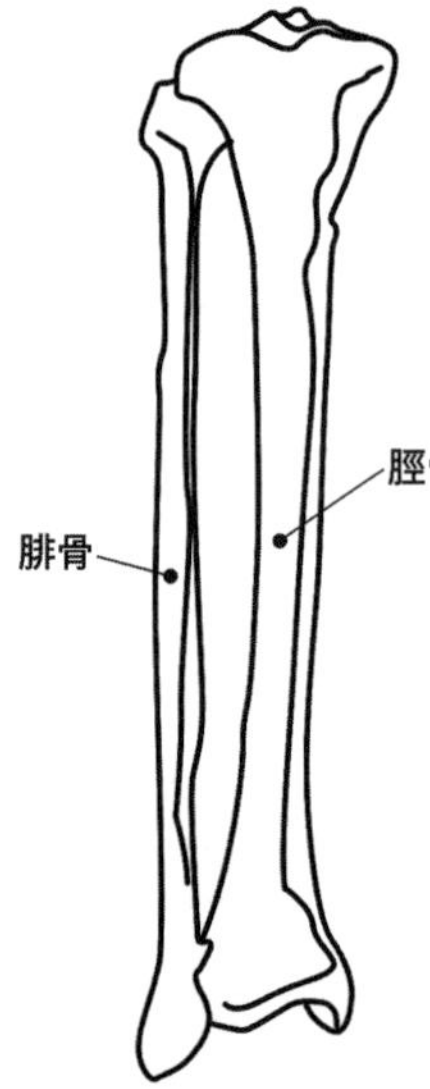

【図4:脛骨と腓骨】

重心が外側へ

二本の骨がともに外へ移動したのなら、重心が外へ移動して当然です。見た目はともかく多くの人は重心が外寄りになっています。よく「O脚・X脚の矯正」などという宣伝を見ますが、O脚に見えるかどうかよりも、重心が外へ後ろへと移動して安定が悪くなっているのが問題です。

足は親指、手は小指に力が入るのがよい、と聞いたことがあるでしょう。でも、無理にそうしようとしても長続きしません。親指に力がこもった状態を続けることが可能な体ではなくなっている人が多いからです。

重心が外へ移動することで、どのような不都合が生まれるでしょうか。まず「大根足」になります。膝に緊張が生まれるために、次第に膝を傷めることになります。老人のO脚は、重心が外へ移動する現象の極限状態といえるでしょう。また両脚の外側がキンキンに張り、坐骨神経痛の状態になることだってあります。若い女性が高いヒールを履いているのを見ると、ヒールを傾けて歩いている人がいますけれど、あんな状態が続くと、やがて膝を傷めて杖の世話になりかねません。あれは杖の予備軍だと思うと、お気の毒です。

手の共鳴を使う

どうすれば踝が変化するか。手の共鳴《きょうめい》を使います。共鳴と呼ぶのは、手と全身とが対応していて、手にわずかな刺激を与えると、それに対応する体の部分が変化する原理です。手と全身との対応関係は次の図のようになっています【図5】。

始める前にあなたの右足の踝がどんな状態か、触ってよく確かめておきます。すでに書いたようなことが観察できるかどうかです。私は正常だという人もいるでしょうが、なるほど外へ寄っているなあ、と確認する人が多いと思います。踝のでっぱり具合や前後の位置をしっかり確かめ、立った時にどのあたりに重心を感じるかも確かめておきます。

さあ始めましょう。あなたの右手を用意してください。小指の第一関節（つまり指先にいちばん近い関節）を見てください。関節の外側（つまり、もうその外に何もない側）わずかに爪先寄りのところを左手の人差し指で触れてみます【図6】。決してぎゅっ

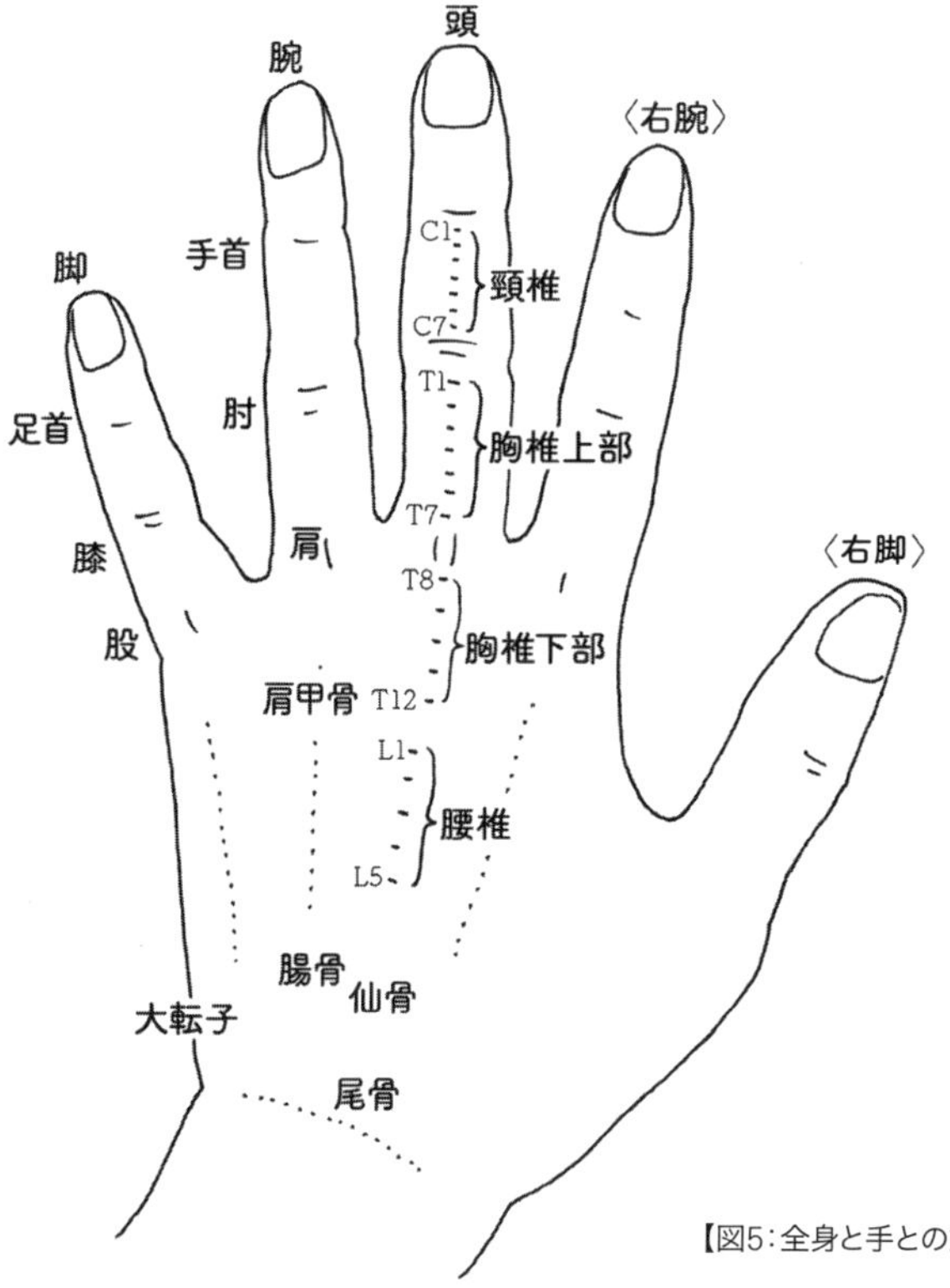

【図5：全身と手との対応】

と押えるのではありません。二、三〇秒触れています。それから右足の踝を観察して、始める前とどう違っているかを確認してください。まだあまり変化がない、というなら、もう一度同じことをくり返し、踝の状態を観察します。左足についても、同じようにしてください。

変化を感じられたら、さあ立ち上がってみましょう。どうですか。足の重心が内側に変化しているのを感じて、驚く人が多いでしょう。本当はこれだけでは不十分で、脚よりも上を変化させると、もっと効果がはっきりして来ますし、効果が持続するはずです。

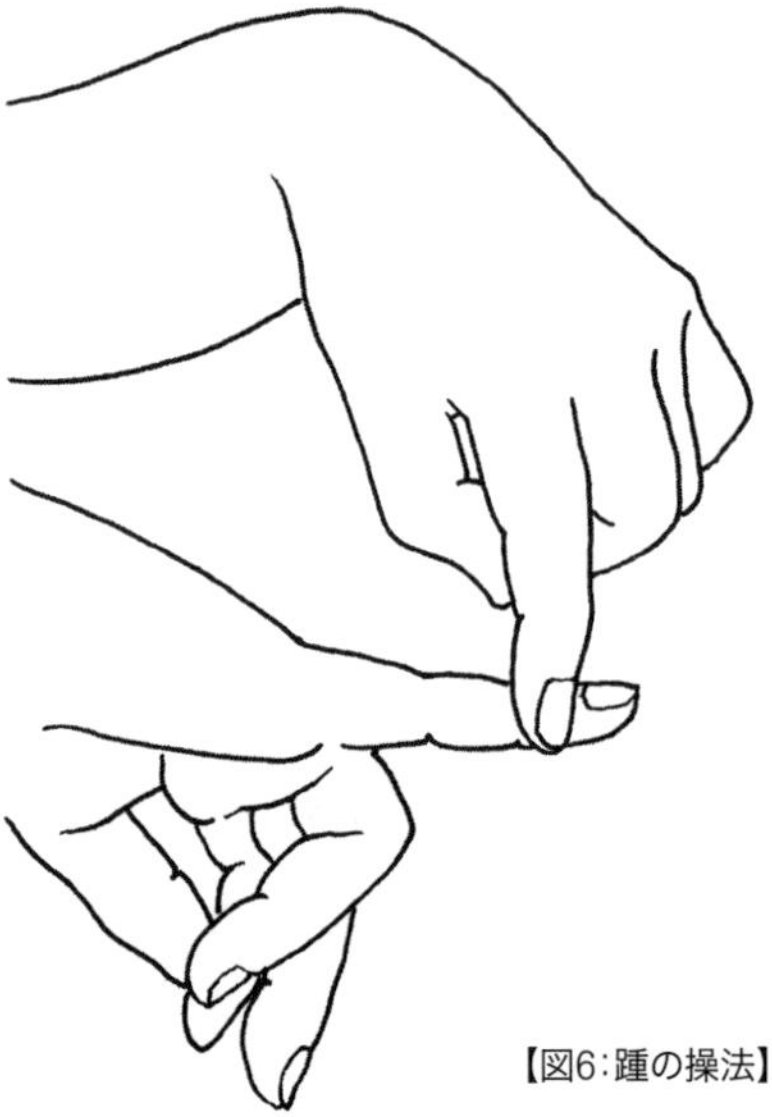

【図6:踵の操法】

7 重心の位置

先ほどは重心が外側か内側かを調べました。重心の偏《かたよ》りはそれだけではありません。左右どちらかに重心が偏っています。この違いによって体への取り組み方が違ってきます。

体重計で重心を決める

家に体重計があれば自分の重心が左右どちらにあるかを調べてみましょう。といっても体重計を二つ使うことは要りません。同じ高さにするため電話帳など分厚い本を数冊用意してください。冊数を調節し体重計と高さが同じになるようにします。左右に並べて一方の脚を体重計に、他方の脚を本の山に載せて重さを測ります。今度は左右を逆にして重さを測ります。二回の重さを比べると少し違うはずです。重い方の脚が重心側になります（「足」は足首から下、「脚」は股関節より下の全体をさします）。

ほぼ同じなら体重の偏りがほとんどありません。とはいえ下を向いて体重の数値を見つめながらだと意識が左右で均等になりません。いろいろと調節したくなってしまうかもしれません。自分は前方を向いて淡々と立ち、だれかに見てもらった方が正確です。左右差を見るのが目的ですから服は脱がなくて結構。もっと正確にやるなら特殊な測定装置が必要ですが、大体でいいのならこれで十分です。

左右が数キログラム違う人が多かったでしょう。一〇キロも違って驚いた人がいるかもしれません。どうして数値が違うのか。重心が左右どちらかに偏っているからです。たとえば左脚に余分に体重が載っている。反対に右脚に偏っている人もいる。

動く重心の範囲

体のどこか一点に確定した「重心」があると思わないでください。体は常に動いていますから、重心も時々刻々変化しているのが本当のところです。体重計に乗ってみて少し意識するだけでも数値が変化することが分かります。歩いている途中でも一瞬一瞬で変化を続けています。これを考えれば、本当は確定した重心の位置などというものはないと言えます。それでもなお重心の変化を追い続けてみるとどうなるか。重心の変化する経路の描く線が一定の範囲内に収まるのは確実です。その範囲が左に寄っているか右に寄っているかが体重計の左右差に表れると考えればいいでしょう。

人の姿を観察してみてください。首がどちらかに傾いている。体全体がややどちらかに傾いている。意外にそういう人が多い。立っていても違いがあります。坐っていても傾いている人が結構いる。特に電車などに乗っていると観察のチャンスです。この人は腰のところから傾いているな。この人の首が傾いているのは背骨のどの辺に歪みがあるからだろうか――。想像して見ていると飽きません。

重心の偏り

重心の偏りがはっきり症状として出てくる代表的な例は坐骨神経痛《ざこつしんけいつう》と呼ぶ症状でしょう。この診断名を聞かされている方は心配かもしれません。でも、重心の偏りが症状として出ただけのことです。

重心を変更すれば「坐骨神経痛」も消えてしまいます。余分な体重が痺《しび》れまたは痛みの出ているほうの脚にかかっています。その証拠に体重の偏りが解消されれば脚の痛みも消えて楽になりますから。とはいえ慢性化した坐骨神経痛では、体重の偏りによって、下腿に疲労物質が蓄積し、解決が難しくなっている場合もありますから、慢性化させないことが大切です。

坐骨神経痛だけでなく足首や膝の症状も、大半は重心の偏りによって発生すると考えます。足首に痛みがある人の重心を変更すると、痛みがうそのように消えることがあります。

わずかな重心の偏りはだれにもあります。左右の腕や脚の働きが違っているために、体は完璧に左右対称ではありえません。どこかに偏りがあるはずです。わずかな偏りで体に問題が発生することは普通ありません。

だが偏りが大きくなると次第に影響が色々なところに出てきます。骨盤が傾くと腰痛を起こします。背骨の歪みは肩こりや背中の痛みを引き起こします。内臓の病気まで生じてくるかもしれません。そうなれば左右差など問題でないなどと言っていられない。特に骨盤の左右差は骨盤内の臓器に影響することが多い。婦人科系の病気をもっている人の骨盤には大なり小なり歪みがあります。

重心の偏りを判断する方法【図7】を次に挙げておきます。捻挫しやすいのは重心側です。重心側は腓骨《ひこつ》が下がって、体重が外にかかっているものです。つまり立っている時の足裏の感覚を左右で比較してみると、重心側がやや外寄りになっているはずです。次に挙げたのは、重心側の例です。

①そとくるぶし（外果）に手を触れて左右を比べて、どちらが出っ張った感じがするか。
②直立して足裏の感覚を左右比べ、どちらが外に寄っているか。
③腓骨頭（膝の少し下、外側にあるぐりぐり）に手を触れて左右を比べ、どちらの出っ張りが大きく感じるか。
④どちらの膝が痛くなりやすいか。どちらの脚が痛くなりやすいか。
⑤下腿《かたい》を握ってみて、どちらが気持ちいいか。どちらが太いか。
⑥どちらの腰が痛くなりやすいか。
⑦坐っている時どちらの尻が痛くなりやすいか。
⑧リラックスして立っている時、どちらの脚で立っているか。

このうちいくつかは逆に出ることがあるかもしれません。でも以上のような項目を調べると、およその

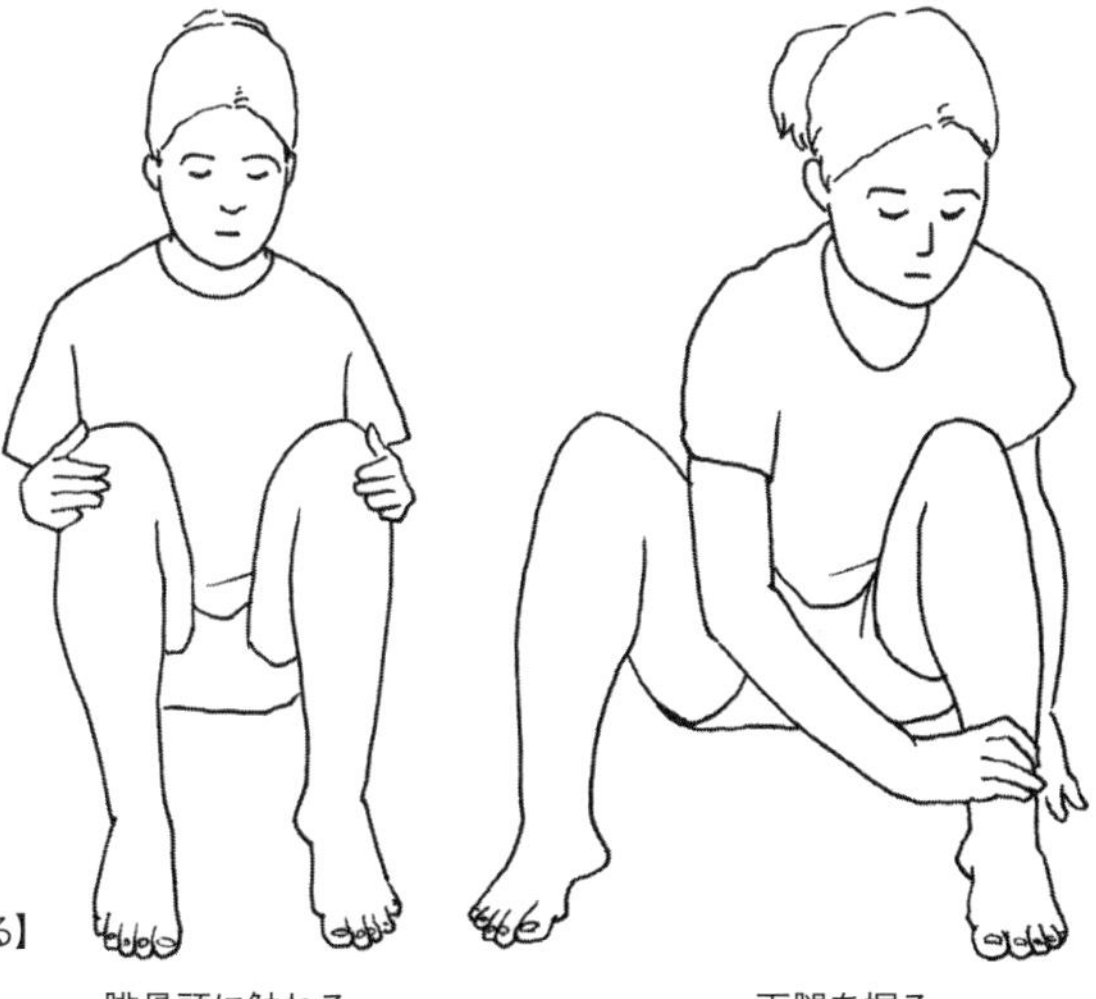

【図7：重心の偏りをチェックする】

腓骨頭に触れる　　下腿を握る

傾向はつかめるはずです。

8　重心と風邪

重心の位置を変更する

春になり講座が始まりますと、講座に参加している人から風邪で休みますという連絡を受けます。見学の人からも同じようなメールを貰うことがあります。春は気温変動が激しくて、風邪を引く人が多いのでしょうか。

私も春になって風邪を引きました。その時は水洟《みずばな》が続くので、ひょっとしてとうとう花粉症になったか、これで人並みになったわけか、と苦笑しました。でも、そうではなかった。

たしか野口晴哉《のぐちはるちか》（一九一一～七六）の『整体入門』（ちくま文庫）に風邪について書いてあったと思い出し、読んでみると次のように書いてありました。野口さんのいう通りだとすると、風邪を引いたのであれば、体重の左右差を縮小すれば治るはずですし、花粉症ならダメでしょう。風邪か花粉症か判断がつくはずだ。

体量配分計で測っていると、ある人がある時期に左右の配分が非常にアンバランスになってきて、その左右差がある程度以上になると、風邪をひくということが判ってきました。だから左右差があまり大きくなると、これは風邪をひく前かな、と思うようになりました。ところが風邪を経過すると、そのアンバランスは、ちゃんと治ってしまう。だから風邪は病気ではなくて体の歪みを正す方法なのだと考えるようになったのです。（前掲、一四九ページ）

体重の左右差を縮小するのにどうすればいいか。うつ伏せになって、重心側とは反対側の大腿を真横に出し、下腿は九〇度に曲げて反対側の脚と平行にしておく。下腿を五センチほど持ち上げ、五秒後にトンと落とせばよろしい。柔らかい布団の上ではうまく効きません。畳の上か板の上でやってください。高橋迪雄《みちお》『からだの使ひ方』(『正體術矯正法』所収)の一〇六ページ以下に図解があります(本書六七ページからも参照ください)。

やってみたら翌日から風邪の症状が軽減し、翌々日にはほとんど正常になっていました。花粉症ではなかったことになります。

第3章……………………歪みとは何か

1　歪みとは何か

からだの働きを取りもどす

体が歪《ゆが》んでいるように思う――そうおっしゃる方があります。本書でも、ここまで「歪む」という言葉を使ってきました。体が歪むとは、どうなっていることを表しているのでしょうか？

歪むってどういうこと？

当たり前の事実から始めましょう。歪むとはどういうことだろうか。歪むという言葉の裏には、歪んでいない姿が考えられています。歪みがない状態があるから歪みが分かる、というわけですね。歪みがあるとかないとか、これはどういうことだろうか。

もっと当たり前に考えてみましょう。空間は三次元でできています。三次元などというと難しくなりますけれど、たて・よこ・高さの三つの向きがある。ですからこれが歪むと、三つの方向に歪みが生じていることが考えられます。体については、三つの方向を上下、左右、前後の三つと考えましょう。上下とは、頭に近いか足に近いか。左右とは、もちろん左か右か。前後とは、お腹に近いか、背中に近いか、です。

体はほぼ左右対称ですから、対称から離れているものは、歪みとして感じられます。分かりやすい例は、首が歪んでいる時ですね。首の歪みがはっきり分かるのは、首がどちらかに平行に移動している時、またはどちらかに傾いている時です。もちろん中には首がすこし前に突き出している人もいる。あるいは顔が真ん前を向いていない人もいるでしょう。左右対称から遠いものが歪みと感じられます。

首が「平行に移動している」という意味は分かりにくいかもしれません。首の中心が体の真ん中からどちらかに移動している時があります。これは「鼻の頭」と「のどの中心」とが一直線上にあるかどうかを見れば、すぐに分かります。そのような人は、首がどちらかの肩に近づいています。

顔を見ると歪みが分かる

首の歪みが分かりやすいのは鼻です。鼻の頭を見れば、首がどちらに傾いているかとか、どちらに平行移動しているかとか、どちらに捻れているかとかが、よく分かる。前からでも分かりますし、もっと精密に見たいと思えば、正坐してもらって、頭の上から見ればよく分かります。

鼻の頭がまっすぐ正面にあるなら、その人の歪みは大きくないといえるでしょう。ところが、鼻の頭が体の真ん中に来ていない、鼻の頭が少し傾いているとか、鼻の頭がやや右向きになっている等というのは、体の歪みを表しています。

歪んでいるかどうか、自分で確かめたいのであれば、鏡の前に坐ってみればいい。大きな歪みが長い間つづいて来た人は、左右で目の大きさが違う、まゆ毛の高さが違う、目の高さが違う、鼻が正面に来ていない、口の端がどちらか少し下がっている、などの特徴があります。

顔が歪む原因はどこにあるのでしょうか。一つは腰が歪んでいることです。もっと言えば、腰が歪むのは、脚の左右のつり合いが悪いためです。でも、その点を今は措《お》くとして、腰の歪みについて考えてみましょう。

腰の歪み

腰の歪みも顔と同じように考えれば分かります。腰が傾いている。これは、仰向けに寝かせて骨盤の上の端を見れば分かる。腰が前後に捻れている。これは、うつぶせに寝て、お尻の床からの高さをくらべると分かります【図8】。

ここで、大きな疑問。体の表面は確かにほぼ左右対称に見えるけれど、体の中は対称とは限らないではないか、という疑問です。心臓はやや左についていますし、肝臓は右に寄っている。対称ではありません。脾臓《ひぞう》は左に寄っています。胃も左右対称の形をしていません。小腸や大腸もそうです。

手も左右でまったく働きが違いますね。体には左右対称のところと、左右非対称のところとが混在していることが分かります。脚にも左右の働きの違いがあります。

2 対称と非対称

対称と非対称

人の体は見かけの上で右と左がほぼ対称です。ところが内側はそうでないものが多い。どういうわけでしょうか。

おもては対称・なかは非対称

体は右と左が対称なものと思われていますが、ではなぜか、と聞かれるとだれも答えられないでしょう。宇宙の厳《おごそ》かな力でそうなったのかもしれませんが、不思議といえば不思議です。ぴったり対称ではなく、

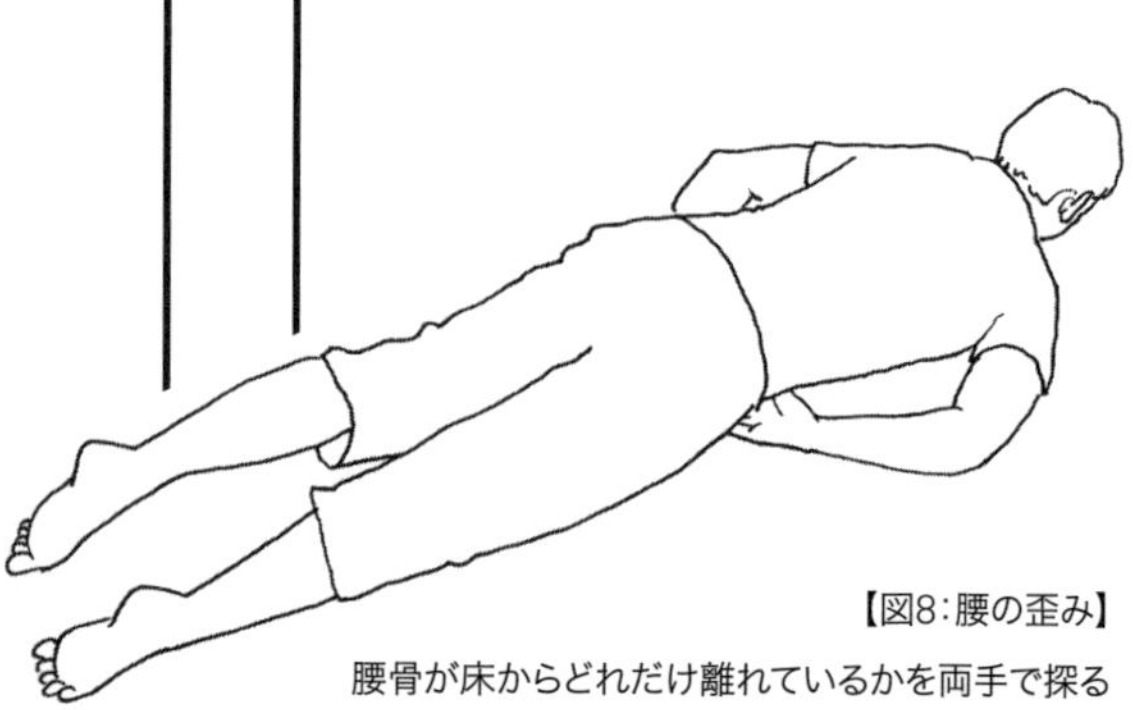

【図8：腰の歪み】
腰骨が床からどれだけ離れているかを両手で探る

わずかに揺れのあるところが心にくい。

体の外側は対称ですが内側は非対称であることが多い。心臓や脾臓、胃はやや左寄り。肝臓や十二指腸は右寄りで、いずれも対称なところにありませんし、形も対称ではありません。すい臓はだいたい真ん中あたりにありますけれど、やはり形は対称ではありません。小腸や大腸も対称ではないし、虫垂《ちゅうすい》は右にしかない。総じて消化器は非対称だといってもいいでしょう。

とはいえ対称なものもあります。腎臓は右と左にありますし、形もまずまず対称になっています。それから卵巣・子宮・精巣といった生殖器は対称ですね。これも何かわけがあるのでしょう。なぜこんなふうなのか、すぐに答えが出るわけもありませんが、答えらしいものが感じられなくもない。体の内側と外側とで別の力が働いてでき上がっていると考えればいいのではないでしょうか。消化器と生殖器にも、発生の時期に何か違った力が働いているのかもしれません。

対称を決める力

化学で「旋光性《せんこうせい》」というとらえ方があります。何だか難しそうな話ですみません。でも難しい話ではなくて、たとえ話ですよ。化合物を作っている原子の種類や数はまったく同じだけれど、ちょうど右手と左手のように対称になった二通りの並び方（分子の構造）がある時、「右旋性」・「左旋性」と呼んで区別しています。

また物理学では「パリティ」という考え方があって、粒子に右と左の区別があることを示しています。ところが、この区別の破れていることがある。右と左とがかならずしも対称でないことがあるという。人の体も、このような粒子や分子でできあがっているわけですから、こうした分子や粒子を支配している力にやはり支配されているはずです。

でも、どのような働きで対称が生まれたり破れたりするのかは分かっていないらしい。今のところは、どこまでも不思議といえば不思議だとため息をついているしかないようです。ただ、対称と非対称とが違った力の働きで生まれていることだけは仮定していいんじゃないでしょうか。

対称と非対称とがある

というわけで、私たちの体には何か分からないけれど宇宙の厳かな力が働いていて、あるところは対称、あるところは非対称ということになっています。

腎臓は右と左がほぼ対称、生殖器も右と左が対称、それにたいして、胃・すい臓・肝臓・小腸・大腸といった消化器の系統は非対称になっている。これがなぜなのかは、しっかり考えることが必要ですが、今のところ手がかりになりそうなことを言っているのは私の知るかぎりルドルフ・シュタイナーですね。彼にはどうやら感覚を超えてものごとをとらえる見事な力があったらしい。

彼の本は他に例のない独創を示しています。ただし決して読みやすくありません。独特の考え方が初めての人にはつかみにくいこともあります。でも、いったんそれになじんでしまえば言っていることは、やさしいことなのではないかと感じます。

詳しいことは彼の本にあたっていただくとして、人の体が単なる物ではなくエネルギーのかたまりであることを、彼はあたりまえのこととしてとらえていました。私たちの体は物であり、同時にエネルギーでもあります。ですから、体の健やかさについて考えるときには、物としての健やかさだけでなく、エネルギーとしての健やかさを考えることが大切だと私は考えています。

勝手な想像を申しあげると、「物としての体」と「エネルギーとしての体」とが違った力によって動かされていて、それぞれが対称と非対称をうむ力を持っているのではないでしょうか。いずれにしても、見た目に体が対称になっていなかったら、何かまずいことが起きているかもしれない、と考えられます。

あなたの顔は対称が保たれていますか。頭の形はどうですか。見た目には対称になっているようでも、手で触ってみると、いびつになっていることが少なくありませんから、よく確かめてみてください。特に後頭部の形が左右で違う人の多いことには驚きます。後頭部にどのような秘密があるのか、まだ分かっていません。少なくとも私は知りません。

3 からだの左右差を縮める

先ほどは、人の体は対称が基本で、ところどころ非対称があると言いました。次に、体は対称に見えて非対称だ、と矛盾したことをお話しします。右はユルく、左はキツくなっていることが多い。

からだは見かけほど左右対称ではない

Sさんは五〇代の男性です。膝《ひざ》が痛いという。よくある形の歪みによるもので、扱いは難しくありませんでした。終わったあとで立ってもらうと、痛みはないけれど右脚に力が入らない感じで、爪さき立ちができない、といわれる。左脚はちゃんと立てるのですから、どこかに左右差があるに違いない。

人の両脚は見た目に左右対称です。片方がむくんで太くなっているという人があるとしても、脚の形は左右でまずまず差がないように見えますが、左右の働きには差があります。

見た目にも分かりやすいのは足先の角度です。仰向《あおむ》けに寝たとき、床と足先のなす角度（傾き）が左右で違う人が多い。六〇度くらいの傾きをもっているのが正常ですが、右足がもっと開いている場合がある。

左脚は床と六〇度くらいの角度なのに、右脚は大きく倒れて床から三〇度だ、という人がかなりいます。もちろん逆の人もいます。

左がシッカリ、右がダラリ

体は右と左が対称なもの、とだれもが思いこんでいるけれど、ぴったり対称ではなく、わずかに揺れのあるところが心にくい――少し前にそう書きました。よく観察すると、人の体は見かけほど左右対称ではありません。

だれにでもよく分かるのは顔。まず自分の顔を鏡でしっかり見てみましょう。完璧に左右対称になっているでしょうか。片方の目が大きい。片方の眉毛が上がっている。耳の高さが揃っていない。口の端がどちらか少し上がっている。鼻の先がどちらかに曲がっている――。このような左右非対称がいくつか見つかる人が多いでしょう。

脚で分かるように、左脚がシッカリしているのに比べて、右脚がダラリと広がっている。立つときも、左脚を軸にして右脚をだらりと前に出して立っている人が多いですね。もちろん逆の人もいます。向い側のホームで電車を待っている人の姿を観察して見てください。あなたはどちらのタイプでしょうか。

顔を見ても、右側の眉毛が下がっている人が多い。口元も右の方が低い。顔も脚と同じように右がダラリと下がっていることになります。もちろん逆の人もたまにいますが、なぜこんなことになっているのでしょうか。

左右の差がもたらすもの

左右で差のある原因はいろいろ言われています。究極は地球の自転が関係しているとも言われています。

自転の方向によってコリオリの力が働くという話は、学校の理科で習った気がします。「キヲツケ」の次の「ヤスメ」で右脚を出して休む人が多いでしょう。これは学校で教えたからそうなっているのかもしれません。でも今は、ヤスメで横に脚をひらくように指導している学校が多いそうです。いつ頃から変って来たのでしょうか。

Sさんにもキヲツケとヤスメをやってもらったところ、ヤスメの時には右脚を前に出すタイプでした。はっきりと足の形には表れていませんが、やはり右脚をダラリと前に出すタイプだったわけです。

左右差の修正法

大正末期から昭和初期にかけて活躍した高橋迪雄《みちお》（生没年不詳）という人が、その著書『正體術矯正法』（復刻版、たにぐち書店）で体の左右差を修正する方法について述べています。そこに含まれている方法は、たいへん示唆《しさ》にとんだものです。これをヒントに橋本敬三（一八九七～一九九三）が操体法を考案したといわれます。

さて、Sさんに『正體術矯正法』に書いてある重心変更の修正法をやってもらいました。詳しく書くのは難しいですが、やってみましょう。

まずテスト法をします【図9-1】。

うつ伏せになってください。腕は肘で折り曲げて、手を肩の横におきます。次に右膝を横に出して、上の方へ引き上げて行きます。膝が肘に届くまで引き上げます。どうしても肘につかない人は無理しなくてもよろしい。肘の近くまで来ればよい。次に同じことを左側の脚についてもやってみます。

どうでしたか。左右が同じようにできましたか。左右が同じなら、体の左右差は大きくありません。ところが、左右で引き上げ方が違うなら、体の左右差が大きいと言わなければなりません。以上がテスト法

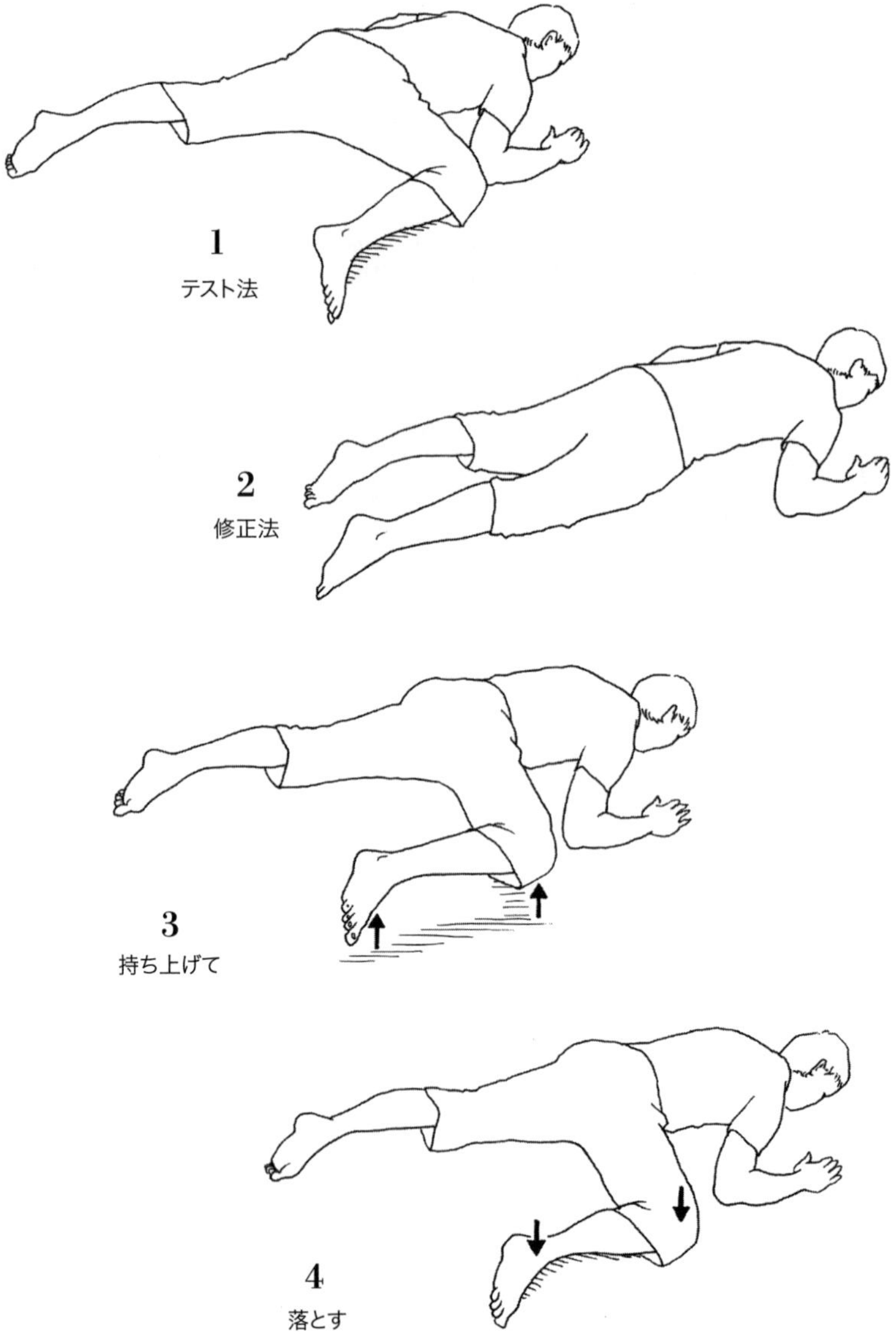

【図9:重心変更の修正法】

です。自分では、どちらが上がっているのか分からないという人は、だれかに見てもらってください。

次は修正法【図9-2〜4：図は右脚の動きが悪かったケース】。うつ伏せになったまま、動きの悪かった方の膝を横に直角に出します。横に出した脚全体を五秒間ほど床から少し自力で持ち上げる。脚のどこも床についていない状態にするのですけれど、どうしても上げられない人は、足先が床にやや触れている状態でもかまいません。あるいはだれかに持ち上げてもらっても可能です。五秒数えて、この脚を一挙にストンと落とします。その後しばらく（できれば一分ほど）じっとしている。そしてもう一度テスト法をやってみます。これで、たちまち左右差が解消しました。Sさんは、あ、大丈夫です、ちゃんと立てます、と爪先立ちをしてくださいました。左右の差を小さくすると、素晴らしい効果を挙げられることが分かります。

自分は左右差が大きいので、この修正法を続けてみようという人は、寝る前に畳や床の上でこれをやってください。テスト法と修正法の両方をやります。テストをしても左右差が感じられない状態になるまで毎晩つづけます。やった後は、そのままごろりと仰向けになって寝てしまうこと。これで左右差の小さい体に変身できるでしょう。

4　部分の歪み

たとえば関節の歪み

体の歪みは、以上のような全体の歪みだけではありません。部分の歪みというべき歪みがあります。たとえば手の指の関節を取り上げてみましょう。手指の関節が痛い。そういう時は、たいてい関節が歪んでいます。

つまり正常に動いている時と比較して、どちらかにずれているとか、あるいは突き指なら、正常に動いている関節と比較して中へ入ってしまっています。この種の歪みは、左右対称が崩れているというのではなく、正常な関節の状態と較べて、骨の位置が異常になっている。位置の異常があるために、関節の一方は引っ張られて伸びており、反対側は縮んで硬くなっている、という差が生まれています。

骨の開き

下腿の脛骨《けいこつ》と腓骨《ひこつ》は膝から足首まで、ほぼ平行に体重を支えている骨です。この二本の骨は、間隔が開いてくることが多い。開いてくるとO脚になります。O脚の人は、下腿の外側に体重がかかっていることが分かるでしょう。下腿がまっすぐな人と較べて、余計な力が当然かかってきます。O脚で歩いているお年寄りを思い浮かべれば、自ずと分かると思いますが、体重が外へ外へとかかって、大変歩きにくくなっています。脛骨・腓骨の二本の骨が開いてくると、無駄な力が必要になって歩きにくい。

これは何も老人のO脚だけではありません。一時代前の歩くしかなかった時代。街道を歩く人たちは脚絆《きゃはん》というものを下腿に巻いていました。あるいはそれほど古い話でなくても、陸軍の兵隊たちはゲートルというものを巻いていたでしょう【図10】。あれらは、下腿が開き過ぎないように巻いていたわけです。

先に紹介した『正體術矯正法』の本に次のような話が載っています。

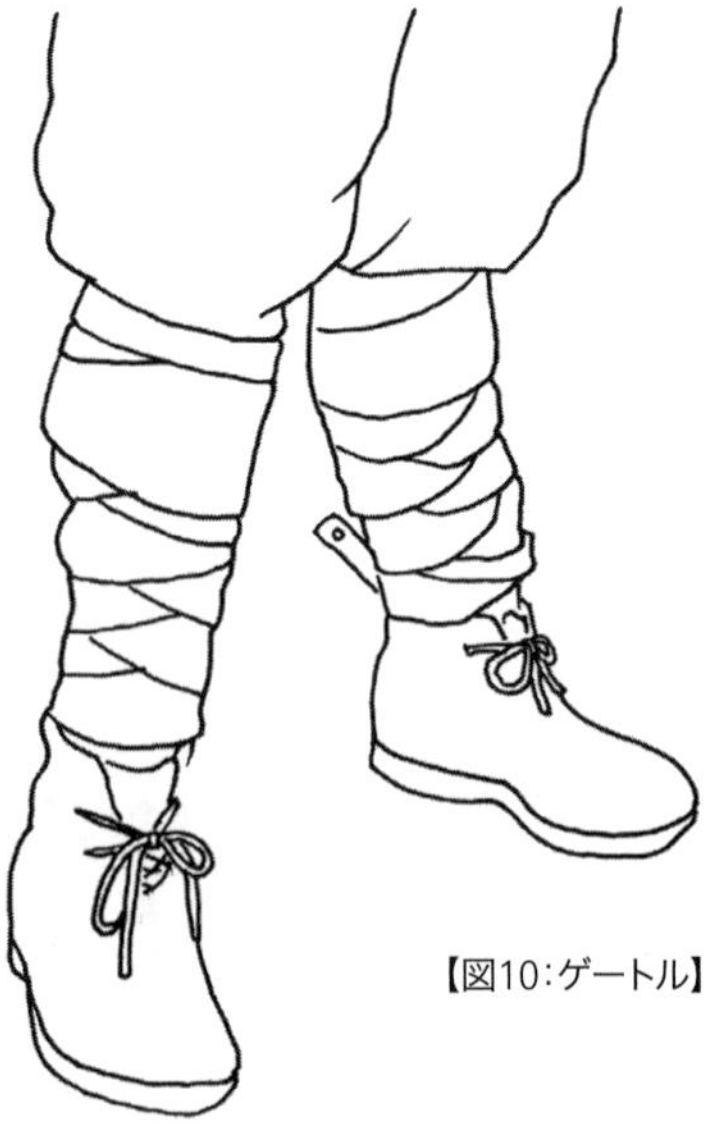

【図10:ゲートル】

慣れた猟師は兎狩りに行って兎の足痕を見つけると、まずその指の開きに注意します。穴から飛び出した時のは、指の間がつまっていて小さな足あとがついていますが、疲れて帰った時の足あとは、万歳をやったように開いて大きくなっています。開いた足あとを見つけたら、疲れた兎が近所の穴に帰ったことが判明しますから、労少なくして、すばらしい獲物があるわけで、云々。（三二ページ、原文は旧かな）

下腿の開きが足指の開きに反映していることになります。

現実に、下腿の開きを詰めると足首の状態が変化します。締まってくるほどに安定してくる。前腕にある橈骨《とうこつ》と尺骨の関係も下腿と同様です。肩や手首に異常があると、前腕に開きがある（実際の操法については一三二ページ）。

筋肉や靭帯の拘縮

筋肉や靭帯《じんたい》が特別に硬くなりやすい場所があります。すると、それに応じて骨の位置が変位したり、関連する場所が硬くなったりします。

たとえば骨盤の下部、仙結節靭帯という部分は硬くなりやすい。それも左右が同等に硬くなるのでなく、左右で硬さが違って来ます。この靭帯は、仙骨と坐骨結節を結ぶ靭帯です（鶴田聡『仙骨理論 パート1』［たにぐち書店］に詳しい）。左右で硬さが違えば、坐骨と仙骨を結ぶ靭帯の引っ張りが左右で違ってくるわけですから、仙骨が傾いてくることになります。あるいは逆に坐骨の高さが左右で違うことになる。

部分の歪みと全体の歪み

以上に取り上げた関節の歪みや、骨の開き、筋肉や靭帯の拘縮《こうしゅく》といったさまざまな歪みが集合して、全体の歪みを作り上げているわけですが、それらは見たところ、全身の左右差、左右対称の破れ、などとして見る人の目に映ります。この人の体は左に傾いているとか、肩が右に傾いている、顔の左右が対称でない、あるいは指が曲がっている、膝や肘が曲がっている、などという歪みとして目に入ります。あるいは、触ってみて歪んだ感じを与えます。

5　歪みに対してどうアプローチするか

なぜ力をかけないのか

私の操法は、どんどん変化してきています。できるだけ力をかけない方向に変化している、と言えます。なぜかを説明しましょう。

からだは力に抵抗する

ある関節がどちらかに変位しているとしましょう。歪みがある、といってもいいですね。歪みを正そうとする時、だれでも思いつく「単純」な方法は、正したい方向に力をかけることです。これはたしかに分かりやすいため、うっかり触ると危ないところに力をかけてしまう人もいます。たとえば頭蓋骨の縫合《ほうごう》（頭の骨のつなぎ目）にまで。でもこれは避けるのが望ましい。なぜか。

からだには、かかる力に反発する習性があるからです。力がかかると、できるだけ元に戻ろうとします。

どこかで頭をドーンとぶつけたとしましょう。眼に見えないほどであっても、縫合のどこかが衝撃で歪んでいるはずです。歪みがそのまま残るとやっかいなことになります。頭蓋骨の中の膜や血管・神経に歪みが生じるかもしれないからです。

見て分かるほどでなくても細かい歪みが生じていますから、この歪みを体が元に戻そうとします。元に戻れば生じた歪みの一部は避けられるし、脳にかかる圧力も回避できるでしょう。元に戻る習性が体にあるおかげで、正常な範囲を保っていられます。血液のpH《ペーハー》等が一定に保たれることを「ホメオスタシス」（恒常性）といいますが、縫合のようなミクロの変位を元に戻そうとする習性もその一部でしょう。体のどこかを修正したいと考える場合に、この事実を頭におくこと。強い力は禁物です。

無理に動かすのは好ましくない

他の関節でも事情は同じです。だから動かしたい方向に力を加えるのは推奨できません。その時は変位が修正できたように見えても、後でこの変位がかえって拡大することもありえるからです。私の経験では、あるところへ操法を受けに出かけて縫合に力をかけられたときは、後で逆に歪みが拡大する結果になったことがありました。その時はいいように見えて後で怖いことになる可能性があります。

そのため、たとえば「操体法」のような、動かしたい方向とは逆の方向へ反動を利用して動かす方法が考案され、効果を上げています。橋本敬三が作り上げた「操体法」は今ではずいぶん知られるようになりました。私がはじめて橋本の名前を知った時とくらべて、大きな変化です。原理をひとことでまとめると、「行きにくい方から行きやすい方へ」。この一行で終わりです。あるいは、もっと短くまとめると、「楽な方へ」の一言です。

気持ちよく動かす

例をあげてみましょう。読者の右手の平を上向きにしてみてください。そして手首を手前と向こうに曲げてみます。どちらの方が曲がりやすかったでしょうか。私の場合は、手前に曲げるのは抵抗があり、向こうに曲げるのは楽です。こんな場合、まず手首を抵抗がある方に曲げて、そこから、息を吸いながらゆっくりと向こうへ倒して行きます。そうして六割ほど倒したら、そこで力をためて、いっきに向こうへ息を吐きながらだらりと倒してしまう。これを三度ほどくり返します。そしてもう一度、手首を手前に曲げてみる【図11】。

どうです。手首の抵抗感がすっきりと取れて、楽になったでしょう？　これが体のどの関節にも応用できます。そっとやれば、指の関節にさえ使えます。操体法の本を読むと、いろいろ書いてありますけれど、煎じ詰めると操体法とはこれだけのことです。ですから操法の技術について何も知らない人が、ともかく痛みを止めたいと思ったら、操体法がいちばんです、といっておきましょう。工夫すればいろんなところに使えます。

これなら、無理に動かしたい方向に動かすのではない

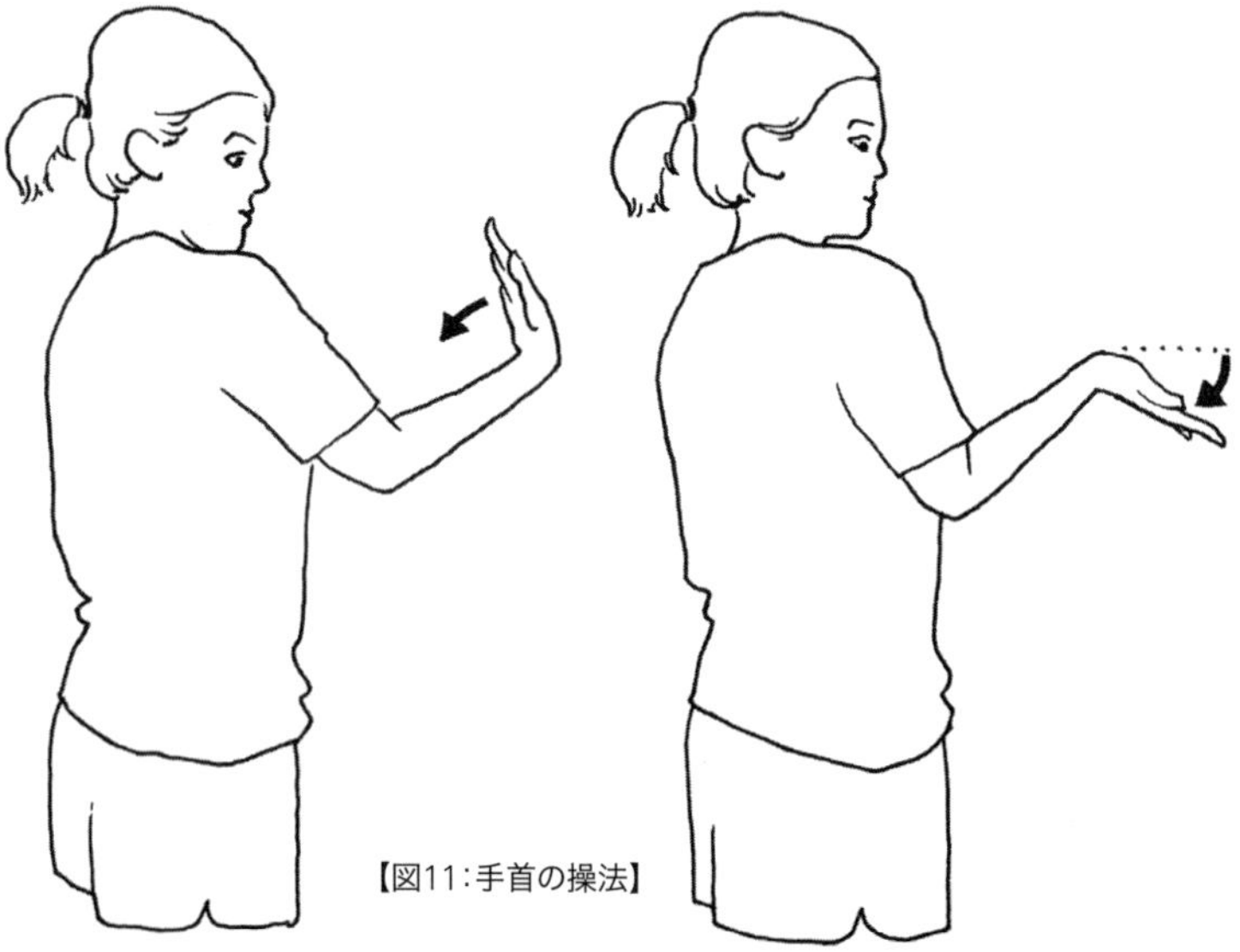
【図11：手首の操法】
抵抗がある方に曲げておいて　　反対側へ6割倒した所で一気に倒す

だけに、体の反発を招きにくい。

ある方向に動かした時に、それが体の望んでいる方向かどうかを判断するよい基準は、その変化が気持ちいいかどうか、違和感がないかどうかです。力をかけられて、気持ちよさの感覚が生まれないような方向、違和感の生じる方向に動かすと、あとで（何日か経ってから）おかしな結果になることがありうると言えます。何か無理に動かされた感覚が生じる方法は避けるのが望ましい。

もしも修正したい方向に動かすとしても、「無理に動かされた」という感覚を生じない方法がよい。そのためには力をできるだけ（言葉の「あや」ではなくて、本当に）かけないことです。

微圧の原理

私が微圧《びあつ》と実習のなかで呼んでいる方法の原理を説明したいと思います。体のどこかに強めの力をかけることは、できるかぎり避けたい。強い力をかけないでも体は変化するはずだ、というのが、微圧を始めた動機でした。

操法の実習に参加する人の動きを見て感じるのは次のことです。たとえば、相手の体を観察するのに、あちこちを揉んだりさすったり常にしていないと満足できないのかな、と思われる人がいます。初心者ではこのようなことがありませんが、すでに何かを経験している人に、触りまくる人が多いのではないかと感じます。それだけでなく、多くの人は「指圧」の観念があるのか、押さえる時にはグッと押さえようとする。

触って皮膚表面の状態を確かめる意図があるのかもしれません。しかし、こういう動きは無駄であるばかりでなく、期待しない変化を生み出している可能性があります。事実、ちょっとどこかに触れただけで、別のどこかが変化することが色々あるからです。言葉の「あや」で言っているのではなく、実のところ体のどこをどう触ればどうなるか、ということがすべて分かっているわけではなく、分からないことの方が遥かに多いからです。

握手をする時、非常に敏感な人なら、それだけで体に何かの動き・変化が生まれることに気づくかもしれません。でもたいていは無意識の世界で変化が起きるだけで、どのような効果を生んでいるのか本当のところはだれにも分からないし、また詳しく調べてみた人もいないでしょう。ただ、皮膚に起きる電気的な変化を調べている人が、ひょっとしてそういう変化に気づいて調査しているかもしれません。これについては、傳田《でんだ》光洋さんの『第三の脳』（朝日出版社）という興味深い本があることを書いておきましょう。著者は資生堂の主任研究員で、この人によれば、皮膚がさまざまな情報発信の器官でもあることが明らかになりつつあるようです。

そっと触れられるのと、ぐっと押さえられるのと、どちらが気持ちいいか。比べてみれば明らかでしょう。時には「いた気持ちいい」というのもありますけれど、指先で背中の硬いところに気を送ってもらう（愉気《ゆき》と呼ぶ人もいます）とき、そっと触れられる方がずっと気持ちよい。ぐっと押さえられると、押さえられているという感覚だけが前面に出てしまって、気持ちよいという感覚がありません。

もちろん全然触らずにじっと見ているだけ、というのは何だか不安になるかもしれませんが、体のどこかに刺激を与えたあと、しばらくじっとしていることが必要なことがよくあります。たとえば操体法がそうです。行きにくい方に関節をもってきて、少し抵抗をあたえ、行きやすい方にストンと動かす。そうすると、行きやすくなっています。しかし、この後が大切で、しばらくじっとしている方がよろしい。じっとしている間に筋肉などがじんわりと緩んで、いい感じになるのですが、すぐに次の動作をしてしまうと、うまく行きません。

もっとソフトに

触り過ぎないように、と書きました。こういうとマッサージ系の人から、そんなことはない、と強く抗議されそうです。マッサージをして何か不都合でもあるのかと。たしかにそうですね。私はまったく逆のことも考えます。もっと触っていいのではないかと。

体のどこかに硬いところがあるとします。それを緩めるにはどうすればいいか。私などは関節に問題があるのではないか、筋肉が引きつっていないか、などと分析を始めてしまいますが、そんなことよりもソオッと撫でれば緩むに決まっています。腕でも脚でもいいからソオッとやってご覧なさい。緩むでしょう。で、ソオッと触られるとします。でも私の数少ないマッサージを受けた経験からすると、まだ触り方が強すぎるのではないか。昔、サウナでマッサージを受けたことがありましたが、それを思い起こしてみても本当はもっとソオッとやってほしかった。実際にやってもらって、何だ、こんなのか、あまり気持ちよくないなあ、と感じたことを思い出します。いや、最近はそういうところへ脚を運んだことがないので、現代のヒーリング・サロンでどんな風な癒しが受けられるのか、行ってみる必要がありそうですね。

木綿豆腐くらいがいい

かなりいいなあ、と思ったのは、アロマ・セラピーの講習で、たまたまその場に居合わせたためモデルをさせられた時です。私のようなオヤジがアロマを受けている図は、あまりパッとしないかもしれません。でも、気持ちよかった、ソオッと触られるのが。

「ソオッと」というのは、どれくらいの強さなのか。絹ごし豆腐とはいいません。せめて木綿豆腐を触るくらいの気持ちで触ってほしいですね。木綿豆腐は、強く触ればたちまち壊れてしまいますから、ソオッと触ってみましょう。自分の腕にやってみれば分かりますね。少なくとも私はそれくらいの強さがいい。

操法もしかり、です。

　触り過ぎには問題がある、といいながら、一方ではソオッと触りましょう、というのは矛盾ではないか、と言われると、そうかもしれません。でも物事にはたいてい反対の真実もあると知っておいた方がいい。あることが正しければ、条件次第で逆が正しいことだってあるものです。アガサ・クリスティの小説に登場する探偵ムッシュ・エルキュール・ポワロは、「いつもそうだとは限りませんよ」と語っています。

微圧の実際

　微圧の具体例をあげましょう。胸の上、のどのすぐ下に左右二つのグリグリがありますね。鎖骨の内側の端、胸骨と鎖骨の境目にある関節なので「胸鎖関節《きょうさかんせつ》」と呼ばれています。ここを左右、別々に押さえてみてください。


　くっきりときれいに盛り上がっている形ならいいのですが、ほとんど触れないほど凹んでいたり、少し押さえると痛みがあったり、違和感があったりする人がいます。左右で形が違っているかもしれません。まったく異常なし、と言える人の方が少ないでしょう。

　胸鎖関節が狂っていると、どうなるか。ひどい場合は腕や指がしびれます。指がうまく動かないかもしれません。肩こりの原因になっていたり、猫背の原因になっていたりもします。いちばん問題が大きいのは、鎖骨がくぼんで肩が前にいってしまうことで

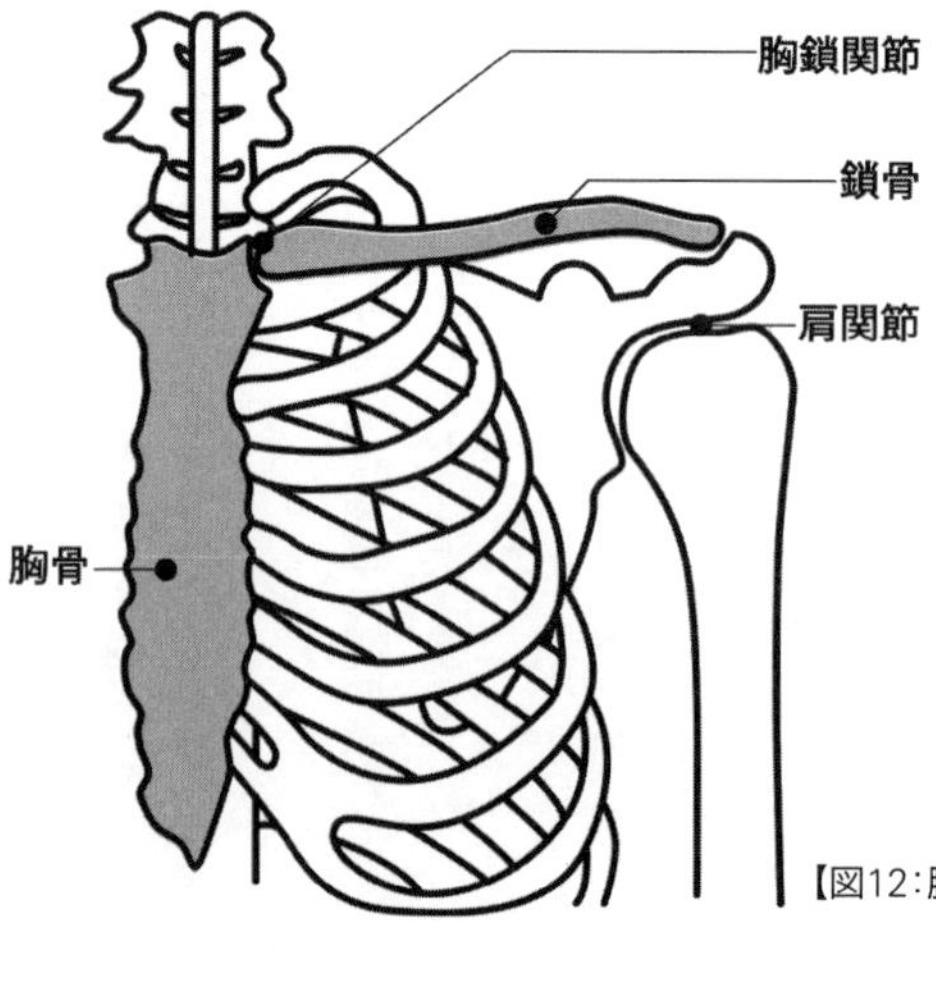

【図12：胸鎖関節】

す。ですから胸椎の上の方にも影響がありますし、背中全体にも影響を及ぼします。また肋骨が下がり、腹部にも影響を及ぼしています。上体全体が影響を被っている可能性もあります。

この胸鎖関節の歪みを直すために、以前はややこしいやり方をしていたものですが、近頃はずっと簡単なやり方に変えています。ここに微圧をかける方法です。だれかにやってあげる場合の方法を書いてみましょう。自分ですることも可能です。

操者（A）は正坐した受け手（B）の後ろに坐ります。右肩を例にとりましょう。Aは右手でBの右肩をつかんで少し手前に引きます。強い力は必要なく、少し引く気持ちでよろしい。次にAは左手の親指・人差し指・中指の指先を三本まとめて、Bの右胸鎖関節をつまみます。胸鎖関節を少し外方向へ押す気持ちですが、強い力で押さないこと【図13】。

これで三〇秒ほどじっとつまみ続けてください。終われば胸鎖関節の形を確認します。くっきりとした形に変化し、痛みや違和感がなくなっていれば完成です。歪みが解消しました。今いちだと思えば、もう三〇秒続けてください。ぼんやりしていた関節の形がくっきりして驚かれるでしょう。変化しにくい人の場合は同じことをもう一度くりかえします。

自分でやる場合は、もう説明の必要がないでしょう。自分の肩を少しばかり後ろに引き、胸鎖関節をじっとつまんでいるだけですから。微圧は体を変えます。いろんなところにこの方法が応用できるはずです。

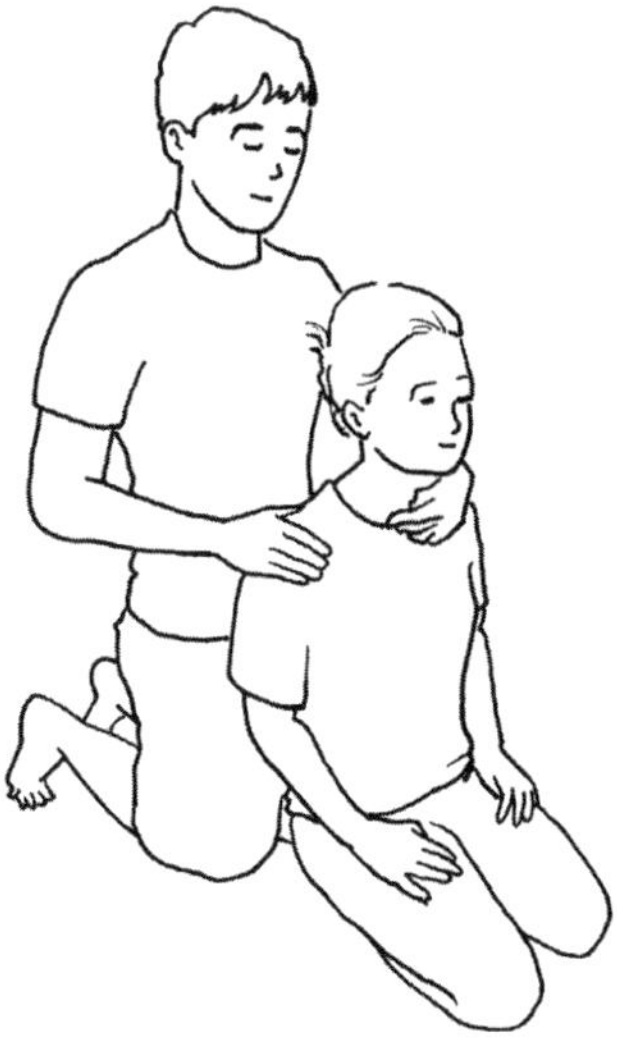

【図13：胸鎖関節の操法】

6 歪みと血液循環

歪むと、どこかが硬くなる

どこかの関節、たとえば肘関節に歪みが発生したとしましょう。肘関節は、曲げたり伸ばしたりするだけの関節なので、そんなに歪むことはありえないと思えるかもしれません。しかし現実は、この関節が外へ、または内へと歪むことがあります。珍しいことではなく、肩の異常がある人など、たいてい肘に歪みがあります。蝶番の回転部分の金具がずれた状態といえば分かりやすいでしょうか。

こういう状態になると、関節が変位している方向に圧痛が出ます。そうすると、押し付けられている部分と、引っ張られている部分の差が生じているわけで、毛細管に圧迫がありますから、血液の滞りが発生します。スジ状に血液の滞りが生まれると、その周辺が硬くなります。物質代謝がうまく進まなくなるからでしょう。肘の場合でいえば、上腕の前の三角筋に拘縮《こうしゅく》が現れます。

肘関節の変位には、前腕の外側の橈骨《とうこつ》の下がりも関わっているらしく、そうなると、上腕二頭筋《じょうわんにとうきん》の前にスジ状の拘縮が出てきます。このような歪みによる血行不良によって、肩の三角筋のあたりには、色々と拘縮が発生しやすくなっています。肩が痛いとか、肩が上がらないとかいう異常の原因は、こんなところにもあります。肩そのものが悪いというよりも、肘やら前腕やらに異常があって、そこに引っ張られて肩の異常が発生してくるわけです。歪むと血液の流れが悪くなる実例が肩に出やすいといえます。

同じような現象は、指の関節にも発生します。その場合は、指の一部に圧痛が出たり、指が肘や肩など上の方を引っ張る現象が見られるようになったりします。指に歪みがあったり、側面が硬くなったりしていると、色々な影響が上に及んできます。

いずれにしても、どこかが歪むと血液の流れが悪くなって、あちこちに痛みが出たり、しびれたり、とさまざまな影響が出るようになるわけです。

第4章

捻れとは何か

1　生物は捻れる

人体の歪みでもっとも多いのは捻《ねじ》れです。植物と同じように人の体も捻れます。あなたの体は見た目には捻れていないようですが、実はよく見るとあちこち捻れています。あなたの手の指の爪を見てください。正面を向かず、少し左右どちらかに捻れているのではありませんか。

植物・動物の捻れ

植物も動物も捻れることがありますが、まずは植物から始めましょう。植物の体は捻れることがよくあります。DNAの鎖というミクロの捻れもさることながら、フジやアサガオなどつる性の植物が見た目にも分かりやすい。

フジの捻れ方はどうでしょうか。藤棚に植えてある普通のフジは、下から上に向けてながめますから下から見る方向で言うと、下から見て左回りですが、野山に自生しているヤマフジは下から見て右回り。捻れ方が種類によって決まっています。

近くの里山に行けばネジキが生えています。これは樹皮が捻れている樹木です。サボテンのとげを見ると、螺旋状に並んでいることが分かります。こんな例はいろいろあるはずですし、現に生き物の「螺旋《らせん》」を研究した本もあるほどです。

またネジバナというかわいい草がお好きな方もいらっしゃるでしょう。ネジバナの花の捻れている方向を確かめたことがなかったので、食卓の花瓶に一輪さしてあるネジバナの花を眺めてみますと、下から巻き上がる方向に見て、右回りの方向に捻れていました。室外に出て道端にあったネジバナの捻れ方を見ると、右回りと左回りとが並んで咲いていていました。

動物ではどうでしょうか。巻き貝の貝殻が捻れの見本として議論されているのを見かけます。巻き貝の貝殻は九割が頂点から見て右回りだそうですが、中にいる貝（たとえばサザエ）の身も捻れています。蛇や魚のうろこはどうでしょうか。あれも斜めに続いていますから、捻れの見本に入れることができるかもしれません。

人のからだも捻れる

動植物の体だけでなく、人間の体も捻れます。もちろん巻き貝のように固定した巻き方があるわけではありませんが、たしかに捻れます。操法について書かれた書物にも「捻れる」という表現が出てきます。どうなることを指しているのでしょうか。

ぱっと見てすぐ分かるのは手の指です。親指は別として四本指の爪をしっかり見ると、爪がわずかに斜めを向いていることがあります。あなたの手の指にそのような捻れがあれば、その指を握り、捻れを戻す方向に捻り返してみてください。関節がポキッと鳴って、捻れが消えるかもしれません【図14】。

もう一つ分かりやすいのは腕です。立ってダラリと腕を両脇に垂らしてみてください。手の甲が外側を向いているのが普通ですが、甲が前にくる人もいます。そのような人の腕は、人によって程度が違うものの、捻れて

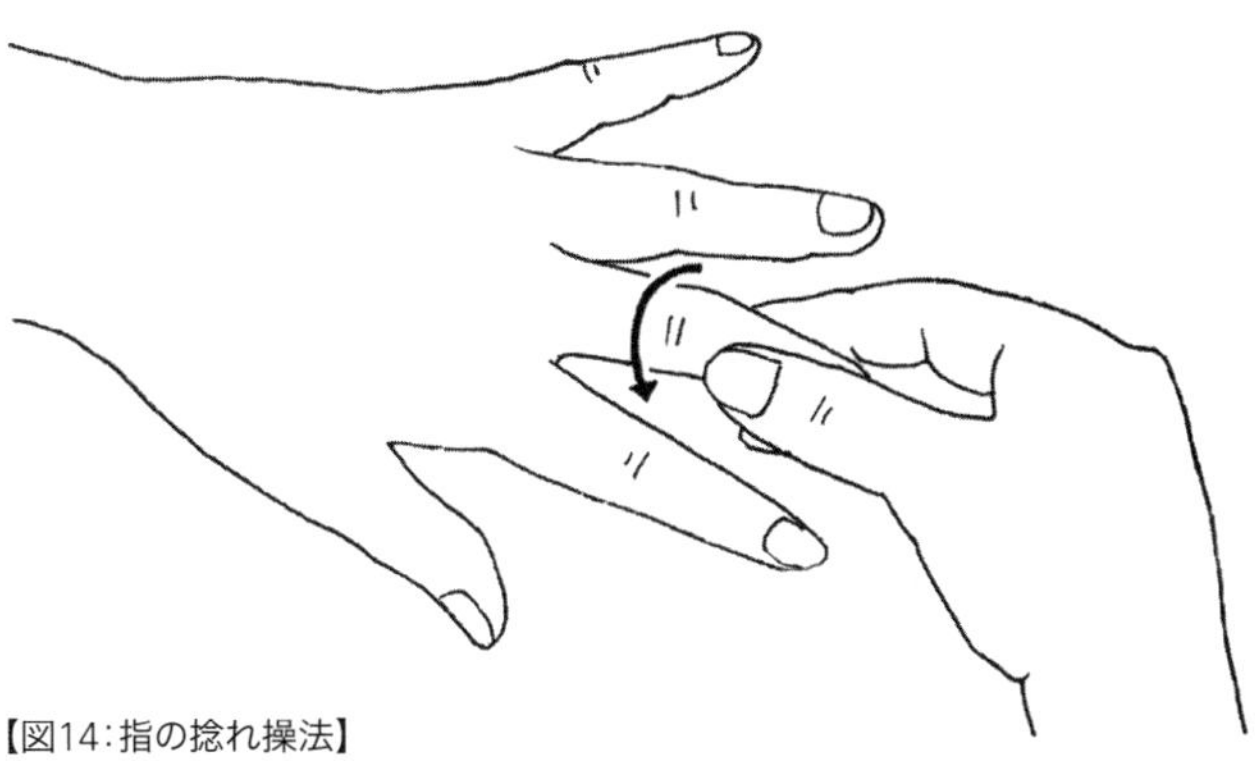

【図14：指の捻れ操法】

います。

なぜ腕は内側へ捻れるのでしょうか。何か作業をする時に、いつも内側へ捻っているからでしょう。いまこれを書いている私もキーボードに向かって両手を内側へ捻って作業しています。たびたびくり返していると、内側へ捻れて当然ということになります。

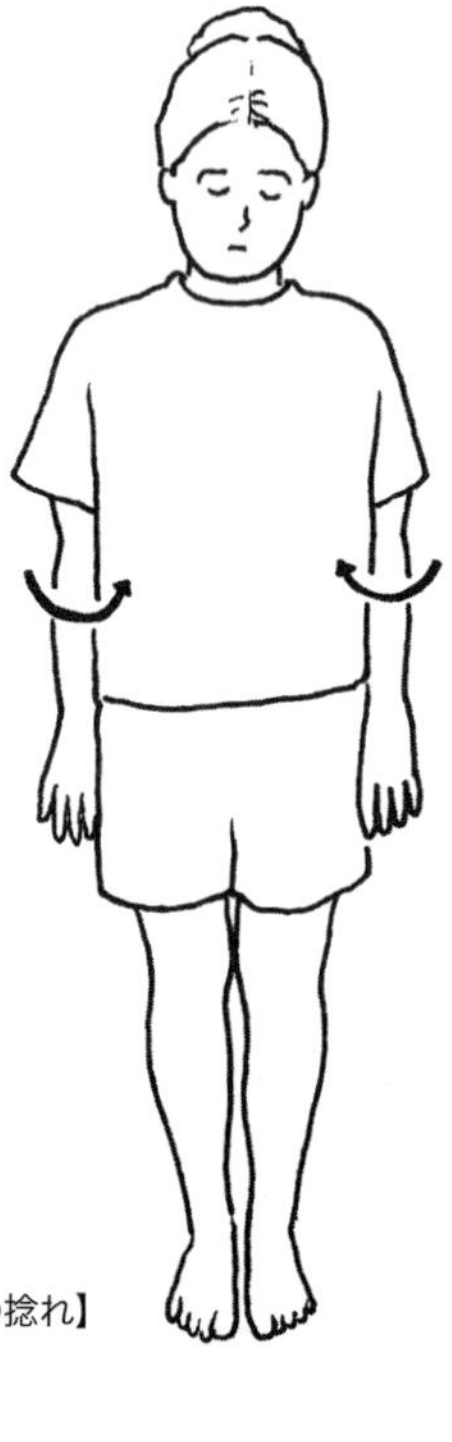

【図15：腕の捻れ】

脚はどうでしょうか。腕と同じように脚にも左右差があります。腕と違うのは膝の構造が肘とは違っていることです。肘は回転できませんので、上腕と前腕の捻れは同じ方向ですが、脚については膝のところで捻れることがわずかに可能なので、逆方向へ捻れることがあります。

人の腕が内側へ捻れるのは、右手が上から見て左回り、左手が上から見て右回りです。人の体はどこでも同じ捻れ方をするのではなく、右と左とで逆の捻れ方になります【図15】。

「逆時計捻れ」と「時計捻れ」

このように捻れ方について言うときは、上から見て、下から見てと決めておかないと混乱します。右回りとか左回りという言い方も混乱のもとになるかもしれません。そこで人体について以下では、上から見て右回りに捻れるのを「時計捻れ」、上から見て左回りに捻れるのを「逆時計捻れ」と決めておくことにしましょう。そうすると右手の捻れ方は「逆時計捻れ」、左手は「時計捻れ」ですね。

指も同方向になります。捻れが目立ちやすいのは中指ですが、中指の爪を見てください。どっちを向いていますか。右手中指の爪が少し薬指の側へ捻れているのではありませんか。左はそれとは反対になっているかもしれません。右手中指は「時計捻れ」で、左手中指は「逆時計捻れ」になっているでしょう。中指以外も同じ方向に捻れている場合があります。とすると、指の捻れが解消すると腕の捻れも解消する可能性があると言えますね。体の捻れに指の捻れが大きく関わってくることが分かります。

こんな具合に決めておけば、たとえば機械の部品であるボルトのネジはドライバを右回しに捻りますね。ですから「時計捻れ」ということになります。

瓶などの蓋はやはり同じように捻ってありますから、開ける時は逆に回すことになります。右手で「時計捻れ」の蓋に強い「逆時計捻れ」の力をかけて開けると、腕はその方向に捻れてしまいますから、蓋を開ける時は、（右利きならば）左手で開けた方が、左腕の捻れの修正になります【図16】。ややこしいですか。じっくり考えてください。

背中、骨盤も捻れる

胴体部分はどうなるか。左右両方の腕の捻れ方に影響されて、両腕の捻れが合成された捻れ方になるだろうと予想できます。

背骨は腰の腰椎から首の頸椎まで合計二四個の小さな骨からできています（仙骨・尾骨を入れるとさらに個数が増えます）。一個一個の骨が次々

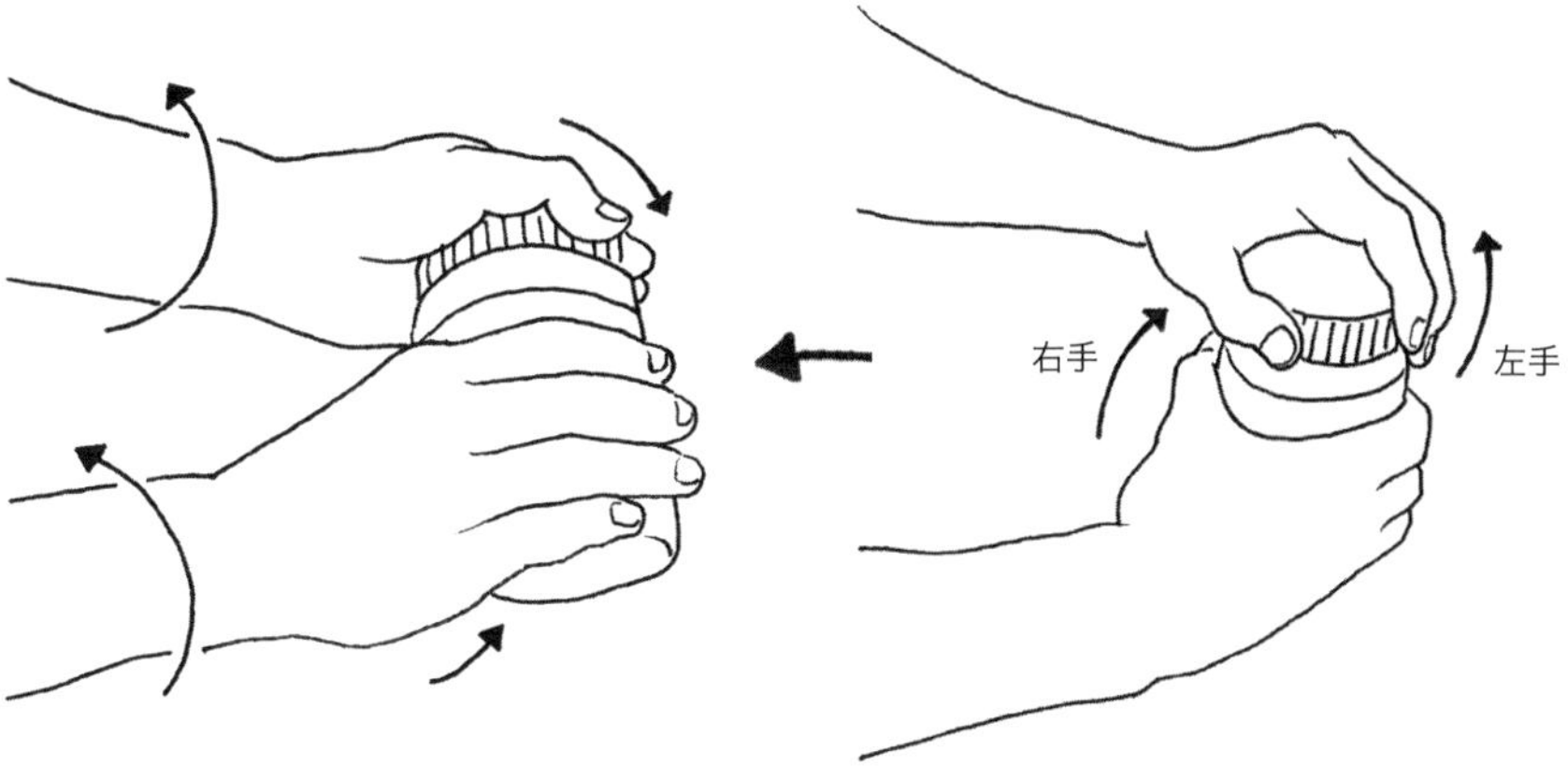

【図16：蓋を捻る】

につながるチェーン構造をしていますので、どこか一か所に捻れる力がかかると、自転車のチェーンみたいに捻れます。それにつれて、周辺にある筋肉なども捻れてきます。

上から見ると、右側がやや前に出て、左側がやや後ろに来る人が多い。「逆時計捻れ」を起こしていることになります。うつ伏せにすると、背中の左側がやや盛り上がって見えるかもしれません。もちろん「時計捻れ」の人もいます。

左利きの人はどうなっているのかが気になるかもしれません。調べてみると、左利きだから時計回りに捻れるというはっきりした傾向があるようには感じられません。これは左利きの人の多くが、子どもの時に右利きに矯正されたことと関係があるだろうと思います。概して左利きの人の体は複雑になっていることが多いです。

背骨だけでなく、その土台になっている骨盤も捻れています。多くの人の骨盤は右が前に出て、左が後ろになる捻れを示しています。つまり「逆時計捻れ」を起こしています。これが一番多い。ひとつ付け加えれば、骨盤の中央にある仙骨は骨盤全体に対して、左がやや後ろに捻れていることが多いです。すると仙骨の左側に圧痛が出ることがあります。あなたの仙骨をあちこち押さえてみて、左側に圧痛がありませんか。

地球の自転や重力と関係があるのか

このような捻れは地球の自転方向、重力の働きと関係があるとされています。南半球では逆になっているのかどうか、オーストラリアのKさんという日系の方に尋ねてみました。Kさんの観察によると南半球では逆になっているようで、骨盤の左が前、右が後ろに捻れている人が多いそうです。ですから北半球の人が南半球に行くと、捻れがとれるのか、体が楽になるという話もあります。行く機会があれば、ぜひ調べてみたい点です。

2　捻れの種類

回旋と捻れ

捻れと似た概念に「回旋《かいせん》」というのがあります。回旋は体のどこかを回すこと、または回ることです。たとえば手首を回すと、前腕の骨は回旋していることになります。もちろん骨だけが回旋しているのではなく、筋肉やその他の組織も一緒に回旋しています。単に回すだけであれば、「捻れ」ではなく「回旋」だということになります。

ところがこの問題はそう簡単でもない。前腕には二本の骨がありますから、手首を回旋させると、二本の骨が捻れることになりますね。体の一部を回旋させると、かならずどこかに「捻れ」が起きていることになります。

これは前腕や下腿のように二本の骨があるところだけではありません。たとえば骨盤は一つの骨と思われているでしょうが、骨の集合体ですので捻れます。骨盤が捻れると、背骨が曲がるなどさまざまな不都合を起こします。腰の両側に大きな腰骨《こしぼね》がありますね。それを腸骨《ちょうこつ》といい、二つの腸骨の位置が前後にくい違っているのが捻れです。

動き捻れ、くせ捻れ

体が動いている時、骨盤には小さな捻れが交互に生じます。あるいは前腕を回旋させると二本の骨が捻れます。これは正常な捻れです。捻れといっても、動きに伴って生じる正常な「動き捻れ」と、体の癖として固定してしまっている「くせ捻れ」と二種類あり、動き捻れは一時の現象ですから問題ありませんが、くせ捻れが問題です。

捻れが大きい時は別として、骨盤の軽い捻れなら、起きた時に自分で「寝床体操・一」（二四八ページ）をすれば直ります。仰向けに寝て、左右で腰骨に違和感のない方の踵《かかと》をぐっと突き出します。そのままの位置で力を入れて耐える。呼吸は自然呼吸で息をつめないこと。三秒くらいそのままにして、ぱっと力を抜く。

そうして左右の感じ方がどれだけ違っているかを調べます。たいていは腰骨のところにヒリヒリとした痛みがありますから、これがなくなったかどうかを調べます。まだ痛みが取れていないようだったら、もう一度くり返す。何度かやれば、左右の差がなくなるでしょう。これでおしまい。

骨盤の捻れかた

骨盤が捻れている人の多くは逆時計回りに捻れています。もちろん上から見ての話です。腰の位置でみると、右の腰が前に出て、左の腰がうしろに引けているのが逆時計回り。時計回りに捻れている人は少数です。

なぜ、こんなことになるのか。古い文献を読むと、体の重心の偏《かたよ》りによると昔から考えられて来たようです。さきほどの高橋迪雄もそう考えていたようですし、野口晴哉も体重の偏りを重視して、これについて『体癖』（ちくま文庫）の中で詳しく調べています。では体重の偏りとは何でしょうか。

両方の腸骨に挟まれた奥の方、骨盤の中央には仙骨という逆三角形の骨があります【図17】。仙骨と腸骨のあいだには、腰の中央からそれぞれ数センチ離れたところに仙腸関節《せんちょうかんせつ》と呼ばれる二つの関節があって、骨盤が捻れている人は真ん中の仙骨が左右どちらかに傾くか回旋しています。仙骨のところで背骨にかかっている体重が左右に分かれますから、仙骨が少しでも傾いたり回旋したりすると、体重のかかり方が左右で違ってきます。

軸脚と利き脚

手の場合、右手と左手では働きが違いますね（左利きの人は逆になりますが）。普通は右手を使う。脚の場合も同じような区別があります。でも、あまり意識されていない。脚は手と違って体重を支えなければなりません。そのため主に体重を支える軸脚と、蹴ったり歩き出したりする利き脚の区別があります。脚も右利きの人が多く、右が利き脚、左が軸脚になっていますが、反対の人もいて、手の右利きとは無関係のようです。手は右利きでも、脚は左利きという人がいます。

多くの人は左脚が軸脚、右脚が利き脚になっています。軸脚は支える方ですので、どちらかといえばこちらに体重をかけています。たとえばボヤッと電車を待っているような時、左脚で立っている人が多い。わずかながら仙骨を左に傾けている人が多いことになります。

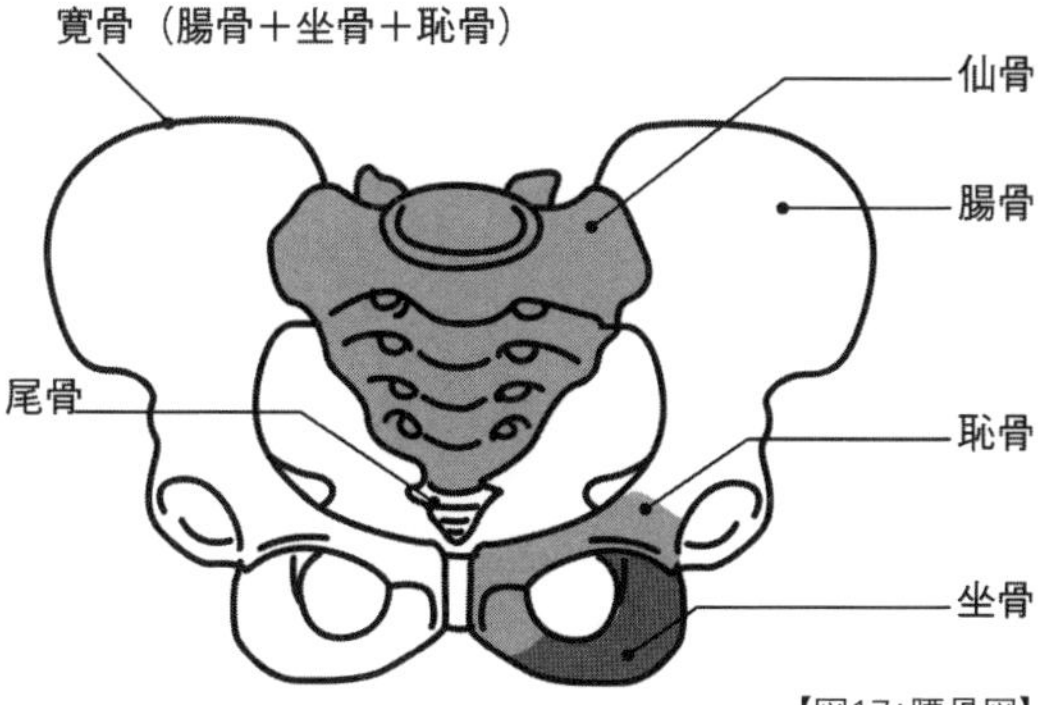

【図17：腰骨図】

動き捻れがくせ捻れになる

この時、仙骨が左に傾いてくるだけでなく、腸骨も捻れてきます。左側が後ろに来て、右側が前にいくことが多い。体重は仙骨の傾きによって左側にかかっています。それに対して体の動きは右側を前に出す動き、つまり逆時計回りの動きが多いですね。たとえばバットを振る動きは上から見て逆時計回りですし、テニスのラケットもそうでしょう。細かいことをいえば、マウスを操作する動きでも体は逆時計回りになります。

そういう理由で、体は逆時計回りに（人によっては時計回りに）捻れてくることが多いと考えられます。一度や二度ならいいですけれど、常にその方向の捻れが続くので、次第に固定してきますね。「動き捻れ」だったものが「くせ捻れ」に移行していく。量質転化という考え方がありますね。捻れて動いていたものが一定限度を超えると、固定した捻れになってしまうということです。

テニスやバドミントン・卓球のようなラケットを使う運動をすることにより、時計捻れを起こしている人がいます。ラケットを振る方向は逆時計捻れの方向のはずですが、実際は時計捻れになっている人が多い。しかしそうでない人もいて、ラケットの回転方向と体の捻れの方向とが一致しません。これは何を表しているのかと、いつも考えてしまうのですが、まだ結論が出ていません。ボールを打つ時の体勢は、右が後ろに来ますから、それが癖として現れるのでしょう。

発生して年月の経っていないくせ捻れなら操法で直すことが可能ですが、長い年月を経たものは簡単には直りません。操法をしてもらっても、またすぐに元に戻ってしまうことが珍しくない。よく「元に戻りませんか」という質問を受けますけれど、答えは人によって違うとしかいえません。

つまり自分の動きに注意して、修正体操などを続ける人は戻りにくい。ところが、せっかく施術を受けても、そのあと元どおりの生活を続けている人は元に戻りやすく、なかなかよくならないでしょう。

捻れをどこから見るか

自分で体が捻れている気がするという人がいます。普通「体」とは胴体部分を指していることが多いでしょう。もちろん手足や頭部もその一部ですが、「体」が捻れているといえば胴体を指していると思われます。

胴体が捻れているとは、どうなっていることなのか。一見して捻れが分かるのは、坐っている人を頭の上から見て、腰（骨盤）と両肩とが平行になっていないときです。また頭の上から見なくても、後ろから注意して見れば分かるかもしれません。腰と肩が平行になっていなくて、たとえば左肩が少し後ろに来ていて、右腰が少し前に出ているな、と分かります。これは他人から見て分かる捻れです。

でも、はっきり分かる捻ればかりではありません。普通は、背中の左右どちらかが痛いとか、腰の左右どちらかが痛い、などという症状が出てくると、これは何だか捻れているような気がする、と感じる人が現れます。あるいは、背骨の両側に起立筋《きりつきん》という太長い筋肉が縦に通っていますが、左右で筋肉の盛り上がり方の違う時があります。これもやはり本人には「何だか捻れているようだ」という感じを伴うかもしれません。これは本人から見て分かる捻れです。

人間は腕も脚も左右どちらかを主に使う習性があって、決して平等には使いません。そのため左右の捻れ率が違います。左右の捻れ率が異なると、捻れが肩なり股なりを引っ張る力も違ってきますから、それが胴体を捻る力を生み出します。肩と股とが同じ方向に捻れると、胴体が脚と腕に対して捻れている状態になる。

この場合は一見して捻れているように見えないかもしれません。ところが伏臥《ふくが》させてみると、背の厚み、つまり床からの高さが左右で違うことになります。胴体が床に対して斜めになっていることが分かります。こういう人がたいへん多い。こういうのは、いわば「隠れ捻れ」ということになるでしょうか。

今度は反対に、肩と股とが逆方向に捻れると、どうなるでしょう。胴体全体がお菓子の「ねじりぼう」のようになってしまう。上から見て、肩と腰とが一直線上に来ないことになります。どこが捻れているのかを考えてみるまでもなく、まず背骨が捻れている。背骨は一本の骨ではなく多くの骨の集合体ですので、全体として骨の集合体が捻れる形になっています。またそれに伴うのは、全体として筋肉と周辺組織の集合体が捻れるという現象です。

捻れという現象は、体を観察する上でたいへん重要です。体の各部分にいろいろな引きつれや歪みを波及させて行くからです。

では、どうすれば捻れがあると分かるか。圧痛《あっつう》が一つの手がかりです。

同じ痛みといっても、押されて痛い圧痛と、押さなくても痛い自発痛とは区別することが必要です。何もしていないのに痛みを感じる場合は、強い炎症があるかもしれません。押すと痛い場合は、さほどの激しさがないので本人も自覚していないことが多い。でも自覚がないから問題がないわけではありません。多くの痛みは圧痛として隠れていますが、かえってそれが体の歪みを示しています。言い換えると、どこかに圧痛があれば、そのあたりに捻れが隠れている。骨の横や上を押さえて圧痛を感じるなら、その骨が別の骨と同時に捻れていることが多いといえます。

3　足の捻れ

趾《あしゆび》の捻れ

人体を下から順に、どのように捻れているかを見て行きます。まずは足の指（趾）です。

足の指は各種の操法で重要視されています。足の指を操作すると肩が楽になるとか、顔が変化するとか、そのような現象が観察されているからでしょう。足の指がよくない人に「寝指《ねゆび》」の現象を見かけることがあります。寝指とは、どれかの指がやや斜めに捻れて隣の指に倒れかかるようになってしまう現象です。体の捻れが生んでいる現象ではないでしょうか。

足の指の問題に気づいた時から「なぜ趾が捻れるのだろうか」というのが気になる疑問でした。たいていの人の脚は外へ外へと重心が逃げることになっています。分かりやすく言えば、O脚気味になって腓骨が外へ開いている人が非常に多い。逆に足首の距骨《きょこつ》は内側へ逃げる。つまり、足首の部分に捻れの力が働く。これが趾を捻れさせる原動力ではないだろうかと思われます。

そこへもって来て悪条件が重なります。歩いている地面がすべて舗装され、凸凹がほとんどないことです。そのため、たいていの人の足は大なり小なり扁平《へんぺい》ぎみになっています。扁平というのが少し違うとすれば、指の付け根あたりに位置している靭帯が内外に広がり、伸びています。つまり開帳足（べた足）の状態になっています。

この両方の力がかかるために、足が悪条件に悩まされ続けていると考えれば、ほとんどの人の趾が捻れている理由を理解することができます。

蓄積する捻れ

小学五年の男の子が来ました。姿勢が悪い、喘息がある、という訴えです。普段、私のところへ子どもはあまり来ません。成人がほとんど。たまに中学生・高校生が来ることはありますが、それも珍しい部類です。年寄りになるほど体の故障が増えるのはたしかでしょうが、昼間、子どもたちは学校があって来られないのが大きな理由かもしれません。

彼の足を見て驚いたのは、趾の捻れがほとんどないことでした。成人の趾《あしゆび》は、たいていがかなりの捻れを抱えているのですが、それがまったくといっていいほどない。ただ外反母趾《がいはんぼし》の傾向が少し見られるのが残念です。

一人を見ただけで結論を出すのは軽率ですけれど、趾の捻れもすぐに生まれるのではなく、長い年月を経て次第に蓄積して行くのだろうか、と考えさせられました。「趾の捻れくらい」と思って放置しておくのは大きな過ちです。なぜ趾がしだいに捻れてくるのか、その原因を明らかにしておかなければなりません。

舗装と足

これに加えてもう一つ、朱鯨亭の実習講座にも来られていた方からもらったご意見があります。一〇年のあいだ世話になっている鍼灸師さん（橋本敬三の孫弟子）に自分の外反母趾について質問したところ、食べ物の害、特に砂糖などの害の話とともに、次のような話を聞いたとして、そのことをメールでご連絡くださいました。

履きものと食べ物の（悪）影響についてご教示いただきました。彼が言うには、年間を通じて裸足でずっと生活している地域の人々の足は、親指が一番長く、脛骨《けいこつ》からずっと続くようにまっすぐになっている。ただし、そんな人々もタイヤを使った「ゴム草履」を履くようになると、とたんに外反母趾が現れてくる、と。裸足ではなく靴を履くようになると、裸足の時のように足裏をデリケートに操作する必要がなくなり、足裏の動きが退化してしまう、それが外反母趾の原因のうちの一つではないか。

領《うなず》かされるご意見です。前の節で「歩いている地面がすべて舗装され、凸凹がほとんどないこと」と書きました。同じことを別の表現で言い表しているわけで、やはりそうか、と思います。

靴の形

履きものの形で特に気になるのは、やや前のめりに靴底を作ってある靴がほとんどだということです。私がふだん履いているウォーキング・シューズにも、やや前のめりの傾斜が付いています。「前のめり」という言い方は分かりにくいかもしれません。別の言い方をしますと、踵の部分の靴底がやや高く、指先の部分の靴底がやや低くしてあるということです。最近は下駄までこのような傾斜をつけてあることが多いですね。

裸足で歩く分には、このような傾斜はまったくありませんし、下駄や草履も同じです。

この「前のめり」は何のためにつけてあるのか。教室に出入りしている知り合いの靴屋さんに聞いてみました。いま人々の姿勢が、やや後ろ重心になっていることが多く、踵が高くないと、うまく止まったり立ち続けたりするのが難しいからではないか、というのが彼の意見です。そうなのかもしれませんが、これがよくない傾向に拍車をかけている可能性はないだろうか。傾斜の角度が大きいと、ハイヒールのような効果が出てくるからです。

ハイヒールを履いていると、踵の部分が高く、下腿のすねの骨である脛骨《けいこつ》からかかってくる重量が、その下の距骨に斜めにかかるため、距骨が前に変位しやすくなります。踵の踵骨は逆に後ろに変位しやすくなる。踵骨と距骨の間の距踵関節《きょしょうかんせつ》が前後に歪む可能性が大きくなって来ます。

距骨の位置は、内側へ捻っていることが多いので、距骨と踵骨の関係が前後にずれると、足の捻れをわざと作り出す結果になります。現にハイヒールを履いている人の足首を見ると、ほとんどがこのタイプの距踵関節の状態になっています。

ですから、できるだけ靴底が「前のめり」になっていない靴を選ぶのがよい、と言っておきたい。下駄を買うならまっすぐの下駄がよい、ということです。街なかを裸足で歩くわけにも参りませんので。

冒頭に書いた男の子の話に戻りましょう。彼の骨盤や背中を見ると、ここにもほとんど捻れが見られません。でも、なぜ喘息なのか。前かがみになっているからではないかと思いました。小学五年にしては大変に背が高く、バスケをしているという。それはさておき、彼の骨盤にあまり捻れが見られなかったのは注目に値します。趾の捻れが小さいと、骨盤の捻れが小さいと結論づけられそうだからです。

中足骨の捻れ

ある日の「からだほぐし教室」で足の捻れをとる練習をしました。とはいえ趾の関節を一つ一つ丁寧に操法して行くのは骨が折れるので、「中足骨」の捻れをとる練習です。趾の付け根の筋肉が付いている部分にある長い骨の捻れを直したい。中足骨を上下から指で挟んで、そっと捻れている方向に僅かに捻るようにしていると捻れが解消して行きます【図18】。

これは「誇張法」と呼ばれる方法です。普通の考え方からすれば、捻れているものを直すなら、逆方向に捻れば直ると考えるでしょう。でも誇張法のやり方は、日常の考え方の反対です。捻れていたり、歪んでいたりするものを、その捻れや歪みを誇張する方向にそっと（はっきり捻っていると分からない程の強さで）捻っていたら直るという方法です。

ただし、コツがあります。親指（第一趾：外へ）と小指（第五趾：内へ）を同時に反対方向にそっと捻るとうまく行

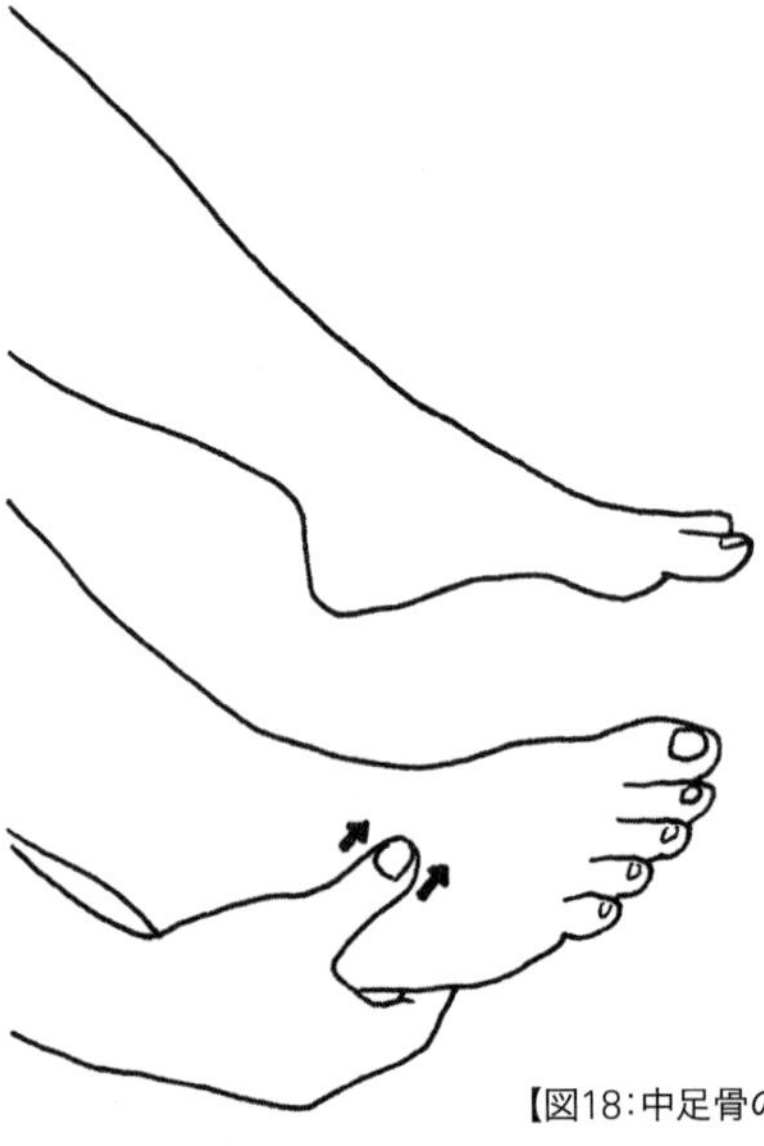

【図18：中足骨の修正】

きます。示指（第二趾：外へ）と薬指（第四趾：内へ）も同じように反対方向に捻ります。中指（第三趾）は静かに挟んでいるだけでかまいません。

中足骨の捻れは、全身に影響を及ぼしているようです。膝の異常、骨盤の異常、背骨の異常などがあれば、趾や中足骨の捻れをとってあげることが大切です。これらを放置しておくと、全身の捻れをとっても、すぐに戻ってしまうことになります。

これは大変に重要なポイントです。膝の異常、骨盤の異常、背骨の異常などがあれば、趾の捻れをとってあげることが大切であることが分かります。

実際、どうやら、そうであるらしい。足の指、特に指そのものよりも肉の付いた部分の中足骨と呼ばれる長い骨ですね。これが指と同じく五本あって、しばしば捻れています。上から押さえてみると圧痛を感じて痛いという人が多い。

中足骨を上から押さえて痛いのであれば、やや上に歪んで来ているのであろうと考えてみました。たしかに位置を正してやると、痛みが減少しますが、完全ではありません。そこで中足骨の横側、つまり溝状になっている部分の内外を押してみると、横方向にも痛みがあって、それが内外で異なります。ということは、この中足骨が斜めに変位しているということになります。一般に圧痛のある方向に変位していると言えます。

この時は骨といっても中足骨一本だけではないかと言われるかもしれません。しかしそうではありません。中足骨そのものの動きをとらえると、捻れているのではなく、たしかに回旋して（回って）いるだけです。ですが、足首の周辺にある小さい骨の集合体＝足根骨《そっこん》や足指との関係が捻れています。ですからこれも「捻れ」と呼んでさし支えありません。ここでも全体として骨の集合体が捻れる形になり、それに伴って全体として筋肉と周辺組織の集合体が捻れることになっているからです。

この現象が多くの人に見られます。ならば体の捻れが趾にも及んでいると考えるのが正しいのではあるまいか。そういう結論になります。逆に足の捻れが体にも及んでいると考えても同じことです。いずれにしても、足首が捻れると、趾《あしゆび》も捻れてきます（解剖学では「足指」の代わりに「趾」という字を使います）。

事実として、趾の捻れを正すと膝の痛みが消える場合が多い。ということは、膝の狂いも趾や足首と関連していることになります。こんな具合に、体の捻れは全身にわたって関連しています。外反母趾の現象も踵や腰の捻れと関係があります。

足首の捻れ

次は足首の捻れです。足首は内側へ捻れることが多い。

かかと（踵）には「踵骨《しょうこつ》」という骨があり、その上に「距骨《きょこつ》」という骨が乗っています。

その上の下腿には脛骨《けいこつ》・腓骨《ひこつ》という二本の細長い骨があります。この二つは体重が余分にかかると二本の間隔が広がり、開いてしまいやすい（【図4】参照）。

左右どちらかの下腿で二本の骨の開き方が違うことが多く、下腿を操者の手で握りしめてみますと、太さが違ったり、どちらかに本人が圧痛を感じたりすることが少なくありません。中には、見ただけで左右の下腿の太さが違う場合さえあります。握られるとどちらか片方が「気持ちが良い」という人もいます。

このように左右差が生まれるのは、骨盤が傾いた方に体重が余分にかかるためです。余分な体重を支えるために、そちら側の脛骨と腓骨が開いて行きます。

腓骨という骨は、なかなか面白い骨で、骨盤が傾いた時のバランサーの役割を果していますが、役割を終えた後も開いたままになっていることが多いらしい。幼児の時に開いた脛骨と腓骨が、成長してからもそのままになっていることがあるのかもしれません。小さい時に高いところから飛び降りるのが腓骨の開く原因だと言っている人もいます。

　足パー操法と私が呼んでいる操法は、高橋迪雄さんが書いているものです。仰臥して、趾をパーの形にして、踵をグッと突き出す、というだけの簡単自己操法です【図19】。

　脛骨・腓骨が開いてきますと、腓骨が開くだけでなく下がってきます。すると腓骨のいちばん下にある外果《がいか》（そとくるぶし）が距骨を内側へ押して、距骨が内果《ないか》（うちくるぶし）の下に出っ張ってくることが多い。実際、内果の下を押してみると痛みを感ずる人が多いでしょう。これは、距骨が内側へ変位しているからです。

　こうなると見かけ上、足首が内側へ捻れてきます。女性には足首が内側へ捻れている人が多い。電車の座席に坐っている人を見ていますと、極端な内股の女性がいますね。中にはわざわざ足首を内に向けて倒している人もいます。ああいう人は、足がかなり内側へ捻れてきているわけです。

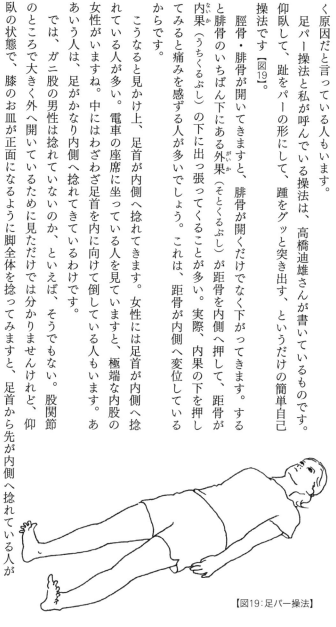

　では、ガニ股の男性は捻れていないのか、といえば、そうでもない。股関節のところで大きく外へ開いているために見ただけでは分かりませんけれど、仰臥の状態で、膝のお皿が正面になるように脚全体を捻ってみますと、足首から先が内側へ捻れている人が多い。

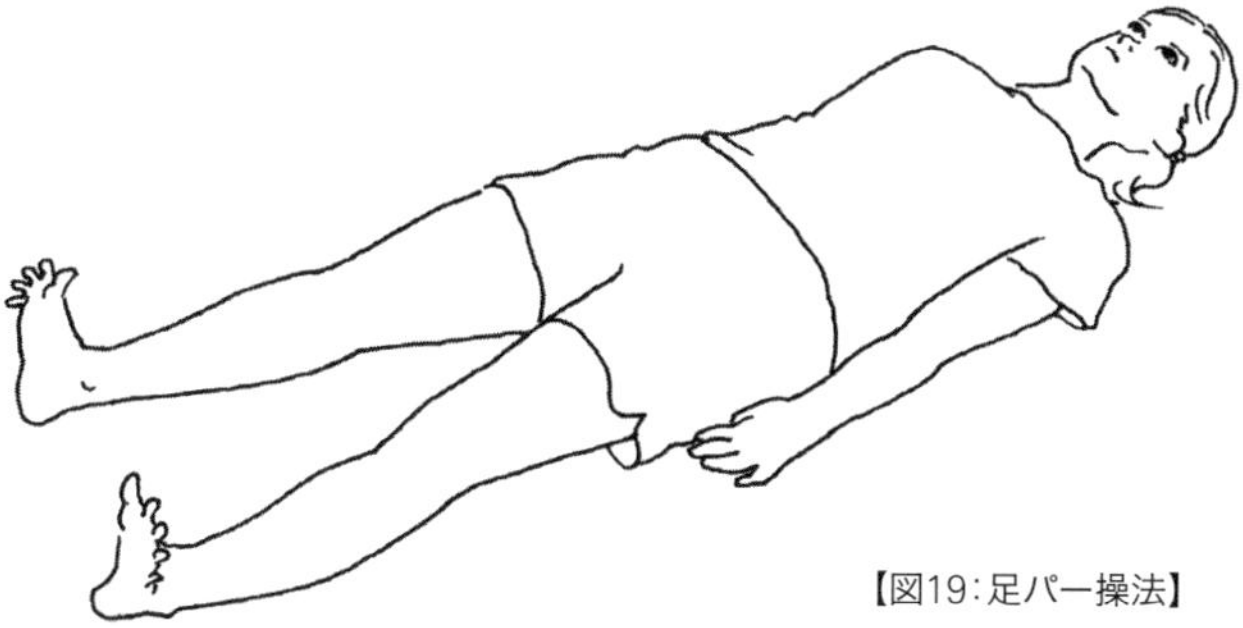
【図19:足パー操法】

踵正坐で足首と全身が整う

金聖一《キムソンイル》さんという方が「金式正座健康法」というのを提唱しています。通常の正坐とは違って、踵《かかと》をくっつけて三〇秒間坐るというものです【図20】。やってみると、初めは大変痛くて、こんな坐り方はできないな、と思われるかもしれません。しかし、何度か続けて毎日やっていると、足首の動きが軽快になって来るのが分かります。詳細は金聖一『「朝30秒の正座」で腰痛が治る』（ダイヤモンド社）という本に書かれていますので、そちらに譲ることにします。

坐ってみて分かるのは、自分の足首に左右差がある（正確にいうと、あった）ことです。私の場合は、右足首の伸びが左と比べて悪いことを感じました。それが坐っていると伸びて来て気持ちがよい。これが一つ目の効果です。それから骨盤が整って来る。金さんは自分の腰痛をこれで治したという。私の場合は、便通がよくなることを感じました。第三の効果は、背骨が整うことです。特に老人の背曲りなどに効くのではないだろうか。

この正坐法でも分かるように、足首の状態は全身に影響を与えます。

蛇足ながら、踵正坐をしようとすると、片方の足首が伸びずに痛い場合の直し方を書いておきましょう。痛む方の足首を底屈（甲側を伸ばすようにする）します。そして、この足を五秒間もちあげてこらえる。五秒後にトンと下へ落とす。これを三度ほどくり返してみてください【図21】。

楽に坐れるようになっているはずです。

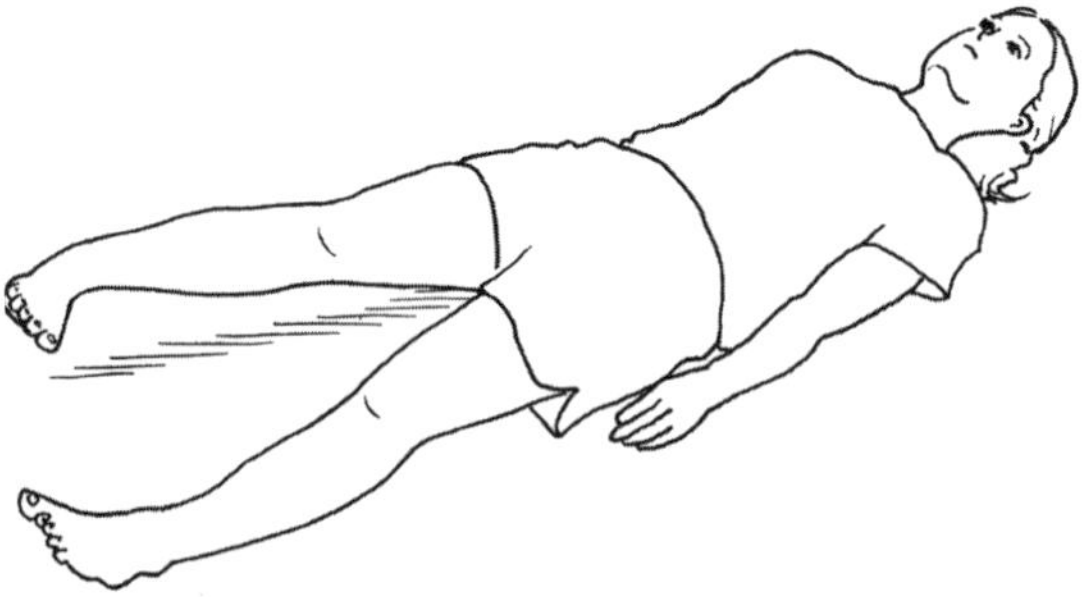

【図21：足首修正体操】

痛む側の踵を底屈させ、5秒もちあげてトンと下へ落とす。

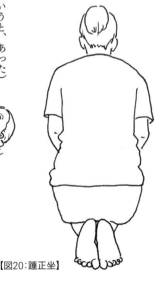

【図20：踵正坐】

4 膝の捻れ

膝が捻れるとは、どうなることか

膝関節には「不等円運動《ふとうえんうんどう》」という動き方をする働きがあります。膝は、完全に一点で支持されている関節ではなく、少し前後左右に揺れながら曲げ伸ばしができるようになっています。

もう少し詳しく言ってみましょう。膝関節はふとももの骨である大腿骨《だいたいこつ》と、すねの骨である脛骨《けいこつ》がつながってできています。二つの骨が接触している点（といっても現実は間に緩衝材が入っていますが）の動きを追跡してみると、一点ではなく、ぐるぐると小さな円に近い動きをしている。小さな円といっても完全な円ではなく、小さな子どもが鉛筆を握りしめて、いい加減にぐるぐる遊んだ時に紙の上に描き出される図形のような線です。これが「不等円運動」。

肘にはそのような動きがほとんどなく、わずかの「遊び」をのぞけば直線上を回転するのに比べて、凹凸の激しい地面を歩こうとする人類にとって、どうしてもこのような動きが膝に必要なのでしょう。

もし膝に不等円運動をする「遊び」がなく、単に前後の折り曲げだけの動きをする関節であれば、石ころがあったりして地面がでこぼこになっていても、うまく対応できません。膝にさまざまな負担がかかりすぎて、すぐに動けなくなってしまいます。

膝は「不等円運動」をする時に左右方向にわずかな「遊び」があるように初めから作られていて、遊びによって地面のでこぼこに対応できるようになっていると考えられます。

ところが、この動きのできることが逆にあだになることもあります。膝の緩衝材として入っている半月板に、外力が働いたりして何かの不具合があると、不等円運動がうまく行かなくなる。

不等円運動がうまく行かない時

よく、こけた時に半月板が欠けたとか、スキーで転倒して割れたとか言ってくる人があります。半月板が正常な形をしていなくて、欠けたり、割れたり、はたまた多数のかけらに分かれてしまう場合もあるらしい。こんな場合には当然ながら不等円運動がうまく行きません。でも、そこまできつい負傷をする場合はそれほど多くありません。

別段、何かきついケガをしたわけではないのに、膝がうまく動かないという人が多いのが現実です。どのような場合に膝関節がうまく動かなくなるのか。想像してみるだけですが、半月板が少しばかり捻れた状態になっている時ではないでしょうか。

そんなとき膝に少し捻りの動きを入れて、半月板が捻れている方向と逆に捻ろうとすると、動きにくいはずです。事実、膝痛の方の足首を持って、内側・外側どちらかへ捻ろうとすると、膝に痛みが出ることがある。

そこで、こんなときに、次のようにしてみましょう。仰向けに寝て左右の足首を内外に捻《ひね》ってみます。自分でやってもいいし、だれかにやってもらってもいい。すると右の足首が内側に捻りにくいとか、左の足首が外に捻りにくいとか、いろいろあるでしょう。

たとえば右足が内側に捻りにくいか痛みが出るとしましょう。右足を少し内へ（つまり捻りにくい方向に）捻って踵を突き出しておいて、数センチ持ち上げます。自分で持ち上げるのが難しいときはだれかに持ち上げてもらってもよろしい。そして五秒ほど上げたままにして、トンと下へ落とす【図22】。すると、ものの見事に半月板の捻《ねじ》れが解消し、膝の痛みがなくなることがあります。さきほどの足首の直し方と似てい

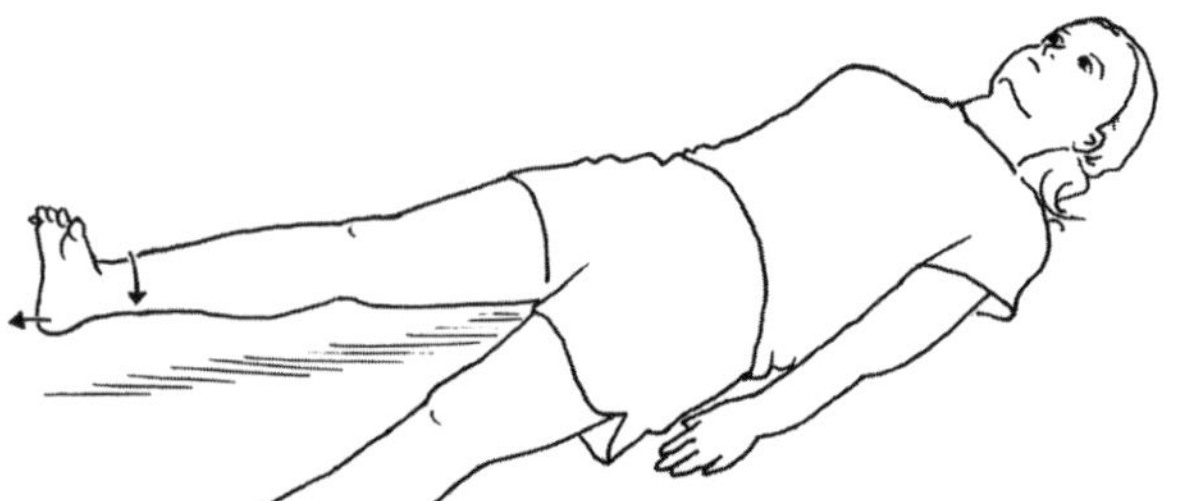

【図22：半月板の捻れ解消】

右足が内側に捻りにくい場合：5秒もちあげてトンと下へ落とす

ますが、作用が違います。

5　骨盤の捻れ

たいていの人は「自分はちゃんと立っている」と思っています。しかし現実はどうでしょうか。目に見えない捻れがあって、捻れて立っているのではないか。

骨盤の捻れ

脚が捻れ、腕が捻れ、そのため骨盤が捻れる。骨盤が捻れるとはどうなることかを考えてみましょう。骨盤が捻れると色々な問題の生じることが考えられるので、まずは列挙してみます。腰痛が起きやすくなる。腰が常にだるい。背骨が捻れ、側彎《そくわん》してくる。骨盤の間に収まっている大腸の働きが落ちて、便秘を起こす。あるいは逆に下痢を続ける。子宮筋腫など婦人科系の障害が起きてくる。側彎のためにさまざまな内臓に異変を生じる――。このような問題が起きてくることでしょう。

下腿には二本の骨があるので、捻れるという意味が分かります。腕についても同様です。骨盤は一かたまりの骨だろうと思った人は、なんでも良いので骨盤の図を見てください。大まかに言えば骨盤は、両側の大きな「腸骨《ちょうこつ》」と、その間に挟まっている「仙骨《せんこつ》」という逆三角形の骨と、この三つの要素からなっています（【図17】参照）。

もっと詳しくいうと、仙骨の下に尾骨がついていますし、仙骨の内部構造もありますので、厳密には三要素ではありません。でも大まかにいうと三つ。そのため左右の腸骨が仙骨を挟んで互いに捻れる現象が起きます。

このように書くと「そんな説明は間違っている」と思う人がいるでしょう。その人はたしかな観察力をそなえています。両方の腸骨はいちばん下の恥骨《ちこつ》のところで繋がっているから、実は捻れるはずがありません。――こう書くと、おまえは何を言っているのだ、捻れると言ったすぐ後で、捻れるはずがないと言ったり、どっちなのだ――と、こんなお叱りをいただくかもしれません。

実はどちらも正しい。腸骨の下端に「恥骨結合《ちこつけつごう》」と呼ぶ構造があって、恥骨のところで左右の腸骨が繋がっています。がっちり繋いでいるわけではなく、わずかながら動けるようになっています。ですから両側の腸骨は「大まかには」捻れない、しかし「細かく見ると」捻れる、という関係になっています。その細かい捻れが微妙なひずみを生み出します。

腕と脚が骨盤に影響する

両脚の働きが微妙に違うために、骨盤を引っ張る力が左右で違います。同じように両腕の働きが微妙に違うために、肩甲骨を引っ張る力が左右で違います。すると、骨盤と肩甲骨という胴体の上下についている大きな骨が、同じ方向に捻れるか、それとも逆の方向に捻れるか、ということが起こります。同じ方向に捻れた場合は、胴体の上下が同じ方向に両脚に対して捻れます。一方、胴体の上下が逆方向に捻れた場合は、胴体全体が上と下とで捻れている関係になります。

ややこしければ、別の説明を試みましょう。人を伏臥《ふくが》(うつぶせ)で寝かせます。全体にほとんど捻れがない人の場合は、背中がすっと平らになっていますが、捻れがきつい人の場合、肩は右が高いのに、腰は左が高いとか、その逆だとかになっていることがあります。人によって、肩も腰も右が低く、左が高くなっていることもあります。

自分はちゃんとまっすぐに立っていると思っていても、よく見ると捻れて立っているとか、捻れて坐っているという場合が非常に多い。

これがよく見る現実です。あなたは、本当にまっすぐに坐っているのでしょうか。たまには正坐をして、だれかに後ろから見てもらうのもいいかもしれません。

恥骨に痛みが

骨盤がわずかに捻れるとどうなるか。中央の仙骨に対して、左右にある二枚の腸骨が左右でやや違う位置に来るはずです。とはいえ二枚の腸骨は前の恥骨結合で繋がっていますから、大きく捻れることはありません。わずかに捻れます。すると恥骨結合の両端にかかる力が違って来ますから、力のかかっている方の恥骨に痛みの出ることがあります。

試みに仰臥《ぎょうが》（あおむけ）して次のようにしてみてください。おヘソの両側三センチに両手の中指を置く。左右の幅はそのままで、ずうっと下の方へなで下ろしていくと、恥骨のあたりで硬い骨に当たります。恥骨結節と呼ばれる恥骨の両端です【図23】。

押してみると、左右で少し感覚が違うか、どちらかに痛みを感じるか、人によっては、片方がくすぐったい感じがするかもしれません。ある小学生の男の子は、恥骨の両端に手を触れられると、大変にくすぐっ

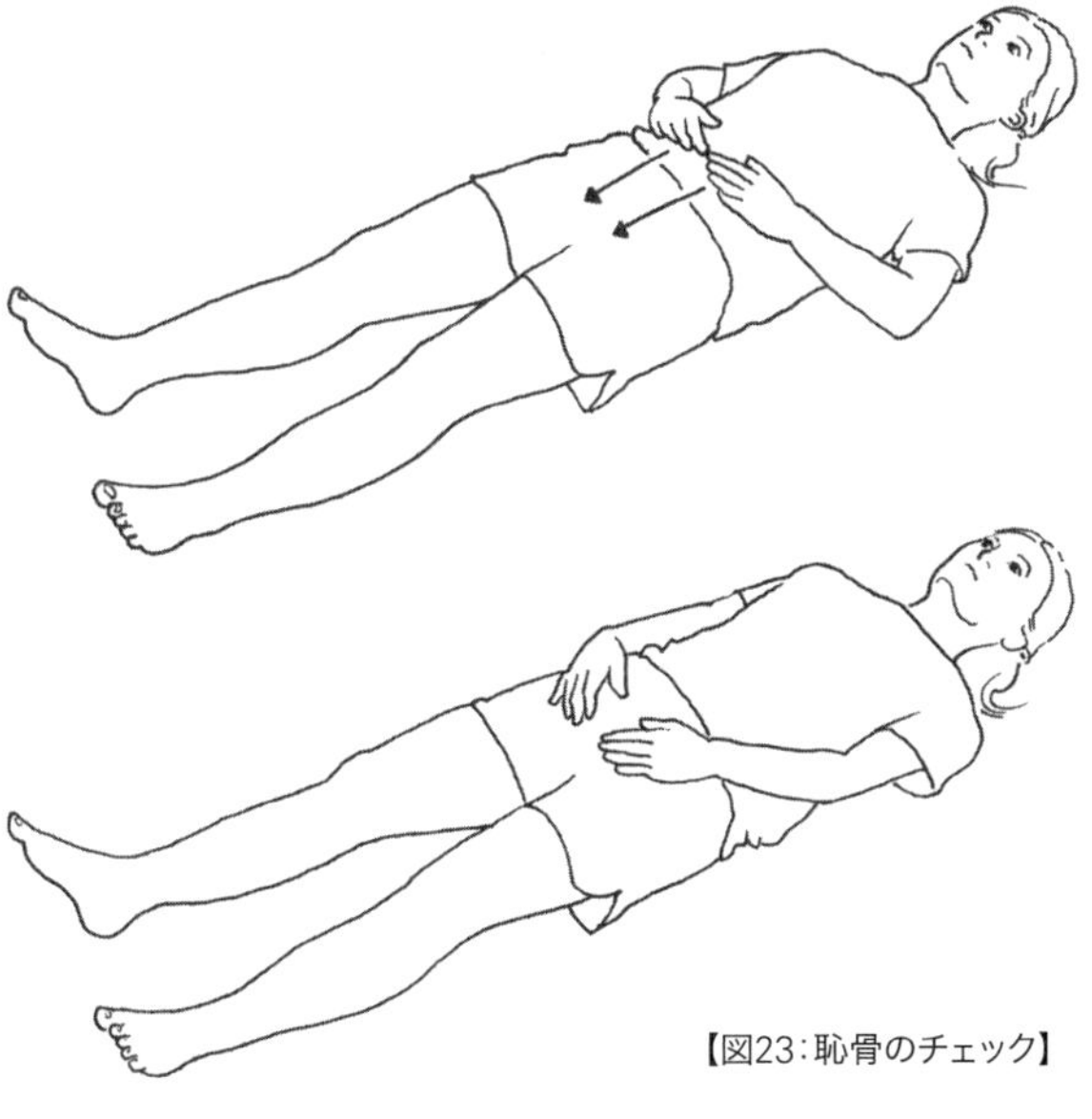

【図23：恥骨のチェック】

たがりました。身をよじって触られるのを避けようとしました。聞いてみると、小声で「おもらし」の癖があると言います。左右の腸骨が捻れて、そのために括約筋の働きが悪くなっていると思われました。

いつもはっきり左右の恥骨に痛みやくすぐったさ、違和感が出るとは限りません。完璧に左右差がなければ違和感がないかもしれません。しかし多くの人は強めの力を加えると、程度はいろいろでも違和感・痛み・くすぐったさを感じると思います。だれでも少しは違和感があるというのが大体のところではないでしょうか。

観察法

結論をいえば、違和感があってもなくても多くの人に恥骨の捻れがあります。恥骨の違和感や痛みは捻れている証拠になりますが、決定的ではありません。骨盤の左右にある大きな腰骨の後ろに上後腸骨棘《じょうこうちょうこつきょく》と呼ぶ出っ張りが左右に二つあり、その凸の具合が違っていることがあります。これは骨盤が左右どちらかに回旋している（回っている）と考えられがちですが、左右の腸骨が捻れていると考えるのが正しいようです。

正確に見るためには本人を椅子に坐らせ、背後から左右二つの上後腸骨棘を押さえてみることです【図24】。すると、どちらかが後ろへ来ていると分かります。胡坐《あぐら》だと、どちらの脚が前に来ているかで、結果が違ってくる可能性がありますから、椅子坐か正坐が望ましいです。

捻れるといっても、動いている時、たとえば歩いている時には、左右の腸骨はつねに交互に捻れながら前進してい

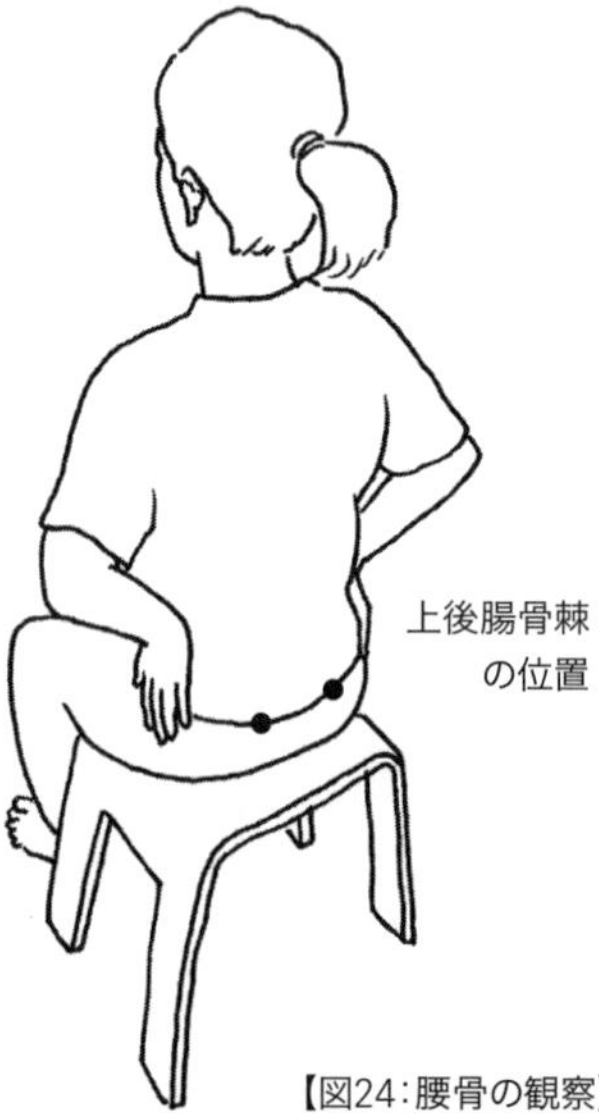

【図24：腰骨の観察】

ます。捻れるのは何も不自然なことではありません（＝動き捻れ）。自分の上後腸骨棘を押さえながら歩いてみると、交互に捻れながら歩いているのが分かります。問題は静止している状態で捻れている場合（＝くせ捻れ）です。前にも書いたように動き捻れは普通の捻れで、問題を引き起こすのはくせ捻れです。

仙腸関節の状態が左右で違う

骨盤が捻れると、どんなことが起きるでしょうか。まず、恥骨に痛みが出ます。「鼠径部《そけいぶ》が痛い」という症状はこの捻れによることが多い。恥骨のところに捻れの影響が出て、恥骨だけでなく周辺の筋肉・靭帯などの組織がひきつれます。痛みではなく、股関節が開かないという現象が見られることもあります。

逆に恥骨が捻れていると、恥骨と反対側、つまり骨盤の後ろの仙腸関節に異常が現れるかもしれません。

仙腸関節の位置を説明しておきましょう。伏臥、つまりうつ伏せになってもらって、まずお尻の上にある逆三角形の仙骨を探してください。おおよそ逆三角形のかたちに骨の盛り上がって硬いところがありますから、その両側にある斜めの辺が仙腸関節だと言えば、そう間違っていないでしょう。本当は、ここのところに立体的な構造があるので、このようにいうと少し違いますが、大まかな話であれば、これで分かります。

仙骨と恥骨は表裏関係

骨盤といえば裏側の仙腸関節ばかりが話題になりますが、表側の恥骨結合も重要です。仙腸関節と恥骨結合が表裏の関係になっている。これを詳しく見てみましょう。

分かってくるのは、骨盤が捻れると、恥骨と仙骨に歪みが発生することです。考えてみれば恥骨と仙骨とは、腸骨の上下の両端にある構造ですから、捻れると両方の構造が歪むのは当然です。恥骨に痛みがあれば、仙腸関節にも歪みが発生しています。逆に、仙腸関節に痛みがあれば恥骨にも歪みがあるはずです。これは骨盤の構造を正常化する上で非常に重要な点です。

仙腸関節の重要性を主張する人は多いけれど、恥骨の重要性を説く人は少ない。仙腸関節と恥骨の関係を説く人はさらに少ないかもしれません。しかし、骨盤の歪みに毎日取り組んでいる人なら、必ず二つの関係に、いつかぶつかるに違いない。ことわざ風に言うと、仙骨がおかしければ恥骨もおかしいということになります。あるいは仙骨がおかしければ恥骨をみろと言ってもいいでしょうし、逆に恥骨がおかしければ仙骨を見ろとも言えます。

骨盤という構造

骨盤を一つの構造体として考えてみましょう。体の中心、意識を置けばいい場所として「丹田《たんでん》」という言葉が使われます。丹田の位置がどこにあると考えるかは、人によって少しずつ違いますが、「おヘソの少し下の奥の方」という説明は共通していますから、その位置は骨盤の内部にあることになる。ですから丹田をその中に収めている骨盤が体の中心に位置していると言っても間違いではないでしょう。当然、骨盤がどのように捻れているかは、全身にとって重要な意味を持っています。

骨格模型などで骨盤を見ると、不思議といえばいいか、人間が頭の中から考え出そうとしても到底できない形ですね。まずどこにも直線がない。人間が作るのであれば、旋盤で成形したりするでしょうから、どこかに直線があるはずですが、骨盤のどこを見てもすべて曲線でできていて、どこにも直線はありません。考えてみれば、人体のどこにも直線などという形はありませんし、人間に限らず生物の体にはどこにも直線はない。例外として、体の中のどこかに結晶が生じると、その表面に直線ができるでしょうけれど、あくまで例外です。

大まかに見て骨盤は、二枚の腸骨と中央の仙骨という三個の骨が形成している構造物です。それが左右の仙腸関節と下の恥骨結合の三か所で繋がっています。二枚の腸骨はほぼ剛体、つまり変形しない大きな骨ですが、中央の仙骨は五本の小さな仙椎という骨の集合体ですから、やや撓《たわ》んだり歪んだりします。二つの剛体が中央の歪む（撓む）構造で繋がっている構造体と考えれば、骨盤のことがよく分かりますし、骨盤がどのようになっているかが、とらえやすいはずです。つまり歪みは仙骨の周辺と恥骨の周辺に集中する理屈で、その他には歪むはずのない構造になっています。

「仙骨がおかしければ恥骨を見ろ」あるいは「恥骨がおかしければ仙骨を見ろ」と書いた意味が、これで納得してもらえるでしょうか。体の上下からくる色々な歪みや余分な突っ張りは、骨盤のところに集中してきます。そしてその矛盾が仙腸関節と恥骨に集中して現れるのですね。簡単に言って腰痛は、このような事態が骨盤に起きているという警告です。だから腰だけをいじってもダメで、どこから歪みが発生しているかを見なければなりません。ただ一般には恥骨が軽視されているのではないでしょうか。

先日も恥骨を整えると、全体がすっと楽になった例がありました（詳細の方法は一九九ページ参照）。必ず恥骨に痛みが出るとは限っていませんが、まずはチェックするのが望ましいといえます。断っておきますが、異性の恥骨をじかに触るのは憚《はばか》られるので、このようにして調べてくださいとお願いして圧痛を調べてもらいます。

6 膝と骨盤

骨盤の捻れをとると、膝の調子がよくなる。こんな場合を検討してみます。

骨盤の捻れと膝の関係

よくあることで、ある日は膝の悪い人が続く。ある日は腰の人が続く、ある日は頸が続く。どういうわけかよく似た状態の人が続くことが多い。それぞれまったく知らない同士ですから、他人同士でも類は友を呼ぶのかもしれません。

ふとそうした時に気づいたことは、骨盤の捻れをとるだけで、膝の内側の痛みが消えることです。もちろんすべての膝痛がそうではありません。

でも骨盤が捻れていると、太ももの部分も捻れの影響を受けることは想像に難くないでしょう。事実、鼠径部《そけいぶ》が痛いという人は、たいがい骨盤が捻れています。捻れが太ももの部分にまで影響していることが分かります。骨盤が捻れ、太ももが捻れると、膝も捻れるのが分かりますね。

観察力の優れている人なら、仰臥した人の膝を見て、床からの膝裏までの高さが左右で違うことに気づくときもあると思います。骨盤が捻れているため、股関節の位置がわずかに違います。すると、骨盤の外側の腸骨が前に来ている側の膝は床に近づき、腸骨が後ろに来ている側の膝は床から離れます。膝と床のあいだに手を差し入れていると、なるほど高さが違うと納得する人もいるのではないでしょうか。

骨盤の捻れの解消法

そこで骨盤の捻れをとるのに、どのようにすればよいかが問題です。普段、私自身は共鳴法を使っています。図のようなたいへん簡単な方法で骨盤の捻

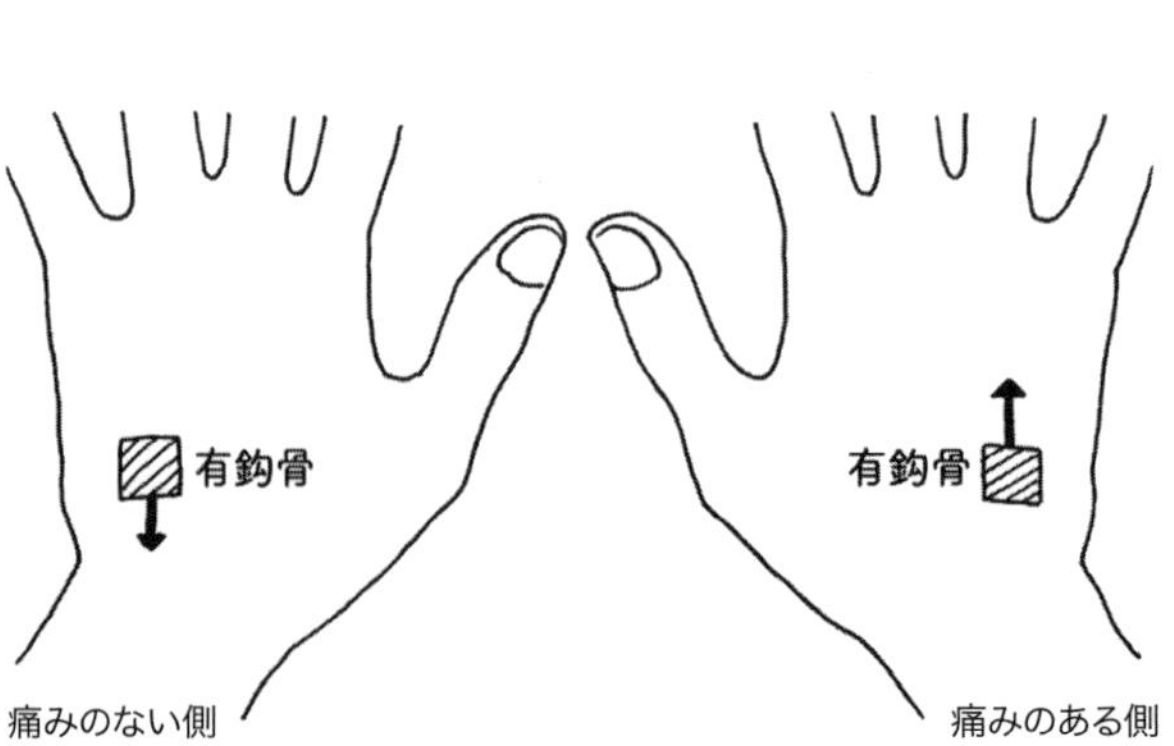

【図25：骨盤の捻れ解消法】

れが解消します【図25】。

やり方を説明します。骨盤の捻れを見る方法は別にあるのですが、慣れないと難しい。そこで次のような方法を使います。

仰臥して（あお向けになる）、おヘソの両側各二センチほどのところに人差し指をおきます。そうして両指を下へ下げていく。行き着く先は恥骨のところです（【図23】のやり方と同じです）。恥骨の上の端に骨が尖ったところがありますね。分かりましたか。そこに両方の人差し指をおきます。そうして、尖ったところをぐっと押してみる。どうですか。痛みがありますか。

もちろんだれでもわずかな圧痛は感じるかもしれません。そうではなく、ある程度の痛みを感じたら、それは骨盤の捻れによるものです。痛みの強い側が「痛みのある側」。痛みがあっても弱い方が「痛みのない側」と考えてください。【図25】は右の恥骨が痛かった場合を図示してあります（■は有鈎骨の位置）。この場合、痛みのある側（右手）の有鈎骨《ゆうこうこつ》から指先に向けて、痛みのない側（左手）の有鈎骨から手前に向けて、それぞれ「↑」「↓」の箇所を反対の手指でさっと撫でればいい。これを数回くり返します。もし左の恥骨が痛いのであれば、図の逆をすればよろしい。

すると、恥骨の圧痛が消えてくるはずです。痛みがとれると骨盤の捻れも消えています。

場所が場所だけに異性を相手にした場合は、ちょっと確認がやりづらい、というなら、本人に場所を指示して、押さえてもらえばよろしい。

骨盤の捻れがとれると膝もよくなる

ところが、この操法だけで完璧に捻れがとれるかといえば、そうではないらしい。捻れた構造が長期にわたって続くために、古い構造を壊して新しい構造を打ち立てるのが難しいのでしょう。これは骨盤に限ったことではなく、全身どこでも長期にわたった構造を壊すのは難しい場合が多い。そんな場合には別の操法を使うことが必要になります。

【図26】の「↓」のところを数ミリつめ先でこするだけです。これで恥骨の圧痛が消えます。それでもまだ消えない場合は、操法家に相談してください。

さて、そうして二枚の腸骨の捻れがとれると、太ももにある引っ張りが解消されて、緊張状態が消えます。すると膝の内側にあった緊張も消えて膝痛が消えると考えられます。

考えられるという表現は曖昧ですけれど、事実が本当のところどうなっているのかを知るには、想像力を巡らせるしか方法がありません。何か計器を使って大腿内側の筋肉の緊張を調べ、操法の前後で数値を比べてみるという方法が考えられなくはありませんが、そういう計器があるわけでなく、素手で立ち向かっている人間には計測の方法がありません。

いずれにせよ、骨盤の捻れが解消すれば膝痛の多くは改善します。膝痛の解決に頭を悩ませている人、家族の膝痛に悩んでいる方々、ぜひ想像力を駆使してお試し下さい。ただし、少し注釈を付け加えると、足首や足指の歪みも改善させ、腰椎の歪みも改善させておくのがよいと思います。

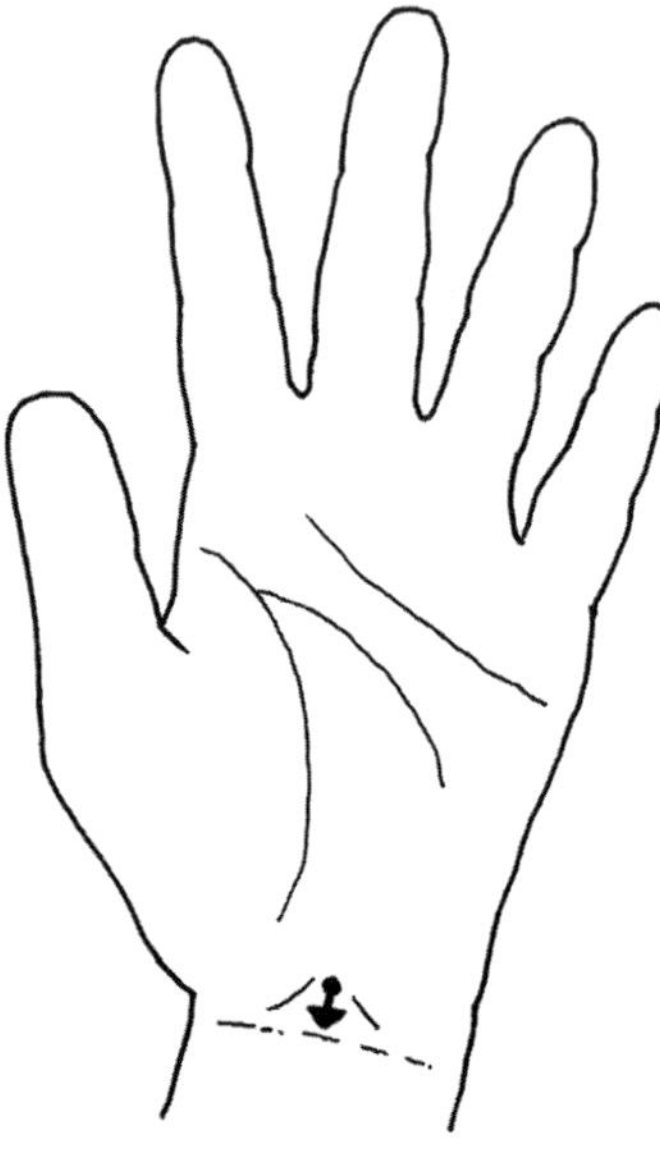
【図26：恥骨の歪みの修正法】

7 背骨の捻れ

背骨のしなやかさ

背骨は骨格模型を見ると分かるとおり、自転車のチェーンのような構造になっています（【図49】参照）。一つ一つは剛体だけれど、その間に少し遊ぶ構造（「あそび」）があって、しなやかに動くようになっている。自転車のチェーンよりも背骨の方がしなやかに動きます。

その「しなやかさ」の一つは、前後方向のしなやかさです。骨盤の上は少し前に彎曲し、肩甲骨のあたりは少し後ろに彎曲し、首のところは再び前に彎曲する。背骨だけをイラストにした図を見ると、必ずこのような「撓《しな》い」を見ることができます。

ここで、ちょっとした余談を。いま「撓い」と書きました。でも「しなる」という言い方もしますね。どちらが正しいのだろうと思って調べてみると、古くは「しなう」の方だったらしい。古語辞典に「撓ふ=しなふ」という表現が出てきます。「撓ひ」というのもあります。しかし「撓る」はない。「しなやか」も漢字にすれば「撓やか」だということになります。「撓らか」という言葉はありませんから、やはり「撓い」が正しいのでしょう。

もう一つ余談。しなうは「撓う」だとして、腕の「橈骨《とうこつ》」はどうだろう。「撓」と「橈」とはよく似ていますが、前は手偏、後は木偏で違います。橈骨は少し捻れた形をしているので「撓骨」というのだろうと思っていましたが、「橈」の字を漢和辞典で調べてみると、驚いたことに「とう」で調べても出てきません。

あちこち調べてみると橈の音読みは「どう」または「じょう」「にょう」である。とすれば前腕の「橈骨」

を「とうこつ」と読むのは誤りで、「どうこつ」または「じょうこつ」が正しい。誤ったものも常に使い続けられると正しいことになってしまうという実例です。「不撓不屈」というのも「ふとうふくつ」ではなく「ふどうふくつ」と読むのが本当は正しいのでしょう。

似たような例は他にもあって、足にある楔状骨という骨も「けつじょうこつ」と読み慣わされていますが、実は「せつじょうこつ」が正しい。江戸末期から明治時代にかけての医学者が読み間違えたのか、それとも故意に間違えて読んだのか、今となっては本当のところが分かりません。

閑話休題。

腕が引っ張るから胴体が捻れる

背骨には前後方向の「しない」あるいは「しなり」がある。背骨が腕の左右非対称によって、つまり左右の腕の力が違うことによって、あるいは腕の突っ張りによって、どちらかに引っ張られるとすると、どうなるでしょうか。前後にしなう背骨のイラストを思い浮かべてください。背骨の全体が左右どちらかに引っ張られてわずかに回旋すると、どうなるだろうか。

たとえば、右腕の影響力がやや強いとすれば、肩甲骨のあいだの背骨が右にやや引っ張られます。すると、後ろに彎曲している部分がやや右に寄りますね。すると逆に腰の部分のやや前に彎曲している部分がわずかに左に寄ります。これが背骨の側彎《そく》の実態です。決して無闇に背骨があちこち勝手に捻れているわけではありません。

小学校の健康診断で「おたくの○○さんは背骨の側彎がありますから、気をつけてあげてください」というような手紙が来たりする。

でも、どう気をつけるのかを教えてもらわないと気をつけようがないじゃないですか。そのことをだれも指摘しない。それでも毎年毎年、背骨の側彎を調べている。おかしな制度です。だれが責任をとるのでしょうか。しかも側彎は手術でしか直す方法はないことになっています。とはいえ、若いうちであれば操法で直すことが可能です。

背骨の側彎も実は背骨の捻れ現象です。背骨が捻れる原因の一つは両腕の影響力の違い、あるいは捻れ方の違いです。

だがそれだけではありません。両脚の影響力の違い、あるいは捻れ方の違いが仙骨や腸骨の捻れを引き起こしますから、これが尾骨の捻れと相まって、下から背骨の捻れに関係して来ます。上と下から背骨に捻れが迫ってくるわけですから、背骨にはかなりのストレスがかかって来ます。背骨がひどいことになって、肩が凝るとか、背中が痛いとか、首が痛いとか、いろんな問題が出てくる原因を作っています。

8　腰の捻れ

操法を思いつく時

体を整えるいろんなやり方、ここが痛い時はこうする、ここが張っている時はどうする、そんなやり方を「方法」とか「技法」と呼んでもいいですが、操法と呼ぶことが多い。色々な操法をくり出すと、なんでそんなに色々思いつくのか、という質問を受けることがあります。この疑問は私自身が時々感じるもので、他の人の操法を見て、あんなことをよく考えつくものだ、と感心することがあるのと同じです。

私のばあい大半が「苦し紛れ」ですね。ある人の症状が、これまでの操法で解決しないとしましょう。そんな時、操法をする人間にとっては苦しいものです。何とか、これを解決したいと思います。でもどうしたらいいのか分からない。そういう時に、従来からあった操法を参考にして、色々やってみることになります。

といっても操法の原則がいくつかありますから、むやみやたらにやるわけではありません。最大の原則は痛い方向には動かさない。これは重要な原則で、これを破るとおかしなことになりかねない。つまり苦し紛れで色々やると言っても、無茶苦茶にやるわけではなく、原則を守りながらやりさえすれば事故が起きるようなことはありません。失敗しても効果がない程度です。

新しい操法を思いつくもう一つの場合は失敗から学ぶことです。失敗とは要するに一生懸命にやっても効果がない場合ですから、効果がなければ失敗の原因を必死で考えます。「苦し紛れ」だと言われれば、たしかにそうかもしれません。そういう時に、従来の操法の延長上に、ふと思いつくことがあるとしましょう。それをやってみるわけです。失敗の逆をやってみたりする。

すると、うまく行くことがある。科学上の発見も多くは失敗した時や変な結果が出た時だと言われていますね。そういう時はだれでも色々と考えるのでしょう。後からそれを振り返ってみると「コロンブスの卵」で、何とこんなに簡単なことだったのか、となる。発見だと大騒ぎするようなことではありません。最近では間違いや失敗から思いがけない発見をすることを「セレンディピティ」と呼ぶようです。

腰を柔らかくしよう

骨盤の上の方につらなっている腰の骨（腰椎）が非常に硬くなって動きのない人が多い。ここが硬いと、腰が重い、首が回らない、背中が痛む、脚がしびれる、というようなことが起きます。腰から

1

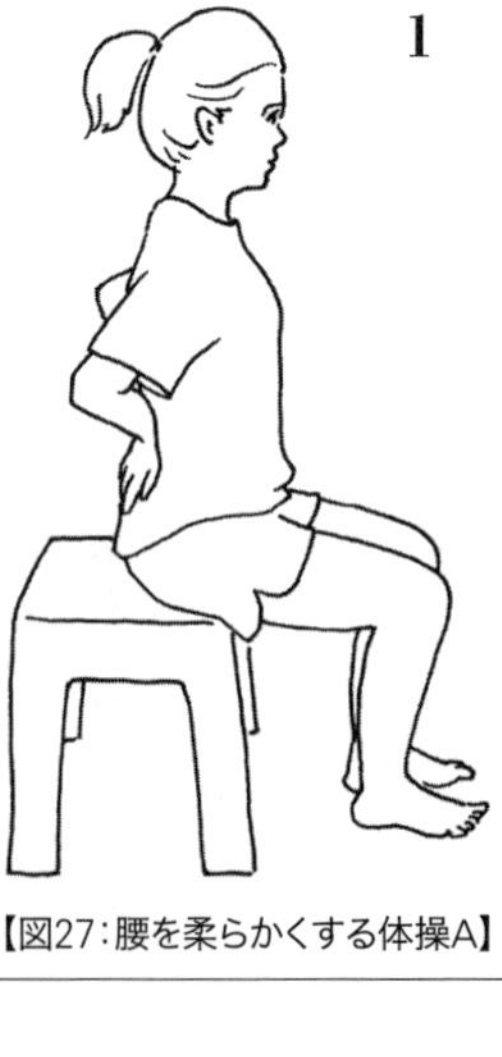

【図27：腰を柔らかくする体操A】

首まで繋《つな》がっているのか、と驚かれるかもしれませんが、腰の動きが軽快になると首の動きも軽快になるのは、紛れもない事実です。首が苦しい時は、腰を動かしてみるとよい。

といっても、どうすれば腰の動きが出てくるのか。方法は色々あると思います。難しい方法が色々あるのは事実ですが、その中で私は、だれでもできること、自分でもできることを目指したい。これも「コロンブスの卵」です。

腰を柔らかくする簡単な方法――。骨盤のうしろ、腰骨の少し上ですね。その辺りを自分の両手の平で押さえます。そうして少し腰を反らせてみる。硬くても少しくらいは反らせることができるでしょう。ほとんどできないという人は、気持ちだけ反らせてみるのでいいです。次に両手の平で腰を押さえたまま、少しずつ腰を後ろにせり出して行きます。そして、少し後ろへ行ったところで、ぱっと両手を離して後ろへ腰を突き出してやる。

この動作を三回くらいくり返します――。たったこれだけで、腰骨の動きがずいぶんよくなるはずです【図27】。

腰が楽になると首も楽になる

これで満足できない人は、逆にやってみましょう【図28】。骨盤の両側にベルトをひっかける出っ張り＝腰骨を前から親指を除く四本

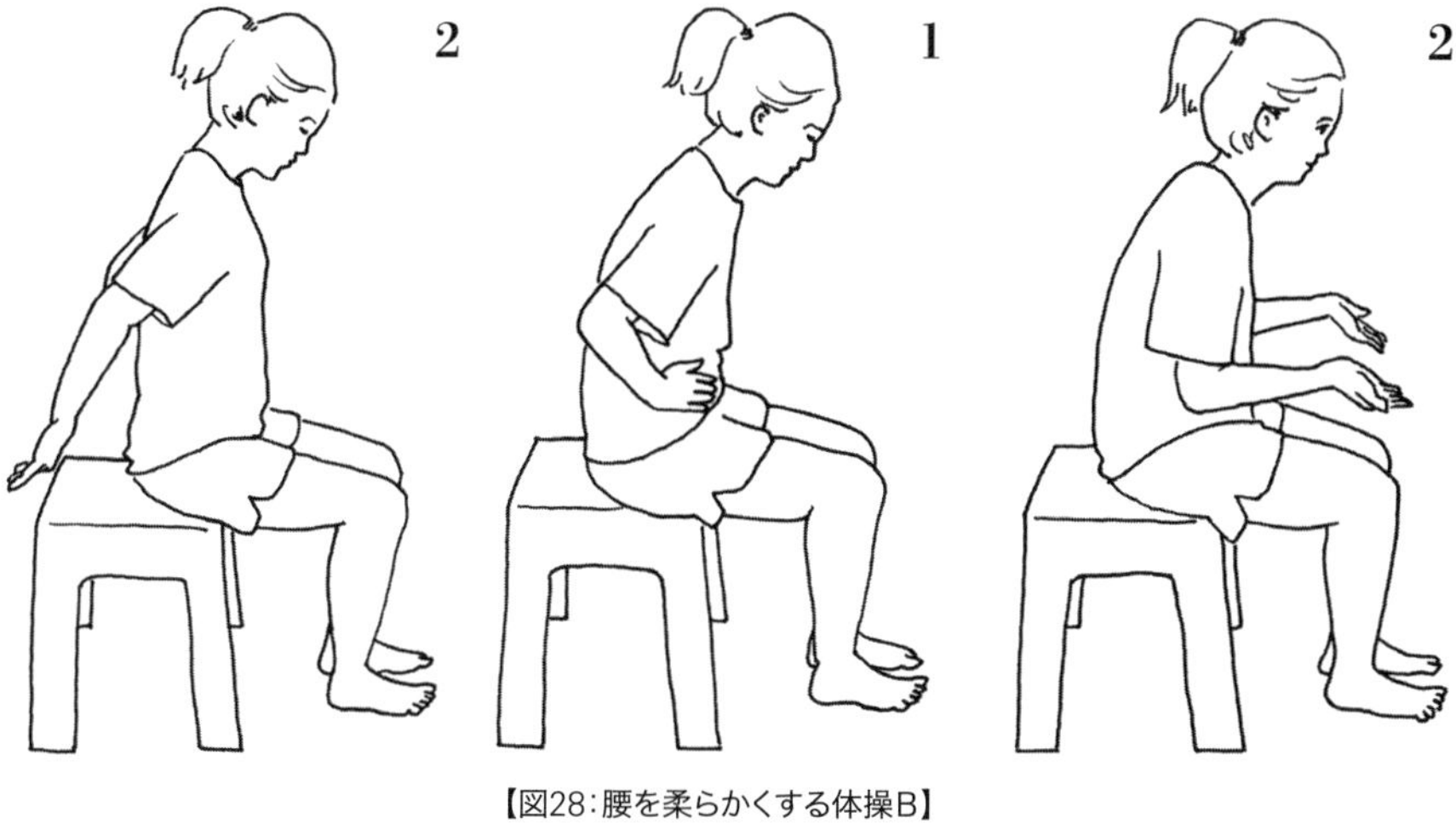

【図28：腰を柔らかくする体操B】

指で押さえます。そうして、さっきの逆、つまりまずは骨盤を後ろに寄せておいて、だんだんと前に動かしていく。ある程度は前に動いて来たところで、ぱっと手を離して、骨盤全体を前にやってしまう。この動きを三度ほどくり返します。

この両方の動きをやってやれば、腰の重かった人が、ラクラクと動くようになります。腰重で苦しんでいた人が、たったこれだけで解放されるかもしれません。ただし注意するのは、もしも痛みがあれば、痛む方向には動かさないことです。いた気持ちいい程度なら問題はありません。しかし、グキっと痛む場合は決してやらないでください。

結果を確かめたら、首がうまく回るかどうか確かめてください。きっと楽に動くように変化しているはずです。腰がうまく動かない人の例から思いついたことです。同じことをすでにやっている人もいることでしょう。世の中には実にいろんな操法がありますから。

9　腕の捻れ

手首の捻れ

手首が一年以上も動かないと訴える人がいました。動かそうと思っても硬くて動かないのだそうです。この人の前腕をみると本当にひどい捻れ方をしていました。橈骨《とうこつ》の下がり方が半端ではありません。そのために肘の関節周辺が異常な形になっていたほどでした。そこで橈骨を二度にわたって上げ、肘の異常も何とか正常な形に復元していきました。手首の細かい骨を掌側から緩めると、手首がしだいに動くようになってきました。前腕の捻れのために橈骨が極端に下がり、それが手首を圧迫して硬くなっていたと考えられます。

よく手の力は小指に、といいますね。これは捻れ防止の方法にもなっています。腕は内側へ捻れますから、小指に力が入って内側への捻れを小さくする方がいい。

手首の捻れでもっとも影響が大きいのは、下橈尺《かとうしゃく》関節の捻れです。一つは、ここが捻れると腰椎五番が捻れることです。腰椎五番の狂いは直しにくいと思っている人が多いかもしれませんが、下橈尺関節の捻れを解消すれば、自然に消えてしまいます。手首のところに二つの茎状突起があります(足でいえば踝にあたります)。二つの茎状突起の表面をそっと押えて、内側へ(親指側へ)皮膚だけ動かす【図29】。後は三〇秒ほど、じっとしている。すると、腰椎五番がまっすぐになるだけでなく、下橈尺関節の動きが正常になります。うまく行かない時は、外向き(小指側へ)に捻ってみるとよい。つまり、皮を引っ張る方向を逆にするということです。

腕の捻れ

腕が捻れると、どういうことが起きるか。一つは橈骨が下がります。これについては、すでに書きました。すると、橈骨に押されて、手首の細かい骨が硬くなります。手首の甲側、やや手先に寄ったところを

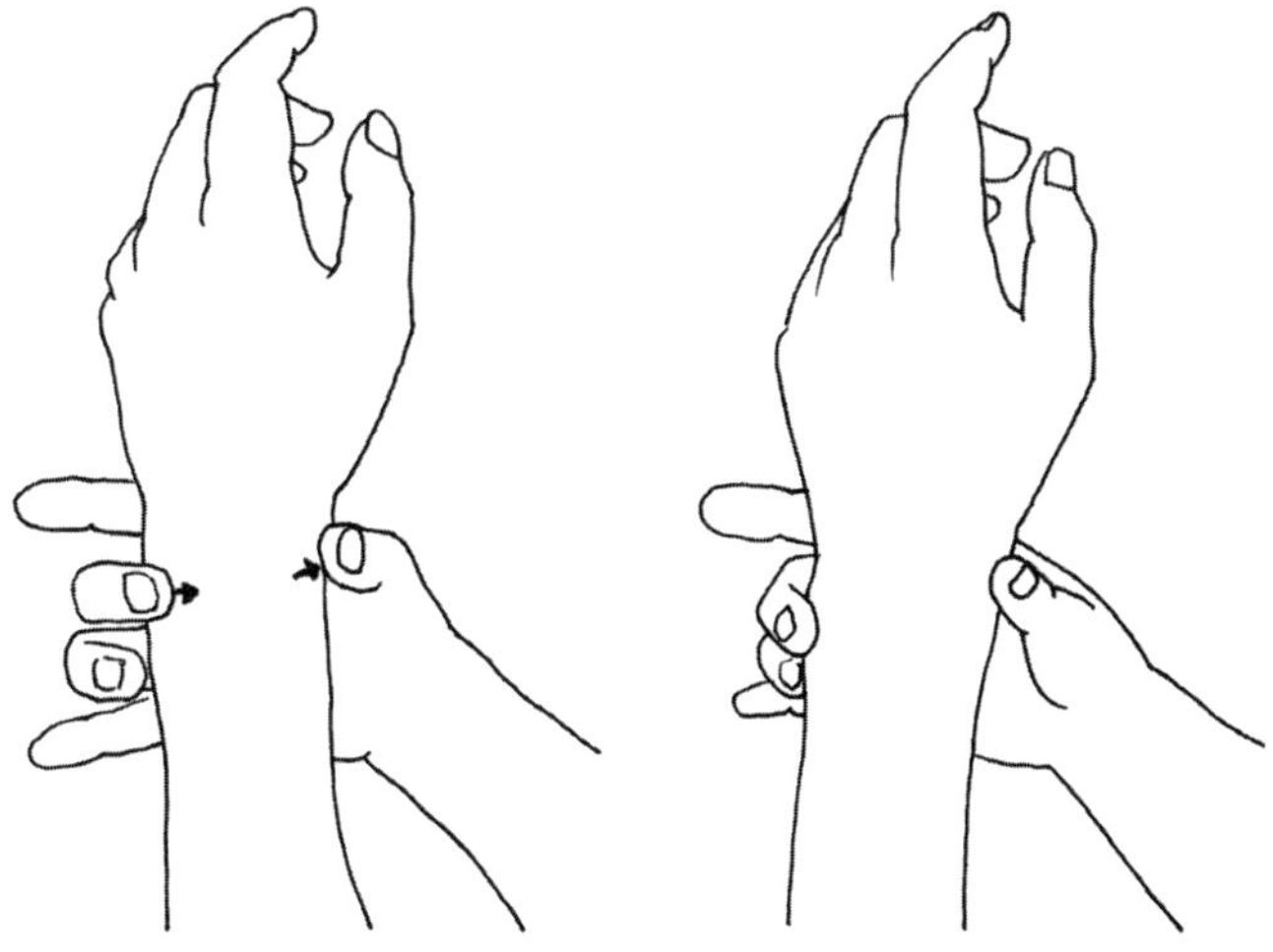

内側へ皮膚だけ動かす　　茎状突起を押えて

【図29:手首の捻れ修正法】

押さえてみると、かなり硬い人をけっこう見掛けます。ここが硬いと、その影響で、つまり、手からの引っ張りをうけて、肩が硬くなります。事実、手の甲を緩めると、肩が緩むことが珍しくありません。あるいは場合によって、手指が硬くなっていると、肩が引っ張られる現象を見ることもあります。

こういうのを見ると全身が関連していることに改めて感心することになりますね。足の指を緩めると腰まで楽になるというのと同じです。

それから肘《ひじ》。いわゆる肘の出っ張っているところ、肘鉄を食らわすといわれる部分です。これがやはり捻れの影響を受けます。肘関節は、さほど左右の自由度のある関節ではありません。でもこれがやや左右に捻れることが多い。その時は肘鉄の出っ張りの外と内のどちらかのくぼみに圧痛が出ます。

こういう微細な捻れもある。

肘の捻れの直し方。【図30】のように左の手の平で、右の「肘鉄」の部分を包む。同時に、右の手の平で、左の肘を包む。このまま数分じっとしているだけです。うまく行けば、肘周辺のすべての痛みやコリが消え去り肘の具合がよくなります。この方法は、肩痛にも応用でき、左右たがいに肩先を両手の平で包んでじっとしていると、肩の痛みが楽になります。

そうした腕の捻れと、脚からの捻れが複雑に混合して、肩に影響しています。ですから肩というところは、捻れの見本市といったありさまを呈します。腕の骨の上腕骨だけでなく、肩甲骨、鎖骨、肋骨、これらが色々とややこしい変位を起こします。いわゆる肩こりです。ですから肩こりを解消しようと思って、

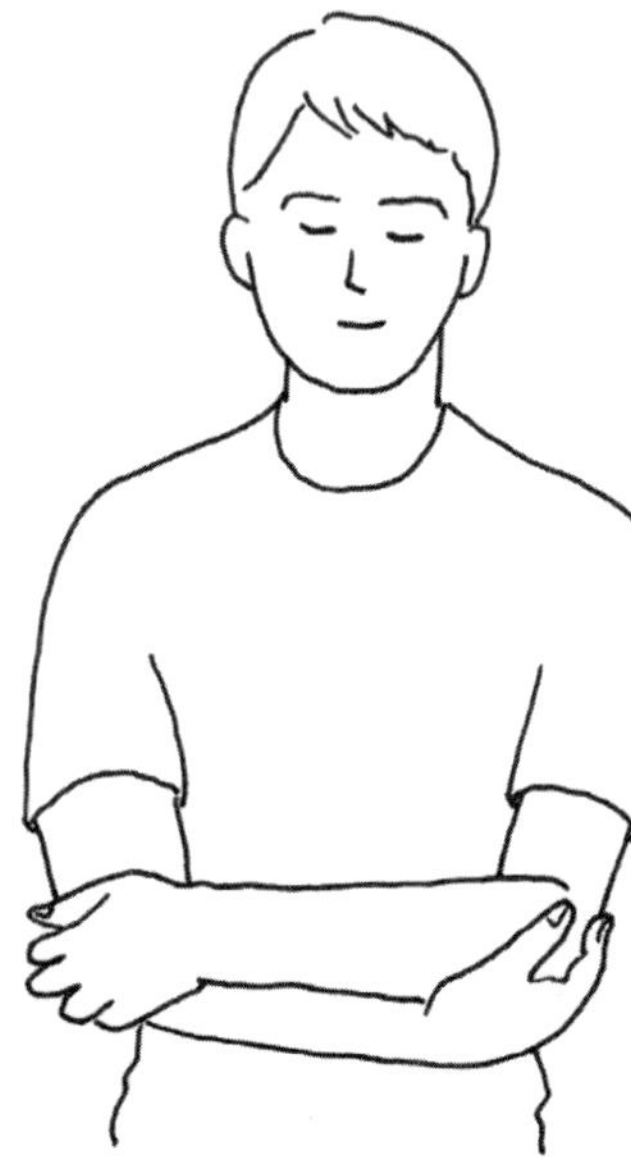

【図30：肘の捻れ修正法】

肩をとんとん叩いたり揉んだりしても効果は知れています。それより、腕や脚をどうやって柔らかくするかを考えた方がずっと効果的だといえます。

手首の捻れについては前ページを参照していただくとして、前腕全体の捻れの改善について書いておきましょう。もちろん一番問題になりやすいのは橈骨です。橈骨の両端、つまり下端は橈骨茎状突起、上端は上腕橈骨関節、この二か所に操者の両手の親指をそっとあてがいます。そうして、皮だけを親指側へ軽く誘導する。誘導するという意味がお分かりになりますか。皮だけをそっと引っ張るわけです。「引っ張る」とはっきり言ってしまうと、強く引っ張る人がいる。そこで引っ張るというより誘導する、と言う方が正確だろうと思います。そしてそのまま九〇秒ほど同じ体勢を続けます【図31】。これで前腕の捻れが解決する。

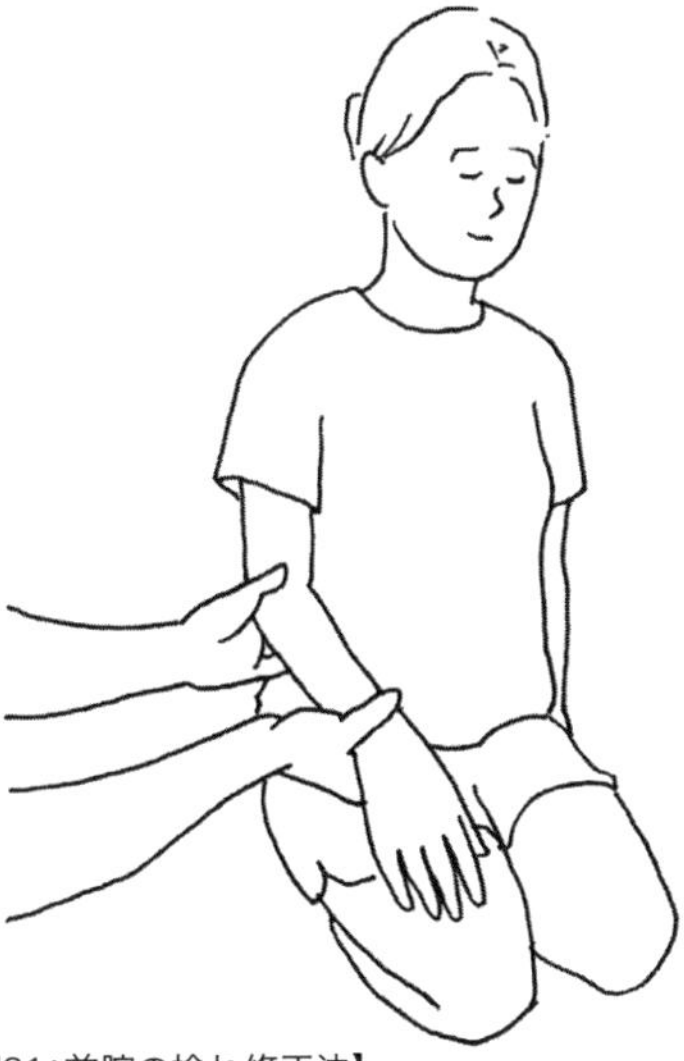
【図31：前腕の捻れ修正法】

10　背中の捻れ

背中が捻れているため、左右の厚みが違っているように見える人がいます。後ろから見ると、左右どちらかの背中がやや盛り上がって感じられる人です。骨盤の捻れを解消すると、左右が平らになります。なぜなのか、その原理を考えてみることにします。

操法の進化

その前に、なぜ捻れの原理を追求するのか、その話から始めます。

操法をする人は、だれもが自分の技を進化させたいと思っているに違いありません。操法の進化を登山に例えると、山頂は見えないほど遥かかなたにあるというのが現実です。途中に雲がかかり、山頂がどんな具合か見えません。でも登り始めた人は、少しずつ面白くなって来るから止めるわけに行かない。

初めは山道が森の中を辿り、下界がまったく見えません。ところがどんどん進むうちに、パッと視界が開ける場所があります。下界がずっと見渡せて、自分はこんな風にして登ってきたのかと気づかされます。捻れがよく見えるようになれば、登山が三合目くらいに来たのかなと思います。少し下界が見えて来た。下界が見えると、操法の結果がよくなって来ます。ある程度の見通しをつけて登ることができるようになったと感じるでしょう。

捻れによる背中の不整

さて、背中の捻れに眼を移しましょう。だれかをうつ伏せに寝かせます。「うつ伏せ」という言葉は通じないことが多いので、「下向き」でもかまいません。すると背中の厚みが左右で違うように見える人が結構います。背中の左右どちらかが高くなっていて、たとえば右が厚く左が薄いように見える。足元から背中を見ると、さらによく分かります。右が盛り上がり、左がへこんでいるように見える。もちろん逆の場合もあります。

この人を椅子に坐らせて後ろから見てもいいでしょう。この場合も同じように左右の厚みが違うように見えます。背中をうしろから撫でてみると、背骨の左右で、やや盛り上がり方が違うことが多い。なぜこんなことになっているのでしょうか。

骨盤の捻れを正せば背中の不整が消える

体の使い方で片方だけ筋肉が発達したから厚みが違ってくると考える人がいますが、それは真実ではありません。いとも簡単に左右の差が変化するからです。

たしかに野球など、体の使い方で厚みの違っている人がいるかもしれませんが、むしろ例外で、たいていは背骨が捻れているにすぎません。やり方によってすぐに揃いますから、筋肉の発達の問題ではないことが分かります。

すでに「正體術《せいたいじゅつ》」をご存じで、そこから派生した「新正体法」などを実践されている方なら、背中が簡単に変化することを百も承知のはずです。ここで使う「正體術」について簡単に見ておきます。

「うつぶせ」の状態で、背中の厚みが違うとき、それを補正する方に腕を曲げます。言い換えると、背中が低く見える側の腕を曲げて、手を顔の横におきます。

腰の厚みを補正する方の脚、つまり腰が低く見える側の脚を膝を曲げて空中にあげ、五秒ほど保ち、トンと急に落とす。そのあとしばらくそのままじっと寝ている。

一分ほど静臥してから、腕と脚を元の位置に戻すと、背中の厚みがかなり補正されている――。単純化して書くと、こういう方法です（やって見ると面白いからといって無闇にやらないように。やり過ぎはミスのもとになりますし、判断をまちがうと逆にひどくなる）。【図32】は左側が薄く見える場合の体操の例です。

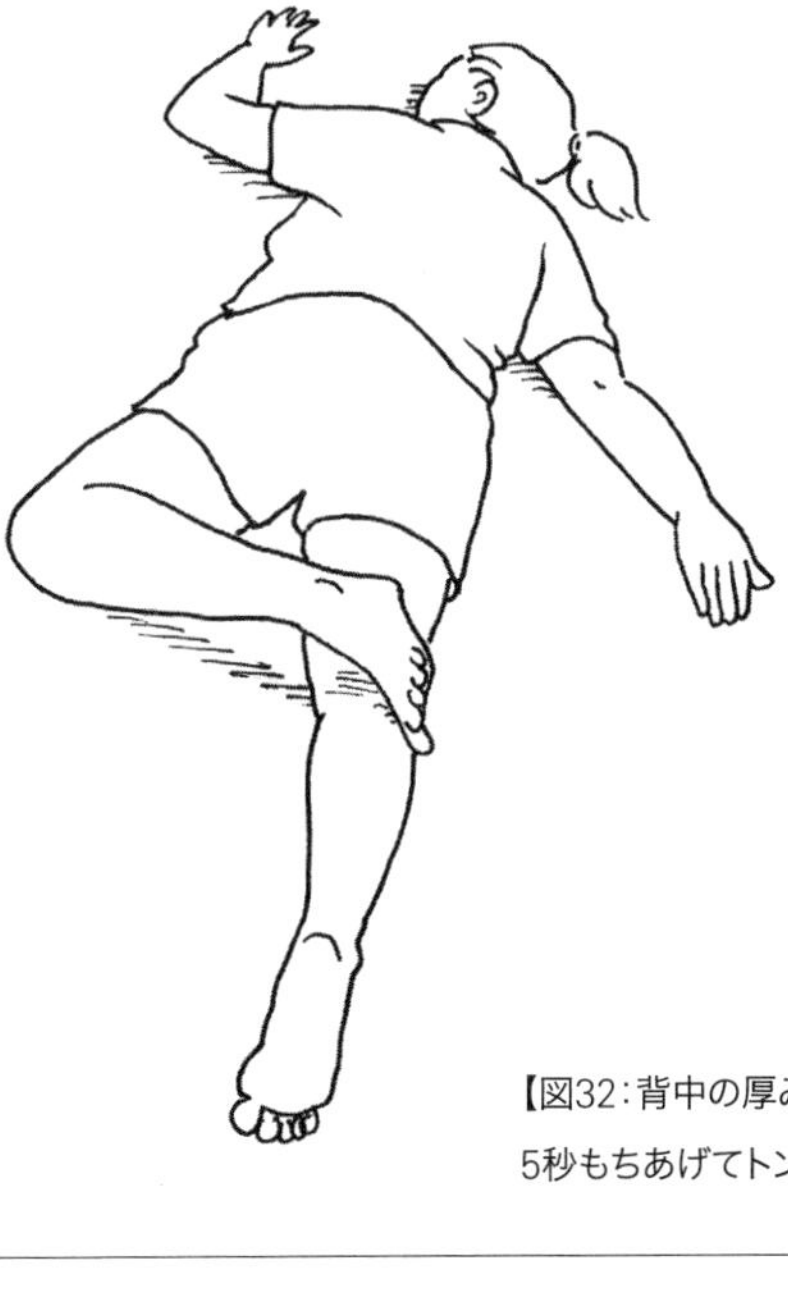

【図32：背中の厚み修正体操】

5秒もちあげてトンと落とす

これに対して、いま私がやっている方法は、骨盤の捻れを解消する方法です。捻れの解消法は簡単ですが、文章で書くのが難しい。【図25】を参照ください。手の甲を図のようにさっと何度か撫でるだけです。

このような簡単な方法で骨盤の捻れを解消して行くと、背中の厚みが左右均等になって行きます。操者が感心してしまうほどみごとに変化します。どのようなことが、ここから考えられるでしょうか。背中の厚みが左右で違う原因の一つは骨盤の捻れから来ている、ということです。左右の腸骨が捻れているから背中も捻れて、左右の厚みが違ってくると考えられます。

尾骨という伏兵

話が変わりますが、尾骨の歪んでいる人は珍しくありません。尻もちをついた経験が残っていて、言われたら思い出す人が少なくない。階段からすべり落ちたとか、スキーで転んだとか、いろんな思い出があるようです。それが放置されているのが問題です。

尾骨の歪みをどうやって直すか。

この操法は黒川瀞雄《せいゆう》さんが『秘蔵・黒川ノートと身体均整法』（たにぐち書店）で紹介しているものです。まず尾骨の両側を調べて、どちらが硬くなっているかを見ます。硬くなっていない側を尾骨の横から始めて仙骨の横までさっと撫で上げます。本人が三呼吸するのを待つ。同じことを後二度くり返します。三呼吸待つのも同じ。これで終わりですが、三回終わったら、深呼吸をさせます。そうして、そのまましばらく静かに寝かせておく。これで、仙骨の周辺の歪みが取れているのを確認する。

その補足をしておきましょう。あるとき、Sさんの仙骨がわずかに捻れていた。仙骨が「捻れる」とどうなるか。うつ伏せに寝た時に仙骨のところで比べると、床からの高さが左右でわずかに違っています。仙骨が捻れる原因は一つでないと考えていますが、この時は尾骨に原因があるのではないかと直感的に感じました。理由は明確に答えられません。特段のわけもなくそう思いました。理由を説明できなくても、だれしもピンと来ることがあるでしょう。

尾骨を探ってみると、Sさんは「右側が硬い」という。そこで前の方法で尾骨を整えてみたら、仙骨の表面がフワフワになっていました。捻れが完全に解消していたわけで、逆にいうと仙骨が硬く感じられると、わずかでも尾骨の捻れがあることを意味しているのではないかと考えられます。

たとえば腰痛の人で、仙骨が他の人と比べて硬く感じられる人がいたとすれば、尾骨を調べてみる必要があります。尾骨は背骨の末端で、その捻れは背骨全体に影響している可能性があるからです。背骨の彎曲がある人も同じことです。いちど尾骨を調べてみるのがいいと考えます。

簡単でだれでもできる方法ですから、皆さんも自分の尾骨が歪んでいないかどうかを確かめてやっておいてください。歪んでいるかどうかを形から確かめるのは難しいかもしれませんが、左右を触ってみて、どちらかに硬さや感じの違いがあるようなら、やるべきです。

尾骨の歪みと背中の高低差

さて、講座をしている時のことです。背中の左右の厚みが違い、床からの高さを比べると左が高い人にモデルになってもらって正體術の操法（これを打ち込みと呼びます）をやってみたところ、まだ少し高低差が解消していません。こういう時の打ち込みには威力があって、即座に変化が現れるものですが、さっきより改善したものの、まだ少し左が高いままです。時々このような人がいるので、これは個性だろうと考えていたのですが、解決法は以前から謎のままでした。

背中の高低差を見ながらふと思い浮かんだのは、この高低差は尾骨の歪みで生じているのではないか、という仮説でした。仙骨の硬さが尾骨の調整で解決したから、背中もと思ったのかもしれません。尾骨周辺の説明を次々していたので、連想が起きたのでしょう。

ともかく、「さて尾骨を調整したらどうなるでしょう」などと言って尾骨の調整にかかったと思います。ところが終わってみると背中の高低差がものの見事に揃ってしまいました。尾骨の捻れに気づかなければ、いつまでも調整できないままで終わっているところでした。

骨盤の傾き

骨盤が傾く原因の主なものは、横坐りと脚組みでしょう。特に永年にわたって横坐りを続けた女性の骨盤は極端に傾いていることがあります。水平から三〇度ほど傾いている骨盤をみて驚いたことがありました。

なぜそうなるのか。畳か床の上で横坐りをしてみてください。自分でやるよりだれかに坐ってもらって、後ろから見た方が分かりやすいかもしれません。ずいぶん傾くことが分かるでしょう。ただ一度だけ横坐りをしたからといって、そんなに傾きが固定してしまうことはありませんが、何度も同じことを続けているうちに、片方しか坐れなくなってきます。そうなれば骨盤の傾きが固定化してしまったことを表しています。横坐りをしてみてください。左右でやりやすさが違えば、骨盤の傾きがあることを示しています。

椅子に坐った時に脚を組むくせも骨盤を傾ける原因の一つです。これもだれかに椅子に坐って脚を組んでもらって、後ろから観察してみれば、ずいぶんひどく骨盤が傾くのを実感できるでしょう。横坐りと同様に、くり返しているうちに傾きが固定化してきます。

老齢になって、いよいよ硬くなり、もう戻らなくなってしまうと、ひどい腰痛や坐骨神経痛に悩まされる可能性があります。横坐りも脚組みも、できるだけ避けたいですね。

では、立っていて骨盤が傾くのは、どのような時でしょうか。脚は左重心・腕は右利きの典型的なパターンを取り上げて考えてみます。

左重心ですから、左脚に体重が主にかかります。すると左脚はやや圧縮される格好になり、右と比べて相対的に短くなる。といってもわずか数ミリの話ですが。関節の圧縮もあるでしょうが、下腿の腓骨が下がって距骨が内側へ来る影響もあるはずです。すると立ち上がった時に左へ少し傾くことになります。

このようなわずかな差があるために、背骨の下の方（つまり腰椎）が骨盤に同調して、やや左寄りになってきます。腰椎が左方向へ捻れてくるわけです。もっと詳しくいうと、左へ傾くと同時に左へ捻れるという形になる。つまり背骨が単純にどちらかへ捻れるのではなく、左へ倒れながらやや捻れるという、分析しようとすると一見複雑な力がかかってきます。レントゲンで撮影すると、腰椎が左に曲がっているのが見える状態です。

骨盤の捻れが背中の不整を招く

一方、腕はどうでしょうか。右利きだと右腕の力が強いために、右腕が捻れやすい。捻れると同時に前腕の二本の骨が開いてきます。当然ながら前腕が硬くなります。すると引っ張られて右側の肩が前に出てきます。右の肩甲骨がやや前のめりになりますから、背骨からすれば右方向へ引っ張られることになります。

下の脚は左に傾いていますから、やや左方向へ力がかかって引っ張られる格好ですが、逆に腕の方は右へ引っ張る。すると背骨の上の方は、右へ引っ張られると同時にやや右へ捻れることになります。背骨全体は、腰のところでやや反りがあり、肩甲骨の間でやや後ろへ盛り上がりがありますから、自然のウエーブを伴った構造が、全体として上から見てやや時計回りに回転しますと、腰のところはやや左へ、肩の間はやや右へ寄る関係は分かりやすいはずです。

例外はありますから、別に分析しなければなりませんが、いずれにしても、「腰が左へ、肩が右へ」引っ張られるという位置関係です。後ろから見て、背骨は逆S字になります。脚が左重心・腕が右利きという人が多いですから、理屈の上で背骨は逆Sになっている（逆S字の側彎になっている）人が多いことになりますし、実際にもその通りです。

腕と脚が背中を決める

背骨の側彎とか、背骨が捻れているとか、学校の検査で言われる。背骨に責任があるわけでなく、脚と腕との関係が産み出していることですから、この関係を何とか改めないとなかなか解消できない。お宅の子どもさんは食事をするとき、勉強しているときやゲームをしているときにどんな格好をしているか、いちどよく観察してみてください。そう言われると、ああ、なるほどと納得するところがあるのではないでしょうか。

背中が痛いと病院などへ行っても、レントゲンで別に背骨に異常はありません。まあ少し彎曲がありますが——くらいのことを言われて、すごすご帰ってくるのがオチでしょう。こういう話はたびたび聞かされます。なぜ背骨が彎曲するのか、あちこちの筋肉などに引きつれが生じて痛むのはなぜか。こういう関係が、病院では理解されていない。

操法の主な目的の一つは、このような歪みを分析して、それを解きほぐしていくことです。よく「ほぐす」と表現する人がありますが、決して筋肉をごしごし揉《も》みほぐすわけではありません。そんなことをすると筋肉が逆に硬くなって、後がつらくなります。複雑に錯綜《さくそう》する筋肉と骨格の関係の捻れをほぐすことが必要です。

11　肩の捻れ

肩こりはきわめてありふれた状態ですね。肩の筋肉が凝っている状態ですが、原因は肩自身にあるのではなく、腕や腰にあることが多い。足首から来ているというのが正確です。

肩と腕の関係

背中上部の捻れを見てみましょう。このあたりで特に問題が発生しやすいのは肩甲骨の内側、つまり左右の肩甲骨のあいだです。肩甲骨の内側が痛く、肩や首を引っ張られる感覚が主な特徴です。心当たりのある人も多いに違いありません。「けんびきが痛い」などと表現されます。なぜこの辺が痛くなりやすいのでしょうか。

背中を調べると、肩甲骨の内側のへりに「硬結《こうけつ》」が見つかります。皮膚の一部が硬くなって、圧痛を感じる点が「硬結」。米粒くらいのものもあれば、大豆ほどのものもあります。重要なことは「硬結」と同じ高さの椎骨《ついこつ》（背骨のうちの一個）に歪みがあること。左右どちらかに歪んでいます。そのために椎骨の左右どちらかに圧痛を感じる。言い換えると左右どちらかから押すと痛みを感じます。

原因は、左右どちらかの腕の引っ張る力が強く、肩甲骨がそちら側へ引っ張られるからです。それにつれて、このあたりの椎骨も捻れてしまいます。

肩甲骨そのものは単純に腕側へ引っ張られるのでなく、肩を中心として上下に回転するような動きをします。腕の側へ引かれると、肩の関節が前に出る格好になる。肩が少し前に出ると、肩甲骨の内側はやや後ろに飛び出す形になり、やや猫背ぎみになるわけです。しかも左右で肩の出方が違う。両肩がやや捻れて、どちらかの肩がやや前に来ます。

なぜ左右の腕の強さが違うのでしょうか。右手をよく使うから右腕の筋肉が強くなるのだと、何でも筋肉の発達のせいにする発想の人がいますが、そうではありません。腕や手の甲が硬くなっているから筋肉が伸びない。筋肉の縮む力が強いのではなく、いつも引っ張られているので筋肉の伸びる力が弱い。筋肉の弾力性が落ちていると考えるのがよいと思います。何か問題があると筋肉を鍛えなさいと教える人がいる。でもそれは違うだろう。一つの筋肉だけを鍛えると、つり合いが崩れてかえってまずいとスポーツの世界では言われているようです。こちこちに固まった筋肉は無意味な困り者にすぎません。

筋肉の弾力性の左右差で、肩甲骨の位置に左右差が生まれます。椎骨が引っ張られて歪んでくる。同時に肩甲骨のへりに硬結が生じます。

この痛みの解決法の一つは、腕を緩めること。肘のすぐ下の二本の骨（橈骨と尺骨）をぐっと押さえつけて、手首を外回りにぐるぐる回すやり方をしてみてください。これで二本の骨の間が締まります【図

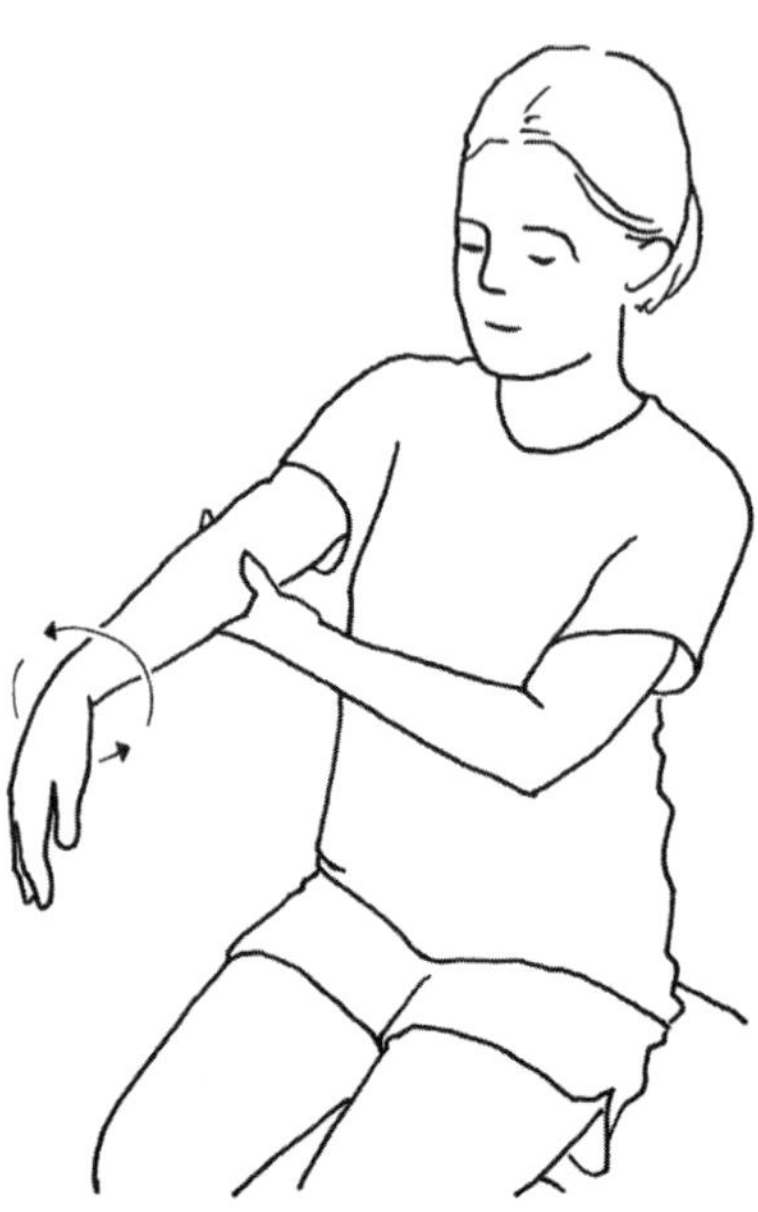
【図33：腕の骨を締める】

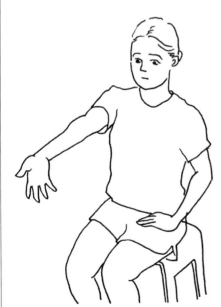

【図34：手パー体操】

33】。左右両腕ともする方がいいです。すると、肩甲骨を引っ張る力が揃ってきて、肩甲骨周辺の痛みが薄らいできます（二一三ページ、「テニス肘対策」も参照ください）。

あるいは次の方法でもよい。手パー操法です【図34】。掌を上向けにして、手首を下へ曲げる。要するに背屈させて、掌をパーッと開いてジッとしている。

このように左右の腕の調和が破れることで、肩甲骨のところに不調和が生じるのが問題でした。腕のつり合いが破れることで背中が捻れて来る、というのが背中の上部の大きな特徴です。

肩の左右差

肩甲骨の左右差が分かると、今度は肩の左右差です。これは前から肩の出っ張り具合を見ても分かりますし、坐ってもらって上からのぞいてみてもいい。そうすると、どちらの肩が前に出ているかが分かります。仰向けに寝てどちらの肩が床から上に上がっているかを観察してもいいです。右が前とか、左が前とか、すぐに分かります。

肩の関節がどういう構造になっているか。解剖図などで簡単に分かるでしょう。肩には上腕骨・肩甲骨・鎖骨という三本の骨が寄り集まっています。三本が肩のところで互いに動くような構造になっている。

鎖骨は、ほとんど固定しているのではないかと思っている人が多いでしょうが、実はこの骨もよく動きます。試しに鎖骨に手を当てて、肩を前後に動かしてみてください。鎖骨が大きく動いているのが分かるでしょう。

じっとしている時の肩の位置が左右で違うなら、肩の動きが左右で少し違うはずです。「後ろ握手」をしてみれば分かります。右手を肩越しに背中へ回す。一方、左手は後ろから背中へ回す。そうして背中で左右の両手を握手するという、あれです。左側と右側とで出来具合が違う人が多いはずです。

後ろ握手のできにくい人が状態を改善するのには、どうすればいいか。一番簡単な方法は、前腕の開きを詰めることです。前腕のどこでも硬く感じるところで、反対側の手でぐっと握る（方法は前項で書きました）。

肘の捻れ

左右の腕の上がり方には肘関節が関わっており、肘が改善すると肩の動きがよくなります。方法はたいへん簡単です。これは福島県で活躍した齋藤《さいとう》巳乗《みのる》（一九二六〜二〇一二）さんの『オステオパシー誇張法教本』（ジャパン・オステオパシック・サプライ）に書いてあります。文章だけでは少し分かりづらいかもしれませんので、ゆっくり形を想像しながら読んでください。

——患者は仰臥位
術者は、患者の手掌を前方に向け、手首を外転させて、その手首を折り曲げる。片方の手指全体、又は術者の前腕部を肘関節の間にはさみ込む様にして、患者の前腕を折り曲げる。
その時に、肘関節にはさまれている手指部や前腕部に、軽く圧の感じるところまで折り曲げて止める。そのまま止めた状態で数分間時間をおくと、肘関節は、自由な運動が出来る様になる。（前掲書、一三ページより）

肘の間に反対側の手の前腕部または手指部を挟み込み、二〜三分ほどじっとしていれば、肘関節が正常になります【図35】。数分間と書いてあるのが微妙な点ですが、やってみて効果を感じるのには二分ほどした方がよい、というのが私の結論です。人によって効果を実感しにくかったとすれば三分でも構わないと思います。一概に何分と決めるのは難しい。個人差があるからです。まだ効果がもう一つと思えば、長めに同じことをくり返せばよろしい。

ですから何か肘に異常を感じる人は、この操法をしてみてください。案外と簡単に問題が解決するかもしれません。それから後ろ握手のできにくい人も、肘を改善すると、よくなる可能性があります。

肩の捻れだけを見れば、肘は寄り道ですが、肘が肩と密接に関係していることが分かれば目的の一部は果たせたことになります。肘や手首が悪いと、肩もおかしくなる。逆にいえば、肩がおかしい人は、肘や手首を改善してやれば、よくなることが多い。

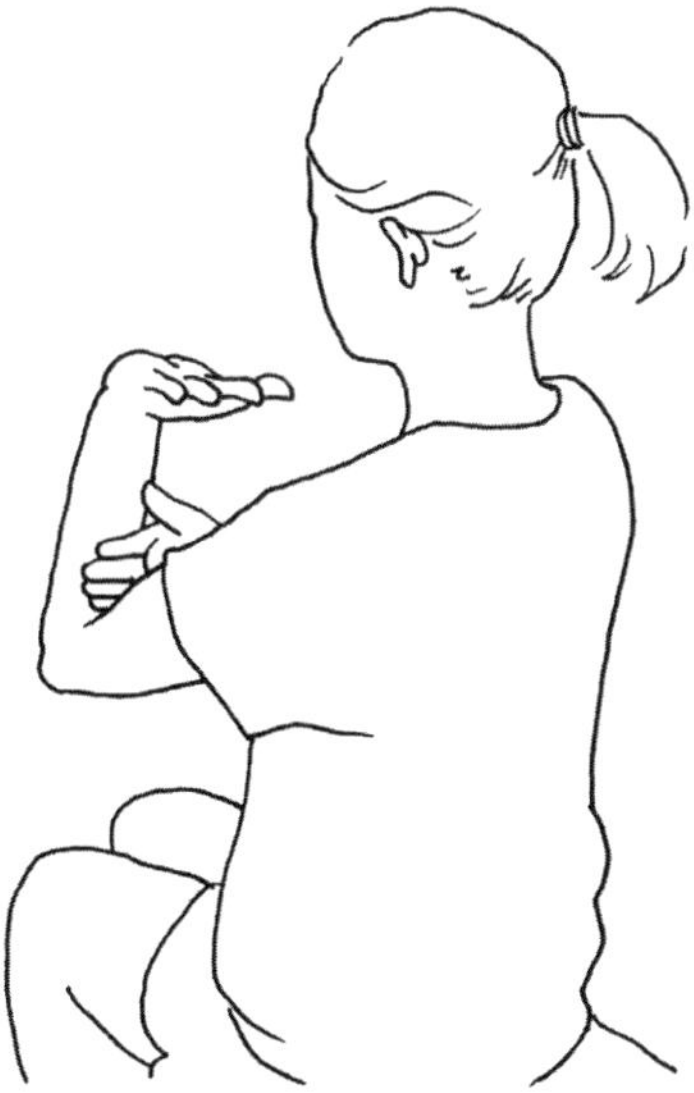

【図35：肘の修正体操】

12　肩と手首の捻れ

手首が正常になると肩が楽になる場合があります。手首と肩がなぜそんなにつながっているのか考えてみましょう。

手を使いすぎる？

肩と手首の間にどんな関係があるのだろうと怪訝《けげん》に思う方も多いでしょう。無理もありません。昔から肩こりなら「母さん、お肩を叩きましょう」方式が定着していますからね。

たしかに「たんとん」と叩けば、その時は楽な感じがするかもしれません。でも、すぐに元に戻ってしまいます。ところが手首を操作すると一味ちがう効果が得られます。

手首という場所は単純な構造になっているように見えますけれど、実はけっこう複雑な構造を持っています。何か解剖図をご覧になって、手首に関わっている骨を数えると、手首の遠位（向こう側）に五個ほどあって、近位（手前側）に二本あります。都合七個ですから、このことが納得できるはずです。その証拠に手を使いすぎて傷める人は、指よりむしろ手首がおかしくなるのではありませんか。

マッサージ系の仕事をしている人で手首が変だといって来る人が結構います。そういう人たちは口を揃えて「使い傷みですか」と聞いてきます。まあ、そういう場合もあるかもしれません。でも、たいていの人は、手首の小さな骨の位置が少しばかりおかしくなっているだけであることが多いですね。

手首の修正

手首の解剖図を見ると、親指側に舟状《しゅうじょう》骨（足にも舟状骨があるので、区別するときは「手の舟状骨」といいます）、小指側に月状《げつじょう》骨という二つの骨があることが

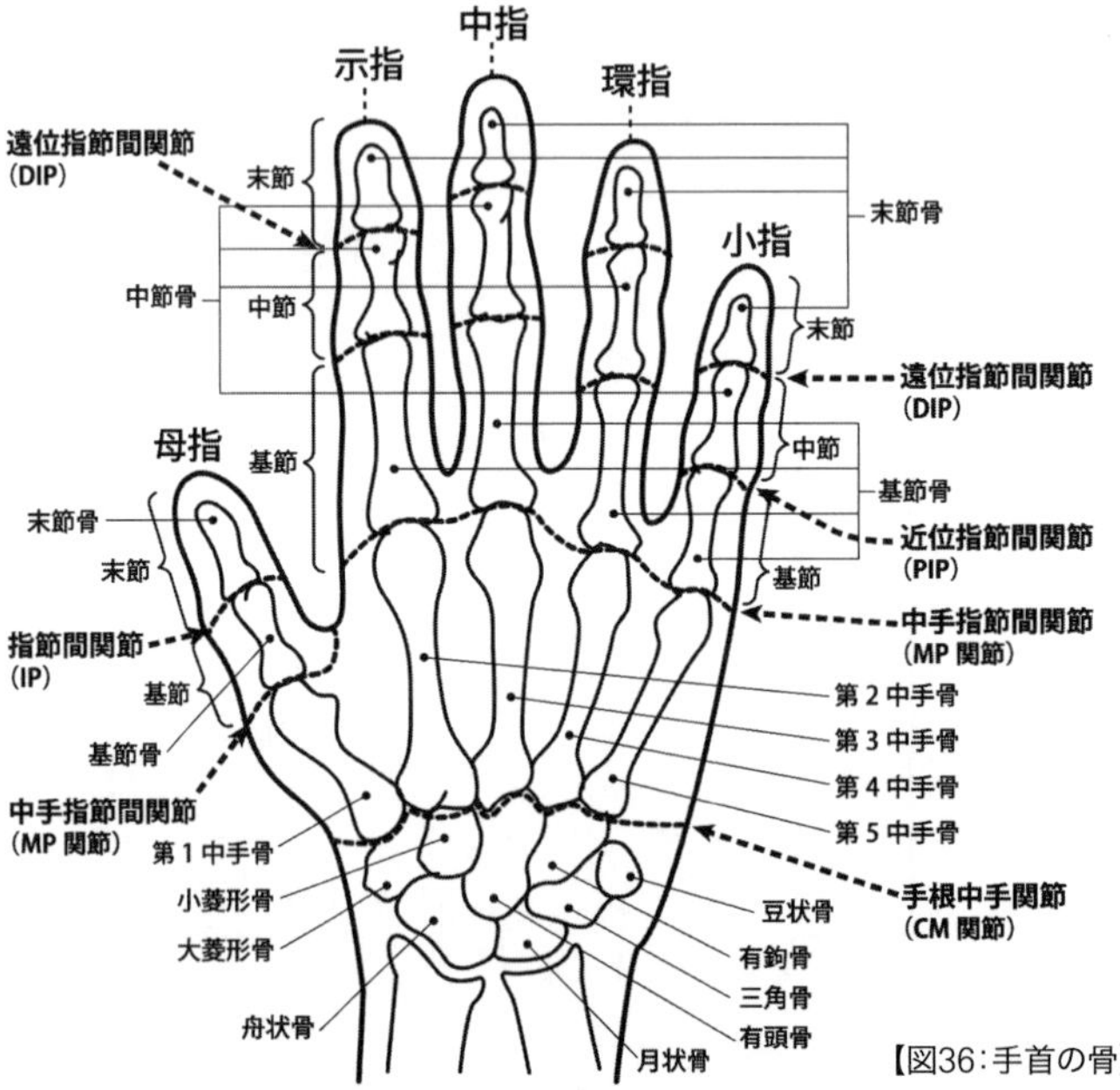

【図36：手首の骨】

分かります【図36】。

手をよく使うと前腕の橈骨・尺骨という二本の骨が捻れてくる話はすでに書きました。橈骨が内側へ捻れてくる。すると手首にある舟状骨と月状骨の関係も影響を受けて捻れてくる。たいていの場合、舟状骨に対して月状骨がやや手甲側へ上がってくる関係です。

これの修正法を言葉で説明すると、まどろっこしいですが、やってみましょう。

手首が悪い側の薬指の甲側を見てください。爪が生えていますが、爪と第一関節の間です。その部分にタテに二本の直線を引きます。別の手の指先を使って、爪の左右の幅で引きます。ただし、同じ方向にではなく、中指側は手前へ、小指側は爪先へ。以上です【図37】。

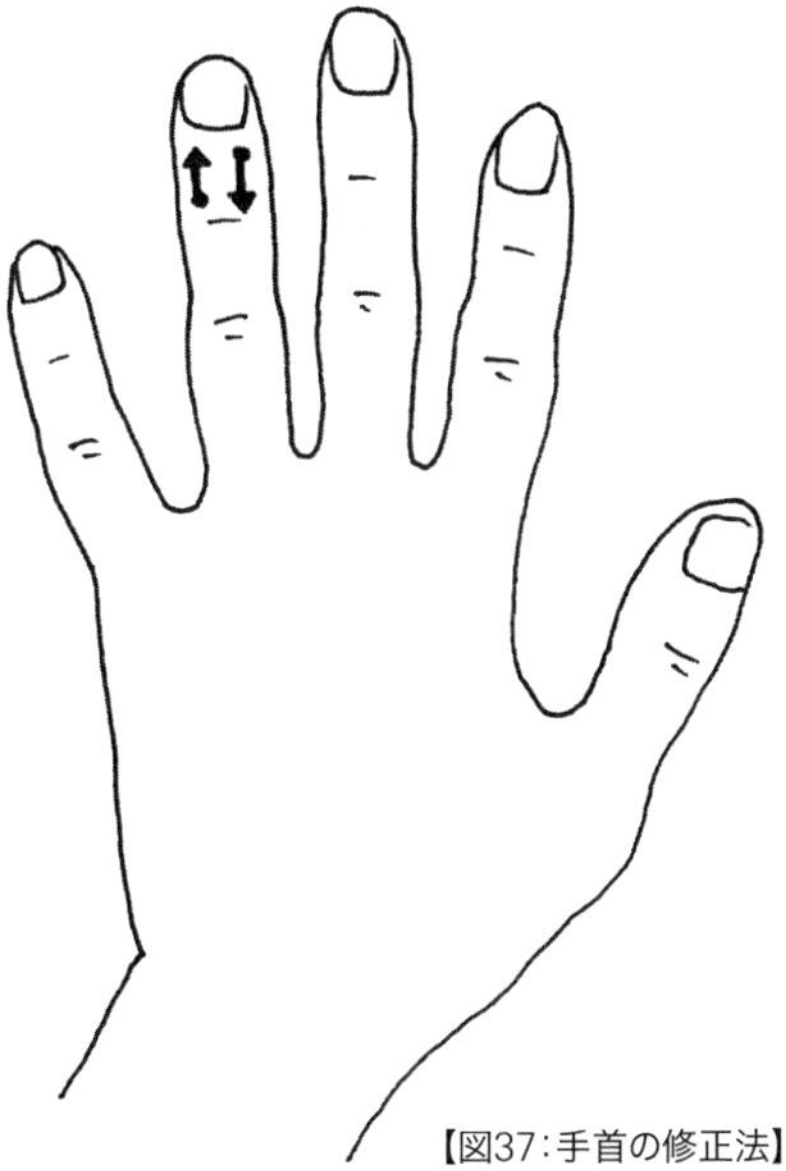

【図37:手首の修正法】

先日も手首が痛いと来られた男性がいます。手を床につくことができないようです。ずいぶん酷そうなので、どんなお仕事をされているのですか、と尋ねると「実は整骨院です」とのこと。さもありなん。

橈骨に微圧をかけて一分半。橈骨は親指の茎状突起から、肘のすぐ下の上腕橈骨関節までの長い骨です。手首側の茎状突起の下から、軽く上向きに押え、上腕橈骨関節のすぐ下を軽く上向きに微圧をかけます。

次に薬指の先を爪でこすって五秒。これは、手首を整える目的です。この男性が驚いて言われるのは「何と繊細な」という言葉。

そうです。人間の体は実に繊細です。なにしろ「物質体」としての体だけが人間ではないからでしょう。「エネルギー体」といえばいいのか、そういう仕掛けが体と重なりあっていて、人の体をうまく動かしている。だから体を構成している物質だけを何とかしようとする技術では、なかなかうまく変化させることができません。

手根部が硬くなっている

肩と手首の関係というこの節のテーマに戻ります。
実は手首が正常になると、肩が楽になる。こういう関係があるので、手首は重要です。
たとえば手首のほんの少し指先側、そのあたりを手根部《しゅこんぶ》と呼びますが、その辺が硬くなっている人が多い。その硬いところを、甲側とは反対の掌側（生命線の途中あたり）から軽く反対側の親指で押さえて、しばらくじっとしています【図38】。

このような時、たいていの人が強く押さえすぎます。掌に触れると、むしろちょっと力を抜くくらいがよろしい。三〇秒もすればいいでしょう。さっと触れていた指を離してみる。肩が少し楽になった人がいるはずです。人によってとても大きな効果の上がる場合があります。首の動きが楽になるとか。

ですから肩がどうこうと訴える人に対しては、手首、特に手根部を何とかしてあげるといい。これが結論です。もちろん肘だとか肩を引っ張る色々な要因がありますので、手首だけではありませんが。

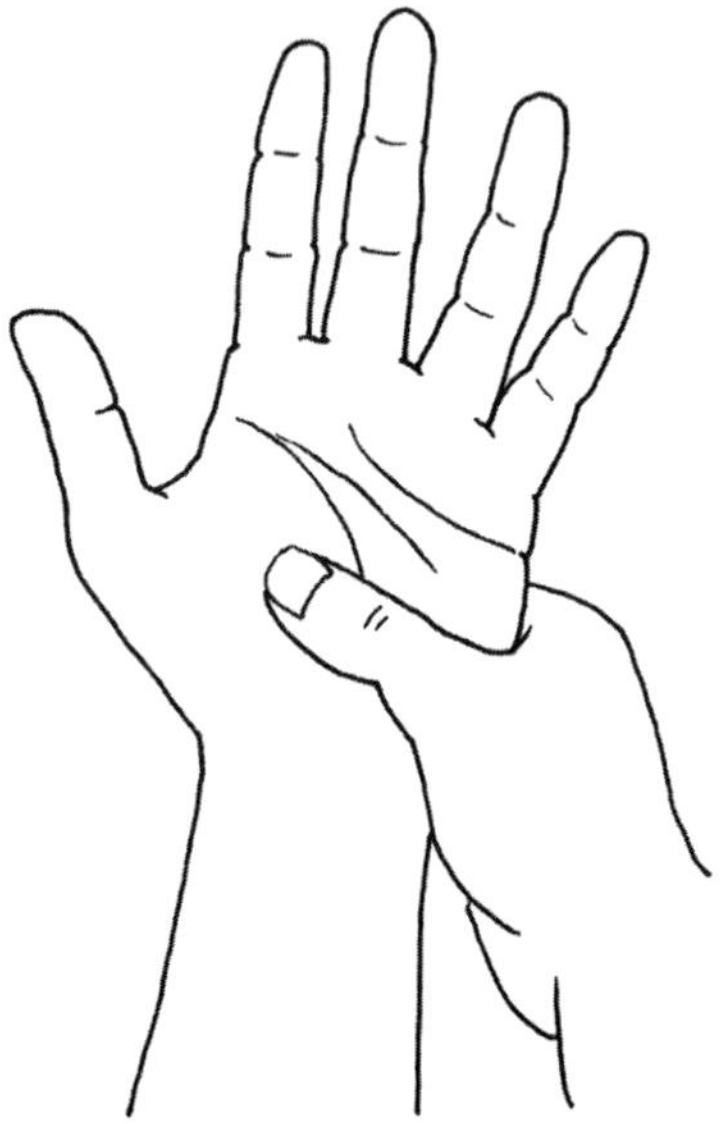

【図38：手根部をゆるめる】

13 捻れのつながり

さて、いよいよ「捻れ」のテーマの中でも最も重要なテーマ「捻れのつながり」について話していきます。あるいは「頸《くび》の捻れ」といってもいいです。

捻れが全身につながる

むちうちのあと鍼治療を受け、頸に瘤《こぶ》のような盛り上がりができてしまった――、そんな人が来られました。触れてみるとたしかに硬くなっている。でも「こぶ」と呼ぶのがいいかどうか疑問に思いました。組織が増殖しているとは思えなかったからです。でも彼はこれが気になるらしい。たびたびこの部分を触って、何とかなってくれればと祈っているに違いない。

私は、この瘤を揉んで柔らかくしようと思いませんでした。それでは一時の効果に留まるのが分かりきっているからです。

で、まず骨盤の捻れを戻して行きます。といっても手の甲を撫でているだけですが、捻れている骨盤が逆方向に動き、骨盤から背中にかけての捻れがとれて行く。そうして仕上げに腰椎の捻れが残っていれば、それを整えてやります。すると頸がよくなって来た。これまで硬かった瘤が少し軟化して来ました。

頸の状態は、骨盤や腰の状態によって決まってきます。頸そのものをいじくり回してもよくならない。むしろ骨盤・背骨・足の捻れを取り除いていくと頸がよくなる。これが原則です。特にこの人の場合、腰椎五番つまり骨盤のすぐ上にある椎骨が変な捻れ方をしていました。これが頸に影響しています。

一言でいえば足から頸まで捻れがつながっています。あるいは足から顎や頭蓋骨までつながっていると言った方がいい。骨盤を正しただけで顔面の配置が変ってきた人がいましたから、顔の歪みは全身の捻れの反映である、といっても間違いではありません。頭の歪みもそうです。頭蓋骨そのものに直接に手を触れるよりも、体の捻れが解消していくと、間接的に頭蓋骨の歪みがとれてくる。そういうことがしばしばあります。「捻れのつながり」は、単なる言葉遊びではなく、現実に存在している関係です。

このような関係をたどっていくのが、施術者の課題になる。施術の要点はどこにあるかと問われれば、観察だという答えがよく返ってきますが、観察するといっても、あちこちをじっと見ればよいわけでも、あちこち触ればよいわけでもありません。捻れのつながりを辿って行くことが大切です。

14 頸椎と腰椎

首が痛い人をよく見かけます。頸椎に歪みがあるためですが、頸椎そのものを直そうとしても、なかなかうまく行かない。背骨全体が捻れているからです。頸椎そのものを直してみても一時は直ったように見えて、すぐ元に戻ってしまいます。

背骨は自転車のチェーンに例えられます。チェーンが少し捻れていれば、両端をもってわずかに捻り返せば元に戻る理屈でしょう。一部だけを直そうとしても直る道理がありません。それより背骨全体の捻れを直すに限るわけですね。

頸椎と腰椎は連動・対応する

整体の先達であった野口晴哉さんの本を読むと、頸椎は腰椎と連動（対応）している、と書いてある。

言葉遣いは違うかもしれませんが、そういう意味のことが書いてあります。

しかし、ただこう言われただけでは意味がよく分からないでしょう。詳しい説明は省きますけれど、背骨全体に一定の前後の彎曲があって、背中側から見ると、腰椎は少し奥へ、胸椎は少し手前へ、そうして頸椎は少し奥へ、彎曲しています。これは「生理的彎曲」と呼ばれていて、だれでも大体そのようになっています。

すると腰椎と頸椎はともに少し奥へ、やや奥へ反っている形になっているのが自然な姿です。ですから腰椎が少し変位して、後ろへ出てくると、それに伴って頸椎も変位する、つまり前に反りがあるはずのものが後ろへ反って、ストレート・ネックと呼ばれるような状態になる、と野口さんは言っているわけです。また、腰椎に左へ捻れがあると、頸椎にも同じような捻れが見られるようになる。「頸椎七番の状態を見ると、腰椎五番は見なくても分かる」とまで言っています。人によっては、これを大げさな表現と感じるかもしれませんが、必ずしもそうではありません。

腰椎が整うと頸椎も整う

首を左に倒すと痛いという女性が来ました。頸椎に問題がある時、私は頸椎を触りません。むしろ脚や骨盤を触って、下から捻れを修正しようと考え、実行します。

さて、この女性に一応ひと通りのことをやって見ましたが、一向によくなりません。頸椎に触れてみますと二番の左側が硬くなっていて、よくない。腰椎に問題があるのだろうと思って腰椎を探ってみますと、腰椎二番がカチカチになっています。これだろうと腰椎二番を整えると、見事に頸椎二番が変化しました。やはり頸椎と腰椎は、野口晴哉さんのいうように対応していたわけです。

注意したいのは、頸椎は七個、腰椎は五個ですから、同じ数字同士が対応するわけではないことです。

頸椎の上の方は腰椎一・二と、頸椎の中程は腰椎二〜四と、頸椎の下の方は腰椎四・五と対応していると考えればいい。一対一の対応ではないので、頸椎にどうしても問題が残るような場合は、腰椎のほぼ対応しそうな辺りを探って、硬くなっているところ、圧痛のあるところ、そのようなところを整えると、頸椎もよくなってくるという関係です。こういう意味で頸椎と腰椎とが対応していると言えます。

頸椎に影響を与えるポイントは腰椎だけではありません。腕も大きな影響を与えます。肘や上腕・手首を直すと頸椎が整う、という関係はよく経験するところです。

15 鎖骨

鎖骨は体を横に走っていますから、捻れと無関係のようですが、そうではありません。多くの人の鎖骨には左右差が見られます。全身の捻れを象徴している骨といえるかもしれません。

鎖骨が左右対称でない

鎖骨は体の左右を横切っているため、体の捻れが表れやすい骨です。いちばん内側の端、のどの下にグリグリした突起が二つありますね。胸鎖関節《きょうさかんせつ》というこの突起が完全に左右で同じ状態、つまり左右対称になっている人は少ないといってもいいと思います。左右の鎖骨の状態が違っている人が珍しくありません。

まず左右の骨の位置が、一方は前に出て、一方は後ろに凹んでいる人が多い。またグリグリの大きさが左右で違っている、グリグリの位置が上下に狂っているなどの異常を示している鎖骨が多い。体が捻れていることの反映です。左右の肩の位置が捻れて歪んでいる。それが鎖骨に表れているわけです。

特に胸鎖関節を触ると痛みを感じる時は、体の捻れがひどくなっていますので、要注意です。

鎖骨の修正

これを修正しようとすると、もちろん下の方から手を入れて行く必要があります。鎖骨だけをエイヤッと真っ直ぐにするわけには行きません。体の捻れはつながっているからです。鎖骨の状態を改善しようとすれば、鎖骨の左右差を解消しなければなりません。たいへん簡単な方法としては、次のようなやり方があります。

手の中指の第二関節の横紋（手のひら側のしわ）のところを、軽くクルクルと撫でてやる【図39】。すると不思議なことに、胸鎖関節の左右差が解消します。同時に胸椎上部の歪みも解消することがあるかもしれません。たった一回で、あちこち整ってしまうというお得な操法です。

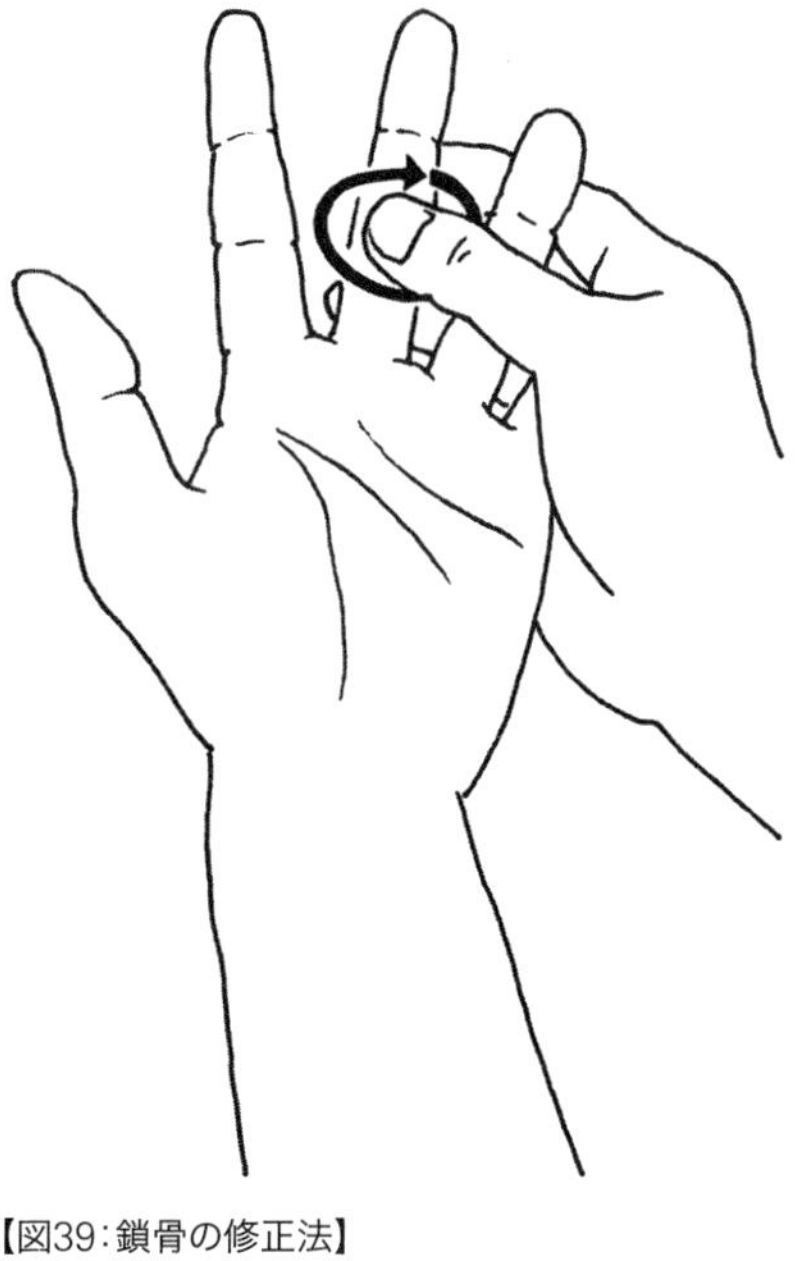

【図39：鎖骨の修正法】

鎖骨が肉の中に埋もれている感じの人が多いですが、この操作で少し埋もれているのが出てくると思います。もちろんこの操作は両方の鎖骨についてやってください。片方だけやると、思わぬところに妙な影響が出る可能性があるといっておきましょう。

体を下の方から整えてから、この操作をすれば、体全体の捻れがずいぶん改善されるはずです。肩こりや頸の痛みも、これで改善される可能性が出てきました。

鎖骨も肋骨も歪みやすい

夏になると鎖骨ほど目立つ骨も珍しいですから、いったい何のために鎖骨があるのか、という疑問が出て当然です。この疑問は腕を回してみれば氷解するのではないでしょうか。

試しに鎖骨を触りながら腕を回してみてください。あまり動かない骨だと思っていた骨が実に大きく回転していることを知って、驚く人がいるかもしれません。鎖骨は腕の自由な動きのためにあります。逆にいうと、腕がうまく動きにくい人の鎖骨は硬くなっている。

それだけではありません。鎖骨は肋骨の上にあります。ですから肋骨が捻れてくると鎖骨も捻れる理屈です。肋骨が捻れるなどというと、どうやって捻れるのか、と不思議な感じを持たれるかもしれません。肋骨は背骨にくっついていますから、背骨が捻れると肋骨も捻れる関係にあります。背骨が捻れるとどうなるか。肋骨は背骨に対して、言わば鳥籠の竹ヒゴのようについていることはお分かりでしょう。ですから、背骨が左右対称でなくなると、左右の肋骨の位置が違ってきます。

試みに胸からと背から両手で左右の肋骨を挟んでみると、前後の幅が左右で違う人がかなりいます。胸の筋肉の発達が左右で違っているのかと考える人が多いかもしれませんが、肋骨が全体として捻れているから厚みが違ってくると考えられます。

こういう人は、背中が平らでないために、仰向けになって眠ることが難しいかもしれません。安定感がなく、仰向けだと何か落ち着かないのでしょう。仰向けに寝ることができない人には、このタイプの歪みがあります。

16 蝶形骨

蝶形骨《ちょうけいこつ》という頭の中を貫いている骨を整えると、目の状態が変わります。

蝶形骨のありか

「蝶形骨」という文字を見て、こんな骨の名前は知らない、と思われた人が多いことでしょう。外からほとんど触れることができず、一般にはあまり知られていない骨です。

どこにあるかと聞かれたら、頭蓋骨の中を貫いていると言えばいい。こめかみのところに両端がありまず。

蝶形骨のある場所を、もう少し詳しくいいますと、眼の奥、つまり眼球の奥が蝶形骨のところにあたると考えてください。そこに蝶々が羽根を広げたような形の骨があります。また、この骨は背骨の上にあるので、背骨が捻れると捻れやすい。捻れるというのは、左右の高さが違ってくるなり、左右どちらかに変位するなりするだけでなく、左右でやや奥行きが違ってくることを表しています。つまり眼球の奥の深さが変わってくる。

蝶形骨が整うと目も整う

本人を仰臥させ、操者は枕元に坐ります。眼球の飛び出しを左右両眼でくらべて、左右のどちらかが飛び出し、反対側が凹んでいるなら、蝶形骨が捻れを起こしていると考えていいでしょう。完全に左右の揃っている人は、むしろ少ないかもしれません。

眼球の深さが違ってくると、正面から両眼を見た時にも、眼の大きさが違うとか、眼の飛び出し方が違うとか感じることになります。

これをどんな操法で揃えるかを書くと、面白がっていろいろやってしまう人がいるかもしれません。ところが頭蓋骨というのは意外に複雑なもので、一か所が変化すると他も変化するために、むやみに変化させると碌《ろく》なことがありません。ですので、ここには書かないでおきますが、朱鯨亭の「操法テキスト」（基本編の五六ページ、「眼球の凹凸」の項目。詳細は http://shugeitei.com/stext.html をご覧ください）に書いてありますので、どうしても興味のある方は、そちらを参照してください。

蝶形骨の操法をすると、左右の眼球が揃ってきます。すると視力の低い方の目の視力が上がることが多い。また左右の眼球の位置が揃って来るわけですから、眼球にかかる力が斉一になって、眼の疲れがとれる効果もあります。ただし、このためには背骨の捻れがとれていることが必要です。背骨が曲がりくねっていたのでは、蝶形骨もまっすぐになれないからでしょう。

第5章
共鳴法の原理と実際

1　高麗鍼の発見とその応用

高麗手指鍼の登場

手の平や甲に鍼《はり》を刺すと、体が変化し、いろいろな症状が消える「高麗手指鍼《コリョスジチム》」方法があります。その原理が発見されたのは一九七一年、韓国でのことでした。柳泰佑《ユテーウ》さんの著した『てのひらツボ療法――高麗手指鍼の原理と応用』（地湧社）が日本でも翻訳・出版されましたし、現在では「日本高麗手指鍼学会」が組織されています。韓国の事情に詳しい人に尋ねると、韓国には高麗手指鍼の店がたくさん見られるそうです。

高麗手指鍼は、全身と手との対応関係（高麗手指鍼では「相応」と呼ばれます）を使って、全身の経絡の代わりに手の平や甲に鍼を使う方法です。耳と全身の対応関係を使う「耳ツボ」や、足と全身の対応関係を使う「足ツボ」といった方法がありますね。その言い方を借りると「手ツボ」と言っていい方法です。

簡単にいうと小指が脚、薬指が腕、中指が頭部から脊柱という対応関係です。小指の第一関節は足首、第二関節は膝、第三関節は股という対応関係が薬指についても成り立っています。中指でいえば、第一関節が後頭骨のすぐ下、第二関節が頸椎七番と胸椎一番のところ、第三関節は肩甲骨のすぐ下という対応になっています（ただし別の対応方法を採用している流派も存在します）。対応関係は【図5】（五一ページ）を参照。

体のどこかに痛いところがあれば、それに対応する場所に鍼を刺せばいいのですが、鍼は、鍼灸師の資格を持つ人でないと使えません。

日本での発展

そのため一般の人たちが簡単に使うわけには行きませんでした。そこへ日本の井村和男さんが指先で操作する方法を工夫し、著書も発行されています（『癒道《いどう》整体』たにぐち書店）。手指で操作する方法に変わったことで、一般の人たちが取り組む入口ができました。

井村さんの方法以外にも、高麗手指鍼と同じように全身と手との対応関係を操法に使う方法が色々工夫されています。西島明さんという歯科医の『金の力 銀の力』（ごま書房）という変わりだね（金ペンと銀ペンを使って皮膚の上に形を描く）があり、そのほか、ヨガに応用した龍村修さんの『龍村式 指ヨガ健康法』（日貿出版社）も、同種の対応関係を使ったものです。フーチ（紐や鎖の先におもりを付けたもの）に応用した石原綱吉さんの『幸運をつかむフーチの秘密』（ダイナミックセラーズ出版）という興味深い著作もあります。これらの方法が、互いに影響を与え合っているのか、それとも独立に考案されたものかは分かりませんが、よく似た考え方に基づいて組み立てられている点に注目したいものです。

2 共鳴法の原理

なぜ高麗鍼が効くのか

代替医療の世界でよく「気」という概念が使われます。それに対して従来さまざまな説明が行われていて、「気」は「光線」であると捉えるものや、「気＝電気現象」説、「気＝人体ラジウム」説まであります。ここでそのような説にさらに一つを付け加えようとは考えませんが、共鳴《きょうめい》という現象を目のあたりにして、これは何なのかと考えない人はいないでしょう。ですから共鳴という現象が見られる理由について、少し考えておきたいと思います。

現代イギリスの生物学者ルパート・シェルドレイクという人が「形態形成場」という仮説（『生命のニューサイエンス』工作舎）を提唱しています。一例を上げると、新しいジグソー・パズルをだれかが解くと、次に挑戦する人はやりやすくなっているというような現象です。この実験は実際にヨーロッパで行われて、この考えが正しいことが何度も証明されました。この仮説を巡っては科学者の中に反論も多く、まだ一般に広く認められているとはいえませんが、ここで取り上げている操法の原理は、この仮説を認めれば簡単に説明がつきそうに思えます。

だれか（この場合は著者）が一つの操法を始めるとしましょう。それまでだれもそんなことをしたことはないし、考えたこともない操法です。ところがこの操法を二度、三度とやるうちに、他の人がやってもうまくできるようになっていきます。同じ動作の形を反復することで、その動作の形が空間に維持される（形態が形成された）ということになります。

対応する原理

もうひとつ取り上げたいのは「ホログラム」という考え方です。これは従来から取り上げられて来たもので、全身と足の裏が対応するとか、全身と耳とが対応するとかの考え方が「足ツボ」・「耳ツボ」の技法として開発されています。古代中国から伝えられた鍼灸の経絡も、この考え方につながるものでしょう。一口にいうと、「部分が全体を反映する」ということになります。全身を反映する「区」が足や耳に存在して、「区」に刺激を与えることで全身を変化させるという技法だと言えます。人によって、これを「写し身」と呼んでいる人もいます（西島明さん）。私はこの反映関係を「共鳴」と呼んでいます。くり返しになりますが、韓国の「高麗手指鍼」では「相応」と呼ばれています。

「足ツボ」と「耳ツボ」の両方の技法を使うとすれば、ホログラムを二重に使っていることになります。このような場合を私は「二重共鳴」と呼びたいと思います。以下で使うのは、全身と手の対応関係なので、「手ツボ」と呼ぶこともできるでしょう。このような方法を手と全身の対応だけ単一で使うなら、それは「単一共鳴」ということになりますが、以下では、全身と手の対応関係だけでなく、頭部と手との対応も使うので、「二重共鳴」ということになります。これは頭部を手との共鳴だけで扱おうとすると、中指の先だけが頭部ということになり、細かくなり過ぎて操作が難しくなるからです。

そうすると全身と手との対応関係は、現実に根拠のあるものか、それとも操者が設定するものなのか、という疑問が出るかもしれません。たとえば中指の中手骨を見ると、背骨に何かの異常がある時、必ず対応する場所に「硬いポイント」とか「しこり」とかを感じ取ることができます。これは現実に対応関係が存在していることを表しています。

ところが同時に、二重の共鳴関係を操者が設定することができるのだから、操者の意識とも関係していることを表しています。どちらでもあるというと、それは矛盾していると感じる人がいるかもしれない。つまり操者が任意に設定することができるが、それに現実的な根拠もあるということになります。まことに矛盾しているようですが、操法で成果を上げている事実を見ると、そういう矛盾したことが成り立っていると考える他ありません。「意識」か「現実」か、と二分法でこの世界を説明することが間違っているのでしょう。

3　手と全身の共鳴関係

意識が重要かもしれない

「意識」か「現実」か、という二分法を使わないとすれば、どうすればいいのでしょう。この二分法は科学の世界全般に使われていて、現代の社会は、この二分法の上になりたっているといってもいいほどです。それに代わるものがあるのかとなると、私はドイツの人智学者ルドルフ・シュタイナーの考え方の中に、これに代わるものがあるのではないか、と考えています。シュタイナーは、この世界を「意識」と「現実」という二分法で捉えず、感覚的に捉えられる「物質」と、感覚的に捉えることができない超感覚的な「霊」との二重性として捉え、そのような立場から世界を捉えることを「霊学」と呼びました。そしてシュタイナー自身は、その超感覚的な「霊」がどのようなあり方をしているかを極める「霊学者」という立場に立ちました。

「霊」という言葉はドイツ語ではGeist（ガイスト、精神）で混同の余地がありませんが、日本語では宗教の世界で言われる「霊」という言葉と混同がおきかねません。カタカムナと呼ばれる古代語に基づく「相似《そうじ》象学《しょうがく》」という立場では「潜象《せんしょう》」という言葉を使うことがあります。これは目に見える「現象」と対照させて呼ぶ呼び方で、これを使うなら、「物質」と「霊」という概念は、「現象」と「潜象」という概念に置き換えられます。

このような見方にたつと、共鳴という出来事は、物質で説明することができませんが、霊的な構造または「潜象」として説明できるかもしれないと思えます。手と全身との相応関係があるとすれば、そこに物質のつながりを発見しようとしても、うまく行きません。そうではなく、手と全身とはその「霊」的構造、つまり超感覚的なつながりがあり、互いに影響を及ぼしていると考える他ないのではないでしょうか。

手はカンヴァス

ではなぜ、手を共鳴区として使うことができるのでしょうか。手は操者のカンヴァスであると考えれば分かりやすいでしょう。カンヴァスに書き込まれる形は操者の意識とつながっています。そこに書き込まれたことを手がかりにして、受け手の体が変化を始めます。このような関係が生まれるのはなぜなのか。私が講師をつとめるセミナーの参加者からは、遠隔療法にも使えるという便りをいただきました。手がカンヴァスなのであれば、たしかにそういう使い方ができても不思議ではありません。

簡単に要点をいえば、手の甲または手の平に指でごく軽い刺激を入れると、それに相応《そうおう》(手と全身が対応すること)する場所に反応が現れ、体が整っていく、ということになります。

単一区であるため、操法の施し方に工夫を要します。つまり共鳴法は単一区・複数操法の考え方で成り立っています(顔面を含めると二重区)。操法には、撫でる、こする、押す、ぎゅっと押す、愉気する、つまむ、などの種類があります。実際に体の相応点にそのような刺激を施すと修正されるだろうと思われる操法を探して施すことになります。

一重対応にする

さまざまな試みを続けるうち、ほとんどの部分で「一重対応」が可能であることが次第に分かってきました。全身の場所と手の場所との対応関係(相応)は「一重対応」が可能です。「一重対応」で考えると対応関係が単純明快になり、一般の人でも取り組みやすい。たとえば「薬指の第二関節」は「肘」と対応します。「小指の第一関節」は「足首」と対応します。中指でいうと、中指の第三関節は胸椎の中ごろ、第八胸椎あたりですし、第二関節は胸椎の一番上、第一胸椎に当たるという具合に考えて操法すればいいわけです。

この「一重対応」の考え方をもっと細かくしてみましょう。薬指の第二関節は肘と対応するなら、第二関節の甲側は肘の関節のうしろ、いわゆる「肘鉄」に当たりますし、第二関節の掌側は採血する時のポイントに当たることになります。さらに第二関節の外側（小指側）は外側上顆《じょうか》、第二関節の内側は内側上顆と考えて操法することができるでしょう。

背中でいうと、中指の中手骨は背骨に当たります。背骨の内でも特に中指の部分は胸椎の下部と腰椎にあたります。そこで、この部分を細かくみると、中手骨の中央が胸椎一二番と腰椎一番の境目として分割すれば背骨もここで対応することが可能です。

かつて「整体」の世界では背骨をどのように調整するかが一大課題で、流派により方法が違い、一つ一つの背骨の椎骨《ついこつ》について、その働きを細かく記述した本もあるほどです。これも中手骨を使えば簡単に対応させて操法できるようになりました。

多重操法も使う

では、そうした対応する点または場所に、どのような操作をすればいいのか。指で操作するといっても、指で叩くのか突くのか、はたまた撫でるのか。じっと押さえているのか。いろいろな方法が考えられます。数年にわたって、さまざまな試行錯誤をくり返した結果、操法にはいろいろな形が必要であることが分かってきました。同じ場所を対象とする場合でも、操法の形を変えると違った結果が出ます。

肘《ひじ》を例にとって説明しましょう。「テニス肘」と呼ばれる外側上顆炎《がいそくじょうかえん》であれば、薬指の第二関節の小指側の側面をさっと縦に撫ればよい。下がっている橈骨《とうこつ》を上げたいのであれば、同じく薬指の第一関節から

第二関節に向けて小指側の側面を撫でればよい。そして病院で採血を受ける時の採血点（＝肘の内側）に圧痛があれば、薬指の第二関節の掌側を指先方向に軽く撫でればよい、という具合です【図40】。

したがって、ここで私は一重対応・多重操法という立場に立っています。手と全身との対応関係は一重だが、操法は場所によってさまざまな形を採るというわけです。

金ペン・銀ペン

先にご紹介しました歯科医の西島明さんが書いた『金の力 銀の力』という本があります。手の甲や手の平に金色・銀色のサインペンやボールペンで線や図形を描くと症状が改善するという、とても不思議な感じを受ける本です。

試しに金銀の線を指に引いてみると、曲がっていた私の小指がほぼ真直ぐになって驚かされました。生まれてこの方、六〇年以上にわたって第一関節のところで少し内側に曲がっていたのですが、それがたった一回でほとんど真っ直ぐになってしまった。その後も、まったく戻っていません。そのままです。

手や足の指が曲がると、どうしても関節周辺に緊張があるためでしょうか。上の方を引っ張ります。しかし、手の指の緊張を解いてあげると肩が自由に動くようになった人がたくさんいます。

ですから、この方法は応用次第でうまく使えると思います。ただ、この種の本にはネガティブ情報も書いておいてほしい。ペンをしばしば使うと、ペンの材料が体に染みこんで行くはずですが、その害はない

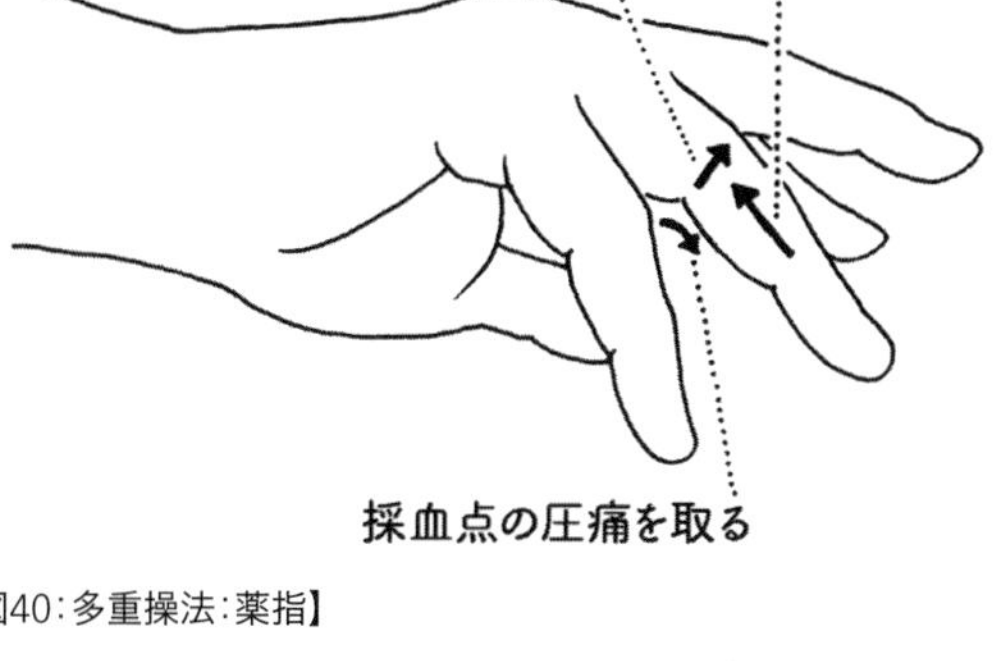

【図40：多重操法：薬指】

のか。複数の個所に同時に使うと相互干渉を起こすことはないのか、など、使ってみて若干の危惧が残ります。

ただ、本には線や図形で色々な操法（これを操法というのかどうか分かりませんが）を区別する方法が示されています。すぐにこの金ペン銀ペン法を共鳴法の中に取り入れられるかどうかは何ともいえませんが、同じように手を使うのなら、撫で方や押さえ方を工夫することで効果を変えられるのではないでしょうか。

たとえば、同じように撫でるのでも、手前に引くのと、向こうへ引くのとで効果が違う。同じように押さえるのでも、強く押さえるのと、チョンと押さえるのとでは効果が違う。操法の工夫は無限の可能性を秘めているとも言えます。

4 どのように手に働きかけるか

共鳴区と対応関係

手と全身との対応関係については、すでに【図5】で説明しています。一例を挙げましょう。肩が痛むという人が多いですから、肩の例にしましょうか。

対応関係でいうと、薬指が腕に相応します。肩の障害を起こしている人に共通しているのは、肩関節が前に出ていることです。肩関節の前を押さえてみてください。強く押すと、そこが痛むということはありませんか。

そこが痛む人は、肩関節が亜脱臼《あだっきゅう》を起こしている可能性があります。亜脱臼とは、脱臼というほどではないけれど、前に変位しかかっているということです。そこで、前に出かかっている肩関節を奥に押し込めばいいことになります。しかし現実に肩関節そのものをギュッと押して亜脱臼が直るかとなると、それは無理です。体はどこをとってみても、反発力＝恒常性維持力というか、外力に対して抵抗しようとしますから、無理やり力で押し込もうとしても、うまく行きません。しかし共鳴を使えばうまく行きます。

肩関節そのものをぐっと押す代わりに、それに対応する掌の場所、具体的には薬指の第三関節、すなわち掌の薬指の付け根を触ってみると、少し骨っぽいところがありますね。骨が盛り上がっている場所です。これが肩関節の前に相応する共鳴区です。ここをじっと押さえ続けると、肩の痛みが軽快になってくる人がいるはずです。

【図41】の印の位置を反対側の手指でじっと押さえ続けると、痛みがとれてきます。共鳴によって肩関節の位置が変化したことになります。

これまで色々な操法をご紹介しましたが、いずれも、こうした原理に基づいています。

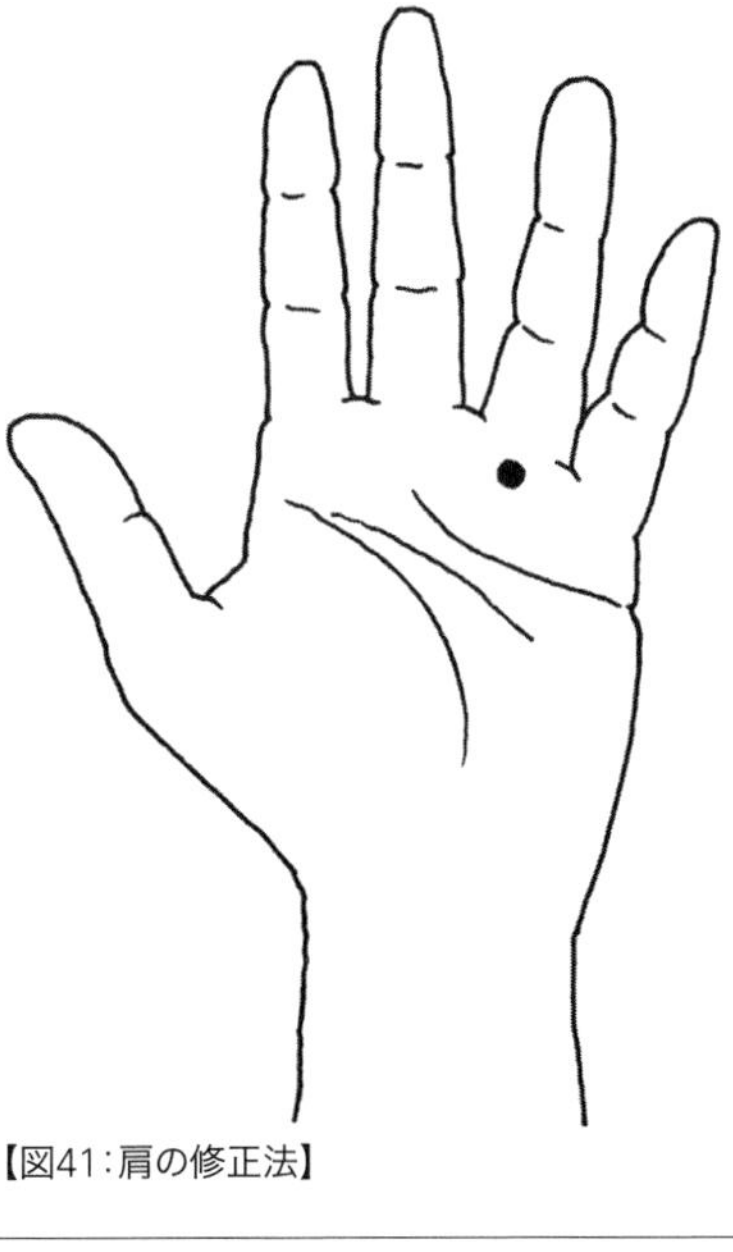
【図41：肩の修正法】

第6章

足の捻れと歪みを取る
——操法の実際①

以上のような原理にもとづいて、では、どのように体の状態を変化させていけばよいのか。以下の章では、それを具体的にみて行きます。

1 足元が大切

何にしても基礎が大切――と言えば、だれでもうなずきます。ではお尋ねしますが、体の基礎って何でしょう。骨盤ですか？　それとも脚ですか？　それとも足？

足が大事

もちろん全部がつながって体を形作っているのですから、どれか一つだけを切り離しても、あまり意味がありません。でも私はふつう、足から始めます。足に問題があると、上をいくら整えてもぐらぐら、という例を何度も経験しているからです。

足の問題と一口にいっても色々あります。ただ、なかでも故障がおきやすいのは足首ですね。だからこそ、三つの首が問題だという言葉があります。足首・手首・首の三か所が体の要所だという説です。三つの中でも足首の重要性は改めていうまでもないでしょう。足首が硬いとか、足首のどこかを押さえると痛いという人が多い。そこで、足首の周辺が痛い場合にどうしたらいいかを考えてみましょう。

まずあなたの足首をあちこち押さえてみてください。普通に生活している分には痛くもなんともなくても、いざ押さえてみると痛みを感じる場合があります。くるぶしの周りや、それこそ足の首の部分、つまり足の付け根のところが痛いという人が多い。捻挫《ねんざ》をしたことがあるという人も多いですね。そういうことが原因となって、足首の周辺は骨が歪みやすい。骨が歪むと、周辺の筋肉なども引《ひ》き攣《つ》れや拘縮を起こす。

足の骨が歪むと

足首のところには、小さなボートのようにやや弓なりになった舟状骨《しゅうじょうこつ》とか、さいころに近い形をした立方骨《りっぽうこつ》などという小さな骨がたくさん集まっています。こうした骨の一つが歪むと痛みがでます。しかし歩いていても痛くないことが多いようです。押えて痛みがあったら、この点を圧痛点《あっつうてん》ということにします。

こんどは足の甲にある圧痛点のところを片方の指で押さえながら、そのちょうど裏側にあたる足裏を押さえてみましょう。この辺が痛みのある場所の裏側かな、と探りつつ押してみると、裏から押している感触を圧痛点のところに感じるところがどこかあるはずです。これを対蹠点《たいせきてん》ということにしましょう。完全にピンポイントでここ、と分からなくてもかまいません。大体ここら辺がそうだと分かればよろしい。

圧痛点と対蹠点の二点が探し出せたら、圧痛点を押さえたまま、対蹠点をぐっと押さえてパッと離す動作をくり返してみてください。何度かくり返すと、次第に圧痛がやわらいで消えて行くはずです。これは、わずかに歪んでいた骨が正常な位置に戻ったからです。

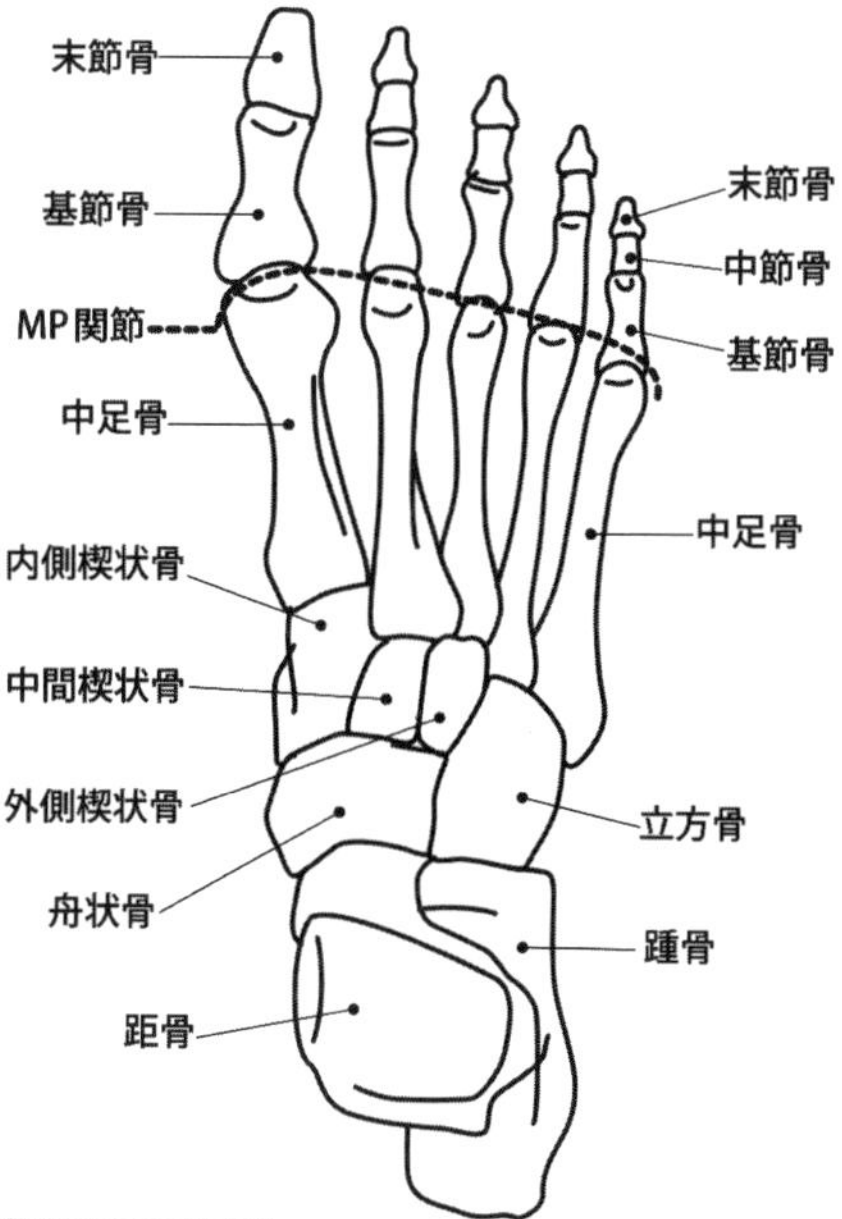

【図42：足の骨図】

痛いところを押すのではないのか、と思われるかもしれません。ところが、自分でする操法の原則の一つは、痛いところを押さない、ことです。むしろ痛くない方を押してパッと離す。そうすると痛みがとれることが多い。

痛みが取れにくい時

すでに書いたような方法を試してみても、痛みが取れない場合があります。それぞれの指には、付け根に長い骨がありますね。これが足の甲の真ん中あたりまで続いています。これらの骨は中足骨《ちゅうそくこつ》といって、上、つまり甲側、または下、つまり足裏側に歪んでいることが珍しくありません。上に歪んでいると、足の甲に痛みが出ますし、下に歪んでいると足の裏に痛みが出ます。これを圧痛点と対蹠点の関係で処理しようとしても、うまく痛みが取れないことがある。そんな時にはどうしたらいいか。

指をひっぱりながらやればいいんです。指をひっぱりながら、対蹠点を押さえてすっと力を抜いてみる。これを何度かくり返します【図43】。そうしてもう一度、圧痛点を押さえてみると、痛くない。中足骨の上側にある関節が歪んでいることが多いですから、関節の位置を探り出し、その対蹠点を押さえてすっと力を抜けばいいわけです。どうぞお試しください。これだけで、足のしびれが取れたり、正坐した時の痛みがなくなったりします。

坐骨神経痛だといわれていたのが、ただ単に足の骨が歪んでいただけということもあります。やはり慎重な観察が大切

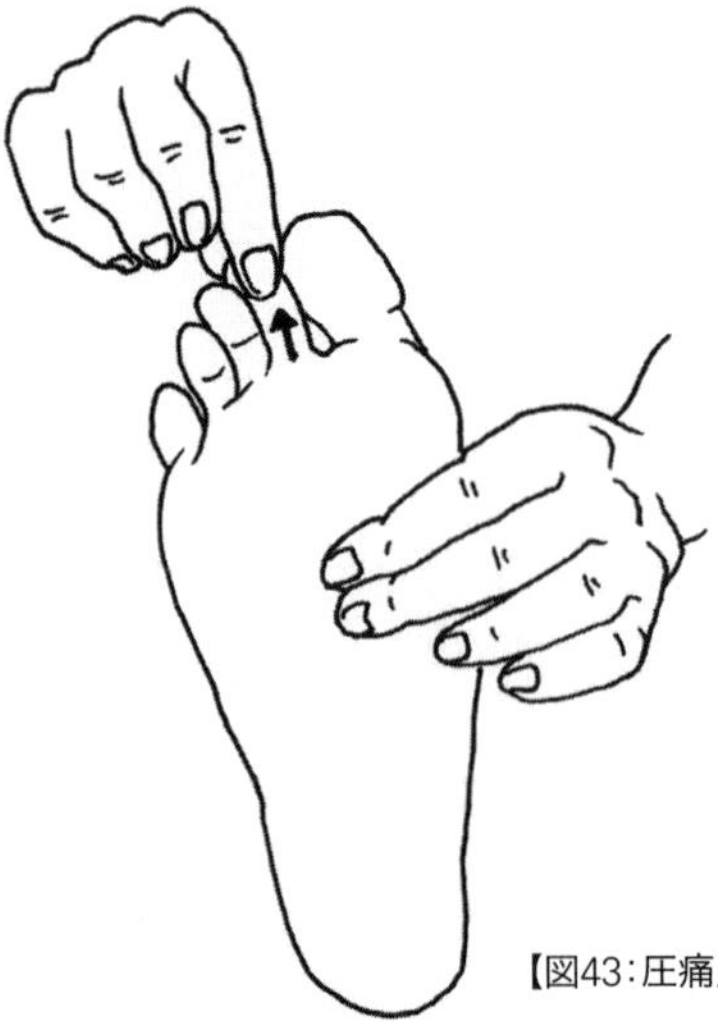

【図43：圧痛点の痛みを取る方法】

指をひっぱりながら、対蹠点を押えてすっと力を抜く

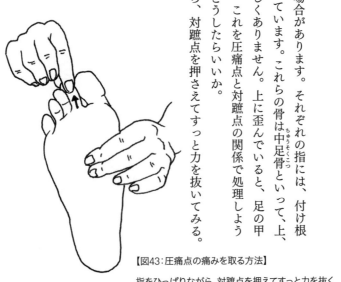

ですね。ちなみに坐骨神経痛の人の足を見ると、痺れているあたりの指に何か問題があります。だから坐骨神経痛の人に操法するときには、足の指を調べることが必須です。

2 踵を正しく

踵《かかと》の曲がっている人が多い。恐ろしいことを言わないで、などと言わないでください。本当ですから。

からだが歪むと歯が歪む

大学受験中のFさんが来ました。彼女は以前にも来たことがありますけれど、歯の矯正をしていたために今ひとつ効果が出にくかったというのが本当のところでした。

歯の矯正は考えものです。たしかに見た目を重視して、こどものうちに美しく直しておきたいという気持ちは分かります。でも歯に強制的な力をかけるわけですから、その続きである頭蓋骨に不自然な力がかかることは考えられているのでしょうか。

信じられないかもしれませんが、頭蓋骨は簡単に動きます。「こんな硬いものが？」と疑問に思われる方がいらっしゃるかもしれません。だれかの頭のてっぺんに手をあてて、しばらく（五分間ほど）じっとしてみてください。相手の頭蓋骨が呼吸に合わせてわずかながら動いているのが分かってくるでしょう。それほど頭蓋骨は柔らかなものです。

いくつもの骨が集まって頭蓋骨を作っています。そうしてつなぎ目がわずかに動くしくみになっていて、決してカチカチの塊《かたまり》ではありません。その一部に強い力をかけるとどうなるかは、考えてみればすぐ分かることでしょう。

体の歪みは歯に原因があるという理論がありますけれど、むしろこれは逆ではないかというのが私の考え方です。つまり、体が歪むから歯が歪むのではないだろうか。いったん生えてしまった歯の歪みを、体を正すことで矯正できるかどうかは分かりません。ただ、歯の矯正をしていると操法の効果が出にくいのはたしかです。おかしな反応が出ることもありますから、いま矯正中の人は操法に行かないほうがいい。

肩こりは足から

それはさておき、Fさんはひどい肩こりを持っていました。これは前回少しよくなったのですけれど、また悪くなったといってお父さんが連れてこられた。原因のひとつは胸椎が大きく歪んでいることです。胸椎五番が左に歪んで、その上の部分が右へ傾いています。なぜ、こんなことになっているのか、と思いながら正坐をしてもらうと、足がおかしい。坐り方が左右対称になっていない。左右の足首の角度がどうも違う。体の歪みを調べるのに正坐は有効な方法です。正坐の坐り方がへんな時は足首のおかしいことが多い。

次に仰臥《あおむけ》になってもらいました。踵の外側を押さえると痛いという。ここが痛いという人はけっこう多いですね。こういう人は仰臥したときに足首がやや内向きになっていることが多いものです。内向きになっていなくても、外側にうまく広がらないで、足首をもって外側へ回転させようとしてもうまく回らない。

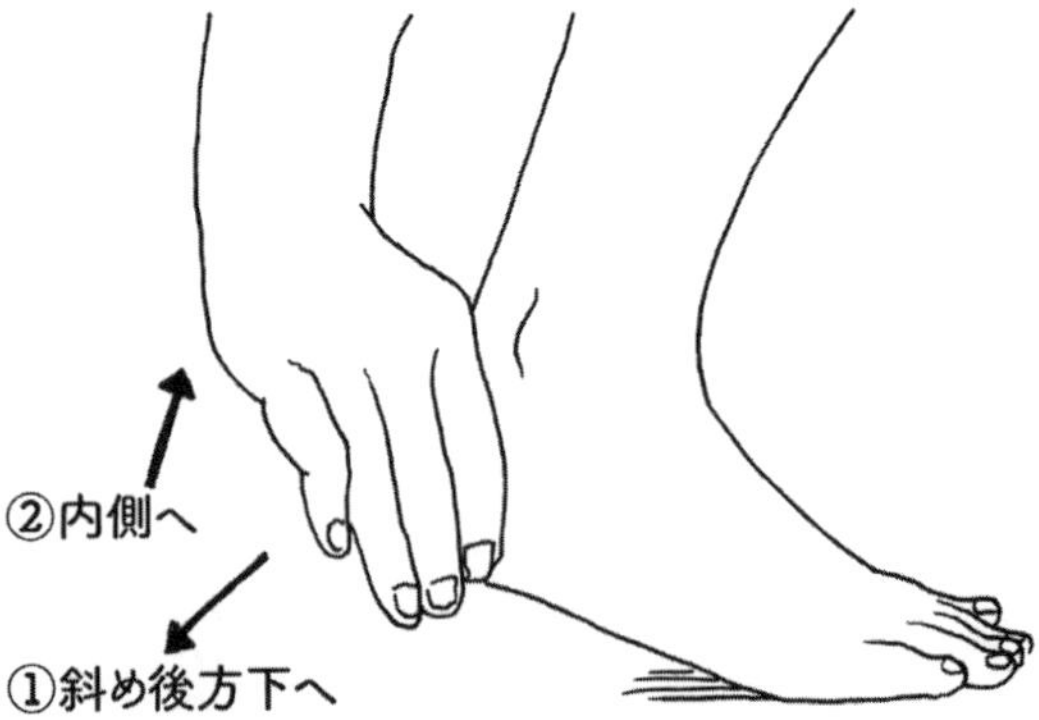

【図44：踵の修正】

踵の骨である踵骨《しょうこつ》が外に歪んでいるのですね。これは簡単に直せます。踵をうしろからつかんでひっぱります。ひっぱると同時に少し内側に力をかける【図44】。そうすると一瞬で踵骨が正しい位置にもどって痛みがなくなります。

さて。右足を正してからFさんに足の具合はどうかと尋ねますと、

――いつも右足の靴下だけが破れるんです。

――外側でしょう。

――ああ、そうです、そうです。

踵の骨がほんの少しばかり狂っていただけで靴下の破れ方まで決まるのですから、恐るべき体の歪みですね。踵骨が少し外へ歪んでいるために、重心がやや外へかかってしまうのでしょう。

もったいないのでFさんは、破れた右足の靴下をぬいつくろって履いているそうです。若い人にしては感心だ――。なんですか、私もそうしている? そうですか、ものを大切になさっているんですね。でも、ものだけでなくて、自分の体も大切にしましょう。家やクルマはぴかぴかに磨きたててあるのに、自分の体がぼろぼろでは、かわいそうですよ。

3 踵の大切さ

あなたの靴に小石が入っていたとしましょう。歩きにくい。気になって仕方がない。すぐに靴を脱いで、中の石を出そうとするでしょう。じゃまな小石を靴の中でなんとか避けようとだれもがしますね。それく

らい足は全身の安定に大切なところです。単に小石が入っていたら気になるというだけでなく、ちょっとのことで体重のかかる位置が違ってくるからでしょう。

踵の骨が歪む

それほど足は大切な場所ですから、足の骨が歪んでいると体の安定が悪くなるのは当然です。特に踵《かかと》にある踵骨《しょうこつ》という骨、踵と脛《すね》の骨のつなぎ目に位置する距骨《きょこつ》という骨が歪みやすい。ずれる方向はいろいろですが、よく見られるのは踵骨が後ろへ歪むケース。それから距骨が内へ歪むケース。

まず踵骨から。この骨は縦に細長く、船が前後に揺れるような動き方をするようです。高いヒールの靴を履くと、体重が前に向けてかかります。すると脛の骨が前に歪む。逆にいうと、踵骨が後ろに歪む。高いヒールを履いた場合に限らず、多くの人の踵骨がうしろに歪んでいます。歪むと、足首を回す時に、ごきごきした感じが伴ったりします。

後ろに少し歪んだとしても大した影響はないだろうと考えてはいけません。このわずかな歪みが問題を引き起こしている場合が少なくないからです。わずかに歪むことによって足首の動きが悪くなります。いすに坐って脚を前に出し、踵を支点にして足首を回してみてください。スムーズに回りますか。何かひっかかりを感じたり、うまく回らない感じや痛みなどがあったりすることはありませんか。あるいはふくらはぎの部分がつっぱる感じはありませんか。そういう現象があれば、足首の周辺に問題がある証拠です。

距骨が歪む

踵骨の上にあって、脛骨と踵骨のあいだでベアリングの役目をしている距骨という骨があります。この骨には筋肉や靭帯が付いておらず、しかも周りが「滑車」と呼ぶすべすべの表面をなしています。そのため動きやすい。この骨が簡単に動くために足首が簡単に動くような構造になっているわけで、動いてどんな状況にも対応できるようになっているのは長所ですが、動きやすいために足の安定がしっかり確保しにくいのは欠点です。

足首の内果（内くるぶし）のすぐ下を強めに押さえてみてください【図45】。痛みのある人が多いことでしょう。ここに圧痛を感じるのは、距骨が内側へ変位しているからです。これが足首の最大の問題点といってよい。

距骨が内側へ変位すると、すねの外側の腓骨が下がっています。腓骨が下がると、その末端が下を押すために距骨が内側へ変位するという位置関係になっています。すると、体重が外寄りになって来ます。たとえば左足の距骨が内側へ変位すると、左の腓骨が下がって、体重が外寄りになります。すると、全身の体重が左寄りになるわけで、全体として左重心になります。左重心がきつくなると、左脚に故障が発生しやすくなる。左の膝が痛くなるとか、左に坐骨神経痛が出るとか、左の腰に腰痛が出たりする。

こういう重心の左右変位は、距骨の位置によって決まってきます。だから距骨の変位は注意深く調整しておくことが必要です。これを調整する方法として一番簡単なのは、金銀のペンを使う方法です。図のように金線と銀線を引きさえすればよいのですから、だれでも対応可能です。悪い方の足だけでなく、両足に引くほうがよい。片方だけだと､反対側へ重心が偏ってしまうことがあるからです。この方法は前掲『金の力　銀の力』には出ていない私の考案によるものですが、とても効果が上がりますので、お試しください。

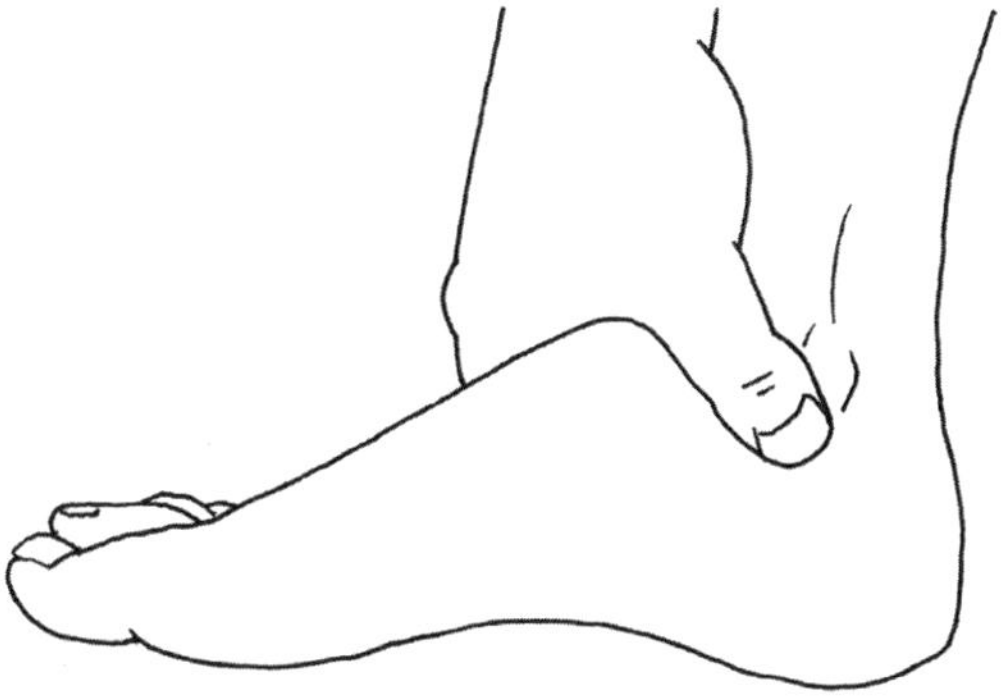

【図45：内果の下】

距骨の歪みは股関節にも影響する

六〇歳代の男性Tさんが、右股関節の痛みを訴えて来ました。股関節がおかしいと言って来る人は、普通、鼠径部《そけいぶ》の痛みを言うことが多いのに、Tさんの訴えは、股関節の外側、大転子の出っ張りのあたりです。大転子の横あたりが痛いという。場所から考えて股関節そのものに問題があるとは思えません。とすれば、足から引っ張られているというのが、一番ありうる可能性です。

そこで、距骨を調べると、案の定、距骨が内側へ変位して圧痛がある。両足に金銀の線を引いてみました【図46】。すると、大転子横の圧痛が楽になったと言われる。ペンで足に線を引いて痛みがとれるなんて「意味がわからん」とおっしゃる。たしかに奇妙な方法には違いない。でも問題が解決すればいいんでしょう。と言うと、「それはそうですが」と不服そうです。痛みが解決して不服を言われるのでは、こちらは割に合いませんから、ひと通り原理を説明しましたが、それでも納得できない様子でした。

このように金銀のペンだけで、上の方の問題が解決することもある、と操法をする人は知っていたほうがいいですね。距骨の歪みは全身に影響するということですから。

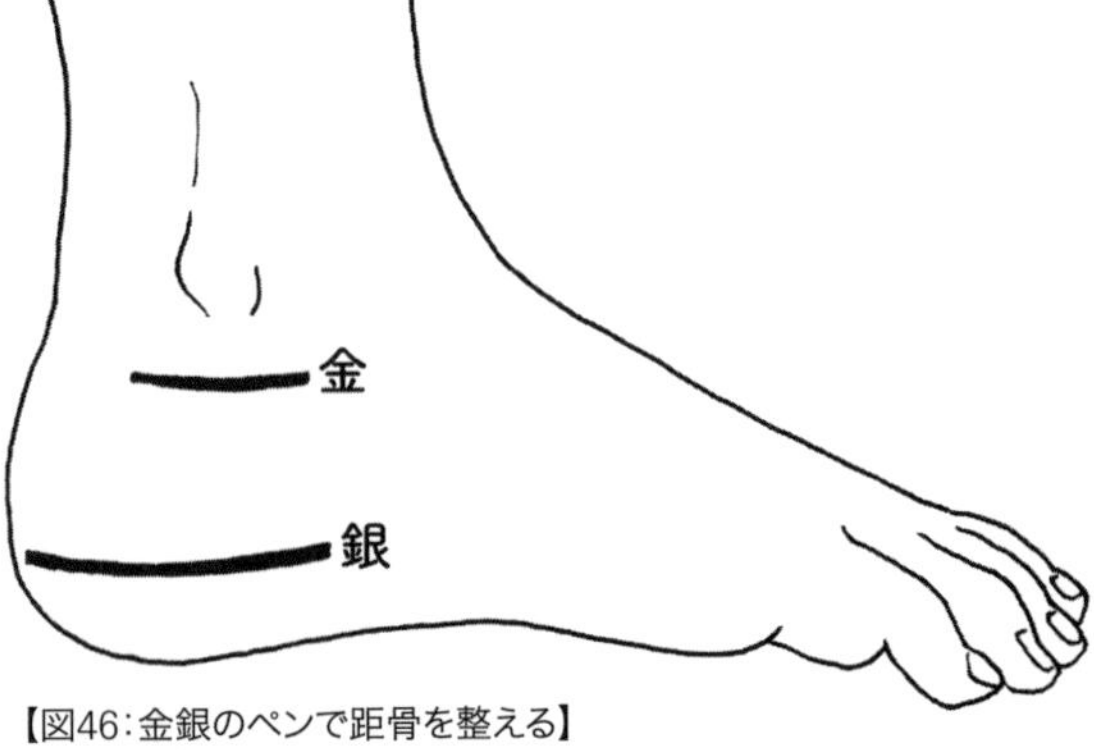

【図46：金銀のペンで距骨を整える】

4 捻挫

捻挫を起こすと、後々いろいろ後遺症が残ったりして大変です。でも、すぐに処置をすると、簡単に済ませることができます。

立方骨が歪む

京都、四条河原町のバス停で私はバスを待っていました。ところが歩道の表面のうちで、バスを待つところだけが車道に向けてわずかながら斜面にしてあり、それに気づきませんでした。そのため、斜面（といってもわずか二センチ程度の高低差）で右足首を捻ってしまいました。捻り方はわずかではなく、足首から先が完全に横になってしまうほど酷かった。しまった、えらいことをしてしまった。それにしても、この斜面は何と余計なおせっかいをしてくれるものだ。このバス停の凹みは今でも改善されていません。

後悔しても怒ってみても始まりません。すぐに列から離れて、足の調整にかかります。捻挫すると、たいていは小指側の立方骨という骨が外へ出てきます。立方骨のある場所は、次のようにすれば分かります。小指の外側の側面から、ずっとなで下ろして足首まで辿《たど》るんです。すると、一か所ぽこっと凹んでいるところがあるでしょう。その凹みのすぐ指先側にある四角い骨【図47－1】。これです。捻挫すると、この立方骨が出っ張ってくる。

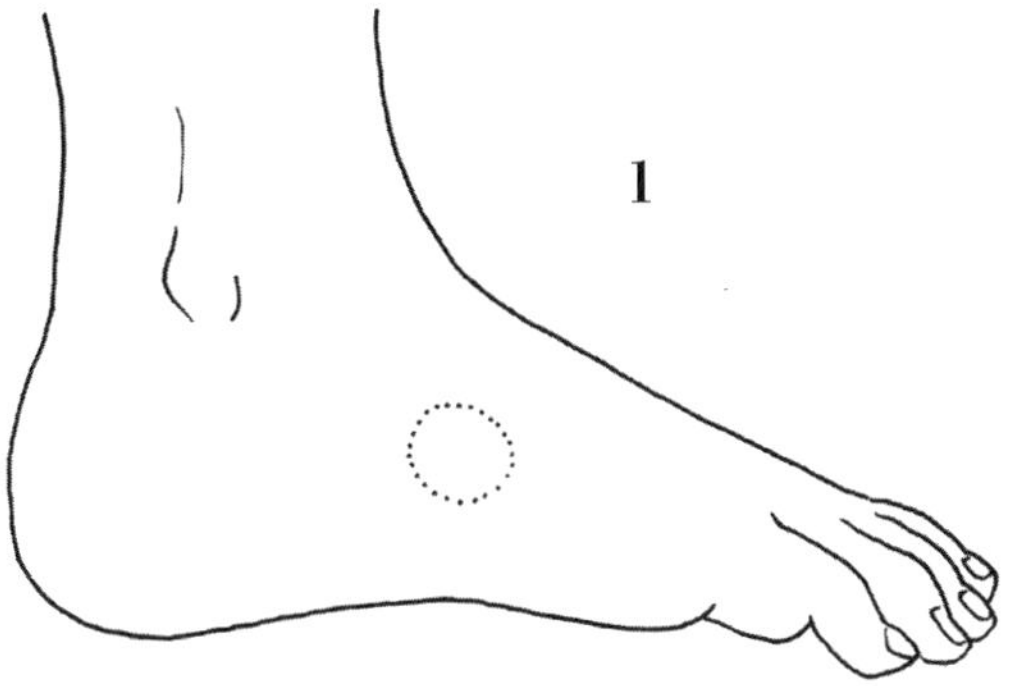

【図47-1：立方骨のある場所】

これをまず凹ませなければなりません。

このやり方は次の【図47－2】を参照してください。矢印の向きにこすれば立方骨は正しい位置に戻ってくれます。詳しくいうと、図の「↑」の方向に、反対の手のつめ先（どの指でも可）で軽くこすります。この図は左手ですから、左足の故障であれば図の通りですし、右足の故障であれば右手を使います。

一度こすってしばらくそのままじっとしています。しばらく（三〇秒後）して立方骨のところを押してみる。場所は外くるぶしの下方前のあたり、ここの痛みが軽減していればよろしい。まだだめなら、もう一度同じことをくり返します。

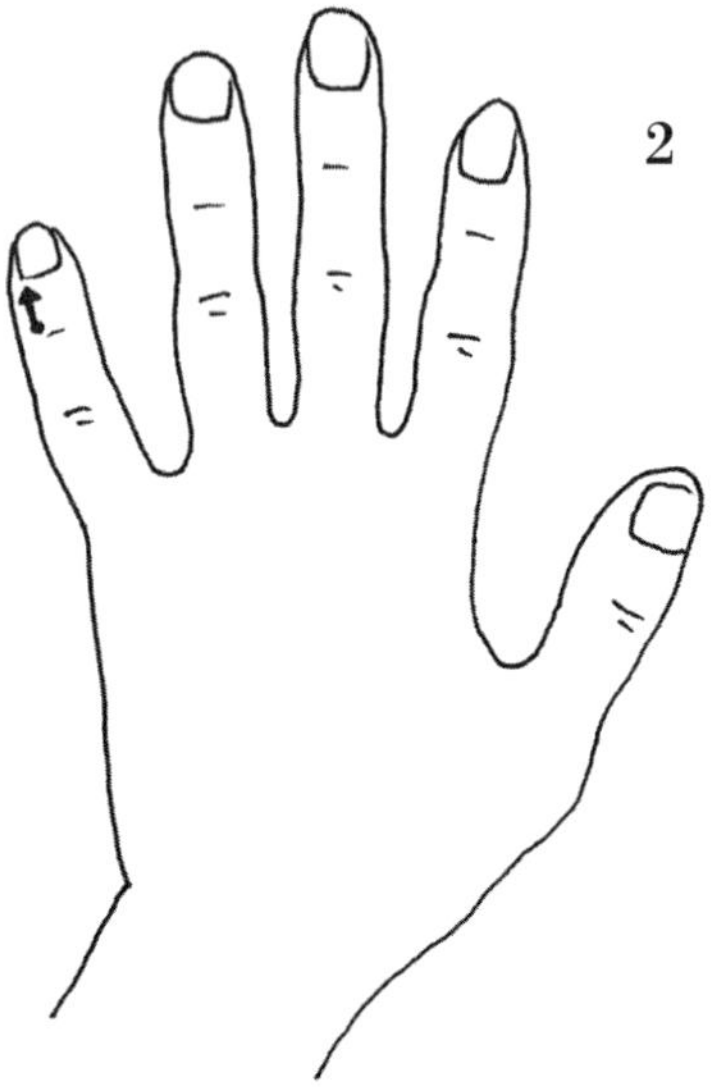

【図47-2：立方骨の調整】

圧痛を消すには

次に足首の周辺で圧痛のあるところを探しました。健康な人でも足首の周辺にたいてい圧痛の箇所があるものですが、平時よりも痛みがきついのは仕方がありません。外くるぶしの下や内くるぶしの下あたりに圧痛があります。そこで踵を掌で包み、圧痛のあるところへ向けて、そっとその状態を持続します【図48】。力はほとんど入れずに持続します。そうして三〇秒から一分ほど持続すると、圧痛が消えていきます。こんな簡単なことで痛みがとれるのは不思議といえば不思議ですが、そうなるのだから否定しようがありません。

圧痛の場所は複数あるはずですから、すべてについて同じように操法します。内側と外側とで、ちょうど反対のところが痛かったりしますので、外側へ内側へと反対方向へ同じことをするのは何だか矛盾しているように感じるかもしれませんが、痛みはとれます。

三日で完全復帰

こうして圧痛が完全でなくても、だいたい消えてくれれば、もう安心です。ただし、下腿の横についている腓骨が下がっているので、外くるぶしの下に、どうしても痛みが残りますが、まあ、これは仕方がありません。打撲のように一時に強い衝撃を受けたために炎症を起こしているのですから、徐々に自然に直ってくるでしょう。

その後、バスから降りてどうなったか。たしかに少し足をひきずる格好になっていましたが、ひどい捻りであった割には、痛くありませんでした。はたから見ていれば、少し変な歩き方になっていたと思いますが、ほぼ普通に歩いて帰ることができました。

次の日も、同じ操作をくり返しました。その結果、ほとんど普通に歩くことができるようになっていました。少し違和感はありましたし、外くるぶしの下に腫れが残っていましたが、特に問題はありませんでした。

そうして三日目には、ほとんど完全に直っていました。いい経験をしました。捻挫はすぐ手当をすれば、ほとんど問題なく直ることを実証できたからです。

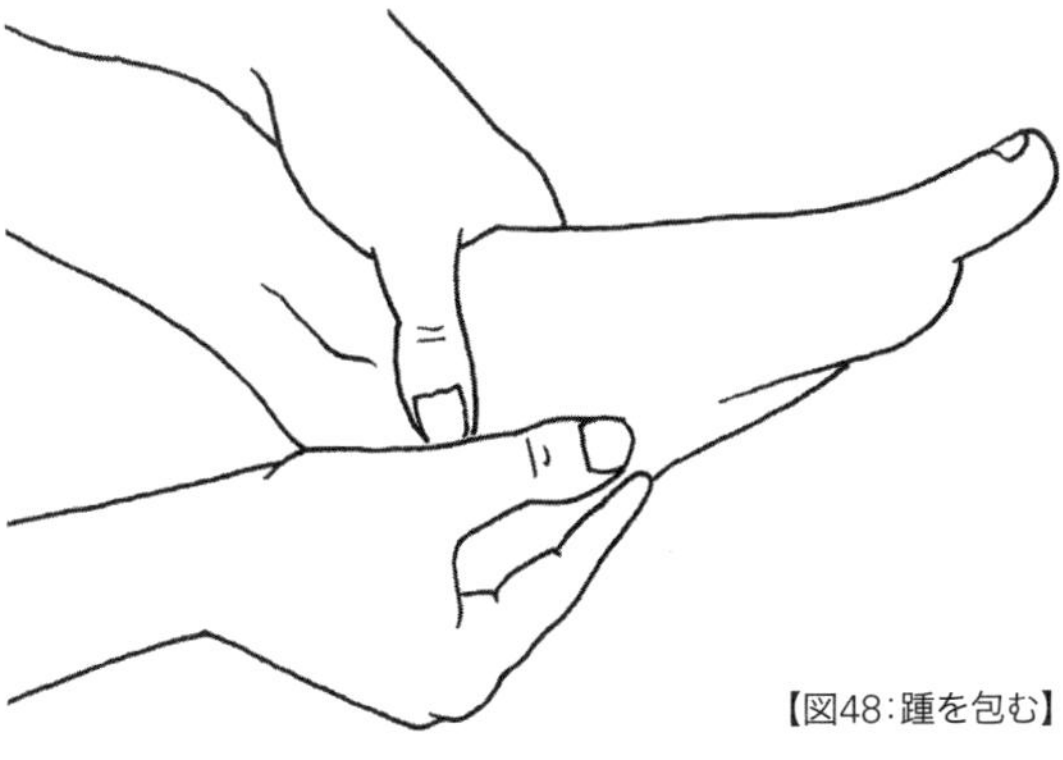

【図48：踵を包む】

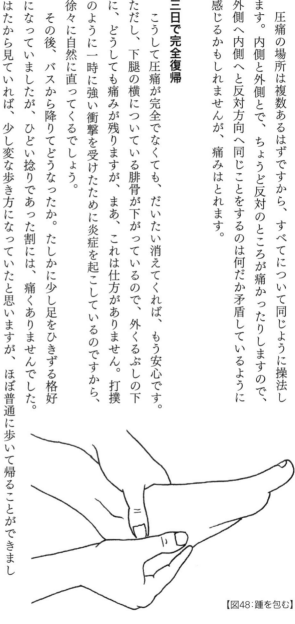

第7章

腰とお尻の問題を解消する——操法の実際②

1 骨盤と仙腸関節

「腰」って、どこを指すのでしょう。「肩」という言い方が漠然としているのと同じように、「腰って何？」と聞かれると、うまく答えられません。

背骨の分類

背骨と、背骨についている肋骨を上から下へ探っていくと、やがて肋骨がなくなります。わき腹のところには肋骨がありません。おおまかにいうと、この部分の背骨を腰椎《ようつい》といい、専門家は記号「L」(lumbar) で表します。

この部分から上の肋骨のあるところは胸椎《きょうつい》で、記号は「T」(thoracic)

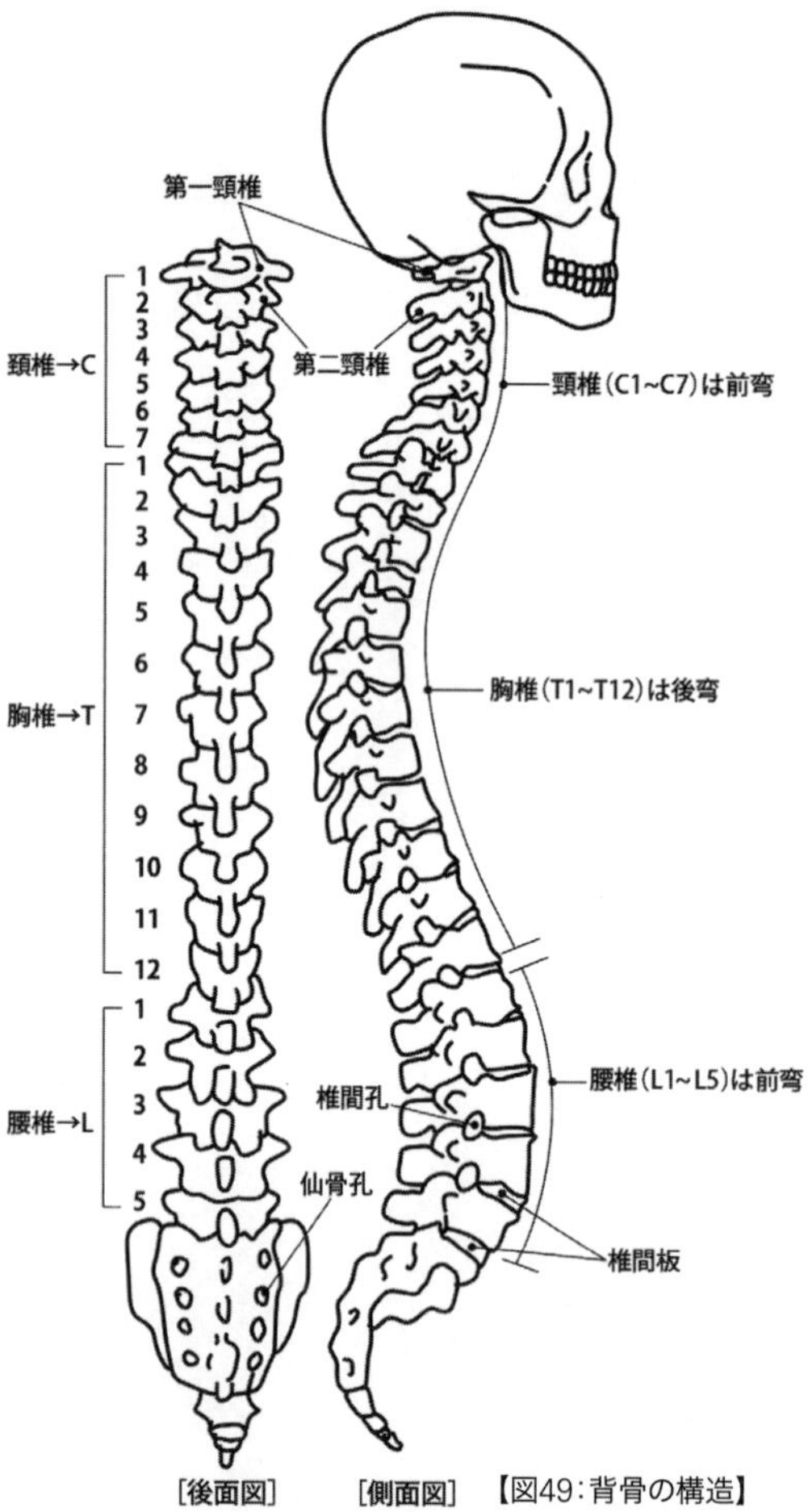

【図49：背骨の構造】

です。腰椎のさらに下は骨盤になり、腰椎に続いている部分は仙骨《せんこつ》とか仙椎《せんつい》といわれ、記号では「S」(sacral)で表します。腰椎五番ならL5です。ついでに言っておくと、頸椎《けいつい》は「C」(cervical)です。だいたい腰椎と仙骨の辺りを「腰」と呼んでいると考えて間違いないでしょう。まとめると、C頸椎七個・T胸椎一二個・L腰椎五個・S仙骨五個。これが背骨です【図49】。

骨盤の両側

骨盤といえば、だれもが想像できるでしょう。ところが、その骨盤がどのようになっているかは、意外に知られていません。骨盤がどのような組み立てになっていて、どこがどう不調になるか、といったことについて事細かく書いてある書物は、専門書でもあまりないといっていいほどです。

骨盤をさぐる時の一番のポイントはまず腸骨棘《ちょうこつきょく》(詳しくはもっとややこしい名前ですが、今は簡単にこう呼んでおきます)です。この位置から説明しましょう。たとえばあなたが今ベルトを締めているとします。そのベルトの位置はおおよそ骨盤の上の端にあたっています。正確にいうと、ベルトは骨盤の上の方にある腸骨棘で下にずり落ちないように止まっています。ベルトの下に左右それぞれ骨の突起がありますね。普通に腰骨と呼んでいる飛び出した骨です。これが腸骨棘です。

だれかにあお向けに寝てもらって、腸骨棘がどこにあるかを探ってみましょう。腰の両脇に、すぐに突起が見つかるはずです。え、お母さんの骨盤を探ってみたら「ぶよぶよで、腰がなかった」って? そんな失礼なことを言ってはいけません。よく探ってみたらゼッタイどこかにありますからね。

「棘」という字をどこかで見たなと感じたら、それは「棘皮《きょくひ》動物」ではありませんか。典型的なのがウニですね。皮に棘《とげ》があるから「棘皮」です。そして、腸骨は骨盤の両側の骨です。腸骨の棘で「腸骨棘」。

厳密にいうと、腸骨の下は坐骨《ざこつ》になっていて、さらにその前は恥骨《ちこつ》になっていますから、腸骨・坐骨・

恥骨の三つがひとつながりになっています。これを全体として呼ぶときには寛骨《かんこつ》といいます。

そして両側の寛骨にはさまれた中央上寄りに仙骨があります。上に書きましたように「仙骨」は五個の骨でできていますが、五個の骨が一体になっているので、まとめて「仙骨」と呼んでいます。つまり簡単に言ってしまうと骨盤は、両側の寛骨とまん中の仙骨とからなっているといえます。仙骨の下には尾骨《びこつ》がぶら下がっています。

うーん、何だかややこしい話になってきましたか？

仙腸関節

そうして、この腸骨と仙骨のつなぎ目が仙腸関節《せんちょうかんせつ》という関節です。関節の名前は、関節を作っている両方の骨の名前からとっていることが多い。腰椎と仙骨のつなぎ目は腰仙《ようせん》関節ですし、胸骨と鎖骨のつなぎ目は胸鎖《きょうさ》関節です。でも、こんな風に漢語で何でも表す習慣は何とかならないものだろうか、と思いますね。便利には違いないけれど、ここには素人を遠ざける「権威主義」の響きがあると思いませんか。

この関節は全身にいくつもある関節の中でも特殊なもので、表面から見ると線状になっている。内部には関節自体の広がりがありますから、正確にいうと面状になっている関節です。この面状の関節が動きます。当たり前ですね、関節なんだから。面状ですから、ジョイントのような関節ではなくて、単純化して言ってみれば蝶番《ちょうつがい》のような関節です。寝転がって、脚をあちこち動かして見ると分かりますが、動くたびにこの関節もわずかながら動いています。

しかもこの蝶番には「あそび」があります。つまり、少し開いたり閉じたりすることができる。この蝶番はわずかに上下動、開閉動、左右動をします。このことが実は腰痛にとって重要な意味をもっています。

2　骨盤の観察法

骨盤がどうなっているか、観察法が適切でないと、そのあとがうまく行きません。

骨盤の傾き

同じ宝くじ売り場から、続いて大きな当りの出ることがあるそうですね。宝くじとくらべたら申し訳ないですけれど、同じような体の状態を抱えた人が続くことがよくあります。先日もそうでした。腰が大きく捻れているために、股の周りがおかしいと感じる人が続きました。

こういうとき私は、今日は腰や股についてよく考えなさいという天の声だなあ、と思いながら操法に取り組むことになります。そのため、後でどの人がどの人だったか頭の中がごっちゃになってしまいますが、要点（先日の例では股や腰）については、何がどうなったか、しっかり覚えているんですよ。

腰の歪みで、たいていの人によく見かけるのは傾きです。骨盤が左か右か、どちらかに傾いているために、重みがそちらに多くかかり、たとえば、左にかかる重みが大きいと、左脚が痺《しび》れたり痛みが出たりすることがあります。骨盤の真ん中にある仙骨はちょっとしたつり合いの崩れで、傾きやすいのでしょう。正しい状態なら上からの重みが両脚に五分五分に分かれています。ところが、仙骨が傾くと、これが四分六分とか七分三分とかに分かれるんでしょう。でも、自分の仙骨が傾いているかどうか、自覚のない人が多いと思います。

骨盤の捻れ

腰の歪みで、もう一つ多いのは捻《ねじ》れです。捻れなどというと、どのような風になっているのか想像できない人も多いと思いますけれど、要するに一方の腸骨が前に出て、もう一方の腸骨が後ろへ来ている。左右が平等であれば、両方の腸骨が左右対称の位置にあるはずですが、捻れると一方が前、一方が後ろへ来て、左右対称ではなくなるわけです。

股関節は左右の腸骨の下にはまっているのですから、股関節の状態も左と右とで違ってくることになりますね。ですから骨盤が捻れると股関節も悪化することになる。

腰の「傾き」と「捻れ」とは伴って現れますから、二つが重なると、腰がどうなっているか、見まちがうこともあります。ここのところは操法家にとって、とても大切なポイントの一つだといっていいでしょう。何しろ傾いて捻れているのですから、見かけ上、とても難解な場合があります。難しい状態になっている人では、いったいこの人の腰はどうなっているんだろうと首をひねることさえあります。

腰の歪みについて、さらに詳しく書き出すと、本一冊分になってしまうかもしれませんので、これくらいにしておきますが、先日の場合、「傾き」もさることながら「捻れ」の大きい人が相次いで来られたわけです。

どうやったら腰の傾きと捻れを正確に観察できるかについては、実習に来ていただくか、からだほぐし教室に来ていただくか、どちらかになります。紙の上でうまく説明を書くことは難しい。実際を見れば簡単なことですけれど、書くのはなかなか難しいです。申しわけありません。

関心のある方は、家族に仰向けになってもらって、骨盤の左と右にある骨のでっぱり（難しくいうと、上《じょう》前腸骨棘《ぜんちょうこつきょく》）をよく観察してみて下さい。よくよく見れば、こういうことかと納得できるかもしれません。でっぱりの位置が左右対称になっていれば問題ないのですが、必ずしも揃っていません。わずかであっても違っている人が多いと思います。とりあえず、左と右の二つの関係がどうなっているか分かれば、だいたいのことが分かるはずです。体の上下方向の関係と、床からの高さの関係が揃っているかどうかを見ます。

骨盤を修正すると……

先日の朝一番の人は、股関節がおかしくて、痛くて歩けないという初めての方でした。この人の場合は、股関節そのものではなく、骨盤の傾きと捻れを正した結果、痛みがかなり軽減されたようです。骨盤の傾きと捻れがあるために、左と右の股関節の状態が違ってしまっているから痛みが出ていたわけです。これが揃ってくると、痛みの原因がなくなるので、自然に痛みがひいていくという理屈ですね。

昼から来られたご老体も似たような腰の状態でした。この方も同じように骨盤の傾きと捻れを修正してさし上げると、「あ、右脚が長くなりましたね。腰もしゃんとしています」とのことでした。あちこち触りまくるよりも腰の状態を改善するだけで、このような効果が出てくるのは注目に値します。

結論をまとめていいますと、腰の傾きと捻れを改善すると、歩いた時に具合の悪いような人がかなり改善するということです。ただし、傾きと捻れをしっかりと見極め、どこまで改善したかを十分に確認することが必要です。

3　お尻をゆるめると……

お尻が硬くなると、全身に悪影響が出ます。お尻を柔らかく保とう!

お尻は柔らかいものだと、みなさん思い込んでいませんか。ところがどっこい、女の方でもかちかちのお尻を持ち歩いている人が多い。これは放っておくとまずいですよ。

筋肉はなぜ硬くなるか

よく皆さん「ここのスジが引っ張ります」というような言い方をされます。スジって何でしょうか。ふだんはスジなんて感じないでしょう？　ところがどこかが痛くなると、そこにスジ張ったものを感じることがあるので、スジが引っ張るという言い方をされるわけでしょうね。こういう時に痛いところにふれてみますと、たしかに糸のようなスジを感じたり、ひものような硬さを感じたりすることがある。なるほどこれが「スジ」か、とうなずくことになります。

このスジは筋肉や靭帯《たい》の一部が細長く硬くなったものです。これを何とかほぐそうと、きつく揉む人がいますが、そんなことをすると、その時はラクな気がしても、かえって痛みがひろがったり、スジが太くなったりすることが多い。

不思議なことに、体の働きにはムダがありません。筋肉や靭帯が硬くなることについては、わけがあるはずです。硬くないと何かを支えることができない事情がある。たとえば背骨が曲がっていると、重さをうまく支えきれなくなります。そこで、周りの筋肉が硬くなって骨の代わりをします。あるいは首であれば、むやみに傾くと片がわの筋肉だけが働きつづけることになって疲れてしまいますから、反対側の筋肉が硬くなって支えるようなことをする。

お尻の苦労

尻の筋肉にとっても事情は同じです。お尻はたいへんな重さを支えていますから、ずいぶん厳しい仕事を受け持っています。ところが、歩くことをしないでクルマに乗る人が多いですから、お尻の筋肉にとっては、ほぐれる機会がありません。あるじは一日中ベッドに寝たり、椅子に坐ってキーボードをたたいたりしていますから、始末がわるい。お尻の筋肉は「疲れた、疲れた」とぐちをこぼしているはずですよ。

もう一つ困った事情があります。股関節です。歩かないものだから、股関節のまわりの筋肉が動かない。関節がちゃんと動かないとどうなりますか。そうです。錆《さ》びついてしまうんですよ。蝶番《ちょうつがい》と同じです。使われない蝶番がだんだん錆びついてしまう。あれとおんなじです。使わない関節はだんだんと錆びついてくる。

股関節が錆びつくというのは譬《たと》えですけれど、股関節のまわりを取り巻いている筋肉が硬くなってきます。すると、お尻のあちこちが引っ張られることになる。特にひどいのは、お尻のまん中にある仙骨と股関節をむすぶあたりにある筋肉や靭帯です。これが硬くなってくると仙骨の動きが悪くなって来ます。仙骨がかちかちに固まっているという人が少なくありません。こうなると仙骨が支えている背骨の動きも悪くなって来ますから、全身が硬くなってくることになります。

お尻をゆるめる

硬いお尻をゆるめるにはどうすればいいでしょうか。揉むのは勧められません。揉むと、ひと時だけ筋肉をゆるめる働きがありますから、その時はたしかにラクになりますが、筋肉が硬くなっている原因が取り除かれていないかぎり、筋肉はまた硬くなってしまいます。その時に、以前とはつり合いが変わっているとか、筋肉の中を走っている毛細血管をちぎってしまうとか、いろんなことが重なるのでしょう。筋肉はさらに硬くなることが少なくないらしい。たびたびマッサージを受けている人の体はカチカチになっていることが珍しくありません。

ですから「揉む」という作業はしない方がいい。むしろ、硬いところをしばらく押さえて、ゆるんで来たなと思えばすっと離してやる。しばらく手を離してそれからまた押さえてやる。ゆるんだらすっと離す。このくり返しです。この方法は福増《ふくます》一切照《さいしょう》さん（一九四一〜九九）という、外科医から京都の相国寺《しょうこくじ》で操法家に転身し「触手療法」もこなした僧医が、その著書『筋肉疲労が病気の原因だった!?』（総合法令出版）で紹介している方法です。これでお尻の硬いところをゆるめてやってください。自分のお尻をゆるめるのは難しい？　では家族のだれかにゆるめてもらってください。自分でやるより、人にやってもらう方がずっと気持ちいいですよ。婦人科系のいろいろな病気の予防にもなります。

尻餅が残った

ただし、この方法ではゆるまない場合があります。それは昔々、子どものころに尻餅をついている時です。といっても昔のことですから、ご本人も覚えていないことが多い。「お尻を打ったことはありませんか」と尋ねると、「そういえば小学校のころ、ころんで強くお尻を打ったことがありました」などと、告白してくださることが珍しくありません。中にはお転婆だったと見えて、鉄棒の上を歩いていて足をすべらせ、局部をしたたか打って、そのまま地上へ転落した、と思い出してくださった方もありました。この話はだれにもしたことがないそうで、家族も知らなかった。そういうことがしばしばあります。

こんな場合はお尻に硬いしこりが残っています。少々の疲れ程度ではなく、変なたとえですが、硬いこんにゃく、そういった固まりがお尻についている人が少なくありません。そこで私はこれを「尻餅」と呼んでいます。これこそ本当の「尻餅」というわけです。

この尻餅が大きな影響を骨盤に与えている。尻餅がなくなると、腰痛が楽になったりすることもありますし、何よりも婦人科系の症状に関連しているようです。背中の状態にも関係があると感じられます。尻餅があるかどうか、ご自分で調べてみてください。そうして、もしも硬い尻餅があれば、簡単なのは、足でほぐすことです。足の裏をお尻の硬いところにあてがって、しばらく動かしていると、お尻はみごとにゆるんでくるはずです。お試しください。やってあげる人は愛情をこめてね。

尻餅が背骨をねじる

お尻に「尻餅」がつくと、周辺の筋肉などが硬くなっていますから、上下をひっぱります。左に尻餅があれば、背中の左側をひっぱります。すると、腰に近い部分の背骨がひっぱられます。すると、腰椎が左に捻れる可能性が高いことになりますね。骨盤全体が左に倒れるかもしれません。事実、こんな具合になっている人が多い。

ですから尻餅の影響を受けないためには、尻餅を取ってしまうのがいいのですが、簡単には取れません。どうすればいいのでしょうか。

背骨が左に捻れている可能性が高いなら、背骨の捻れを正せばいいことになります。尻餅のある人にうつ伏せに寝てもらいます。そして腰椎のところの背骨を左右から少し押さえてみましょう。するとどちらかに違和感ないし痛みがあるかもしれません。違和感のある方に腰椎が捻れています。尻餅は左にできることが多く、そのため腰椎も左に捻れていることが多いものです。

腰椎が左に捻れていると仮定して、それを戻すためにはどうすればいいでしょう。これは文章で言い表すのがなかなか難しいですが、試してみましょうか。まず、違和感ないし痛みのあった腰椎のどれか、たとえば腰椎三番が左に捻れているとしましょう。

この骨を違和感のない側、つまり右側から少し親指で押します。それはおかしい、と感じる人もいらっしゃるかもしれません。それだったら歪みを増強してしまう結果になるではないか、と。それでいいんです。歪みが強くなる方向に右から左に向けて軽く押します。

本当のところを言えば、「押す」と表現すると少し強すぎます。この場合であれば、左に向けて意識が働いている、という程度で結構です。そうしてそのまま押さえたまま、しばらく愉気《ゆき》します。気を送る気持ちで、掌から息を吹き込むようにして押さえ続けるわけです。しばらくとは、だいたい一〇秒くらいでしょうか。場合によると時間が数十秒かかることもあります。ごく軽く接触し続けた後、押している親指をすっと離します。勢いよくぱっと離す必要はありません。すっと離す。

この操法は、先にもご紹介した福島県で活躍した齋藤巳乗《みのる》さんが「誇張法」と名づけた操法です。軽い刺激で関節を調整することができるので、おすすめの操法です。永年、テキスト『オステオパシー誇張法教本』の入手が難しかったのですが、今では再版されています。

すると、歪んでいたはずの腰椎の捻れがとれて、まっすぐになります。一度でならなければ、もう一度同じことをすればよろしい。背骨の捻れ方によっては、この方法でうまく行かない場合もありますが、大体はこの方法で骨の歪みが修正されてくるはずです。以前は反動を使って背骨を修正していましたが、うまく行くとは限りませんでした。ところがこの方法だと大体うまく行きます。かなり歪みがきつい場合でも、すっとまっすぐになってくれます。

4　腰痛対策①

腰痛、特にぎっくり腰を起こしてしまうと、みなさんお困りになるでしょう。寝ていれば楽になるといいますが、本当かどうか。私自身の過去を思い起こしてみると、寝ていて楽になるかどうかは定かではないように思います。いい対策はないものか。

太ももを押さえる

春秋の気温が変動する時期、腰痛が増えてきます。骨盤が変動を始めるからでしょう。

そこで腰が痛くなった方にとりあえず試してもらいたいことを書いておきます。

まず、膝から右脚の付け根にかけて太ももの真ん中を縦に走る線を考えてください。次に太ももの真横にある線を考えます。ちょうどズボンの横を走る縫い目のあたりの線です。この二本の線のあいだを走る線を思い浮かべます。思い浮かびましたか。要するに太ももの斜め外側を走る線です。

膝より少し手前から始めて脚の付け根に向かって、この線上を少しずつずらしながら手のひらで押さえて行きます【図50】。三〜四か所で結構です。すると痛みがあるでしょう。痛みのない人もいますけれど、痛みを感じる人が多い。たいていは右脚の太ももに痛みを感じる人が多いのですが、左側の人もいます。痛みがなくても、「こそばい」（くすぐったい）感じのする人がいるかもしれません。あるいは「だる痛い」感じがします。

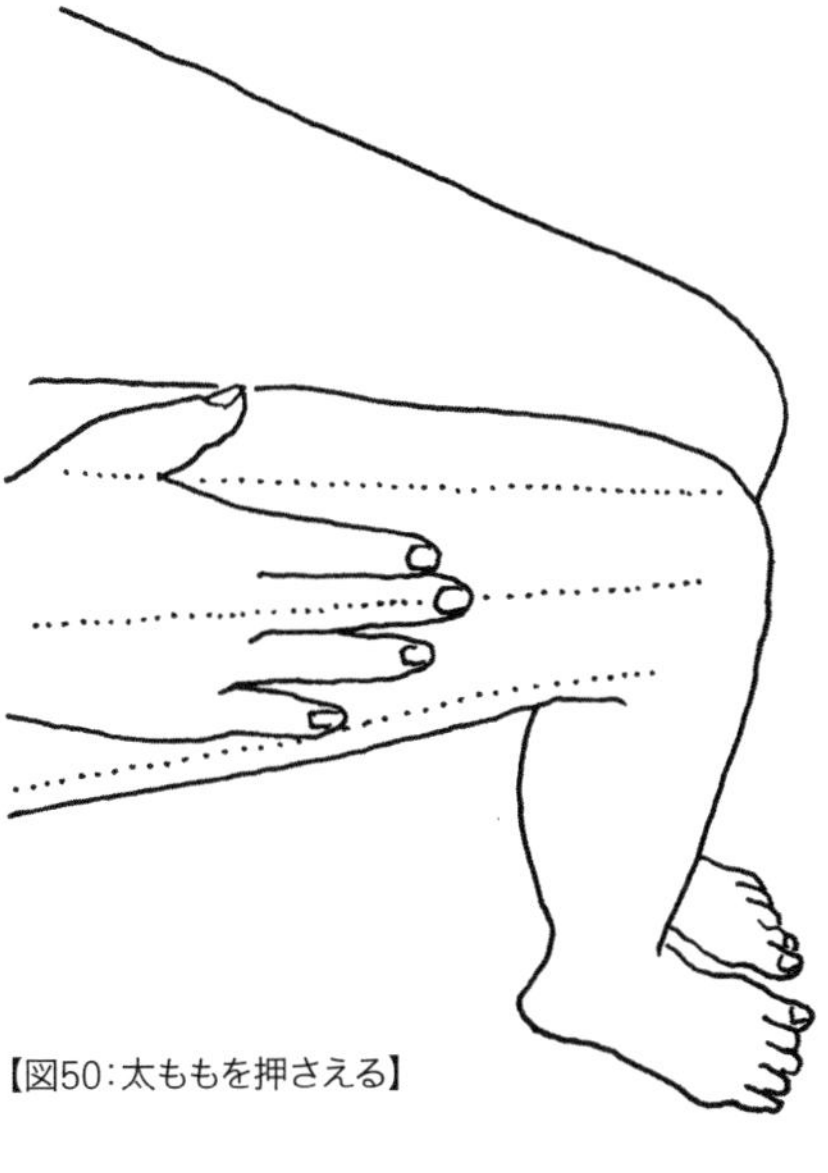

【図50：太ももを押さえる】

骨盤が締まってくる

膝から脚の付け根に向けて三～四か所ほどずらしながら押さえて行く。これをくり返します。痛みが和らいでくるまでくり返します。くすぐったい人なら、くすぐったい感じが薄らいでくるまでくり返し押さえて行きます。何の効果があるかといいますと、いま押さえている側の骨盤が締まって来ます。両脚とも痛いという方は、両方ともやってみること。

すると骨盤が締まって来て、痛みの原因になっている仙腸関節のゆるみが改善されてきます。これによって、ひどい腰痛がマシになって来ます。とはいえ、すべての腰痛がこれで楽になるわけではありませんので、どうにもならない場合は別の原因が加わっていることになりますね。

後は歩きに行く

とりあえずこの動作をしてみて、一度では効果が薄いという人は、何度かくり返して見てください。痛みが少し楽になったら、後は歩きに行くことです。歩くときに骨盤のうしろに手の平をあてていると、骨盤が左右・前後に動いているのが感じられるでしょう。これが骨盤の自動調整になります。いわば歩くことは自動操法です。ところが、ほとんど車で移動するという人が多い。腰痛が激増してもやむをえません。

実は先日、私自身も腰が痛くなりました。おかしな格好をしたのかもしれません。しまった、やってしまったぞ、と思いながら、さっそくこの方法で骨盤を締めた後、外へ歩きに行きましたところ、帰宅した時には、完璧に痛みが消え去っていました。今はもう何ともありません。どうぞお試しください。道を歩いている時に腰が痛くなったという場合は、どこかベンチにでも腰を下ろして、太ももを押さえてみてください。そうして歩いてみてください。コルセットを嵌《は》めてじっとしていても、よくはなりません。

5　腰痛対策②

皆さん、腰痛が起きると大変に困るらしく、すぐにでもやってもらいたい、という電話がかかって来ることが珍しくありません。お気持ちは分かりますが、予約がいっぱいの時は難しい。そこで、取りあえずの対策を書いておきましょう。

手の甲の共鳴を使う

時期によって腰痛に悩む人が多い時期があるように感じられます。先日は朝一番から四〜五人も腰痛の人と取り組んでいました。痛みの出ている部分はおよそ一定しているもので、次第にこちらの操法がマニュアルっぽくなって来ます。その中には自分でできる部分もありますから、一つ簡単なヒントを書いておくことにしましょう。

軽い腰痛の場合、多くの人が痛いと感ずるのは、仙腸関節の周辺です。つまり骨盤の後ろ両サイドといえばいいでしょうか。骨盤の中央と、腰のそばとの中間、うしろ側ですね。ここは仙骨の辺縁部《へんえんぶ》で、ここに異常が出ていることが多いわけですが、次のようにすれば自分でも簡単に痛みを鎮めることができますので、腰が痛いという人はお試しになってください。もちろん腰痛といっても痛む場所はさまざまですから、ここが痛い人でなければ、あまり効果は期待できません。

手の甲の共鳴を使います。腰痛で苦しんでいる人の手の甲の薬指と中指のあいだの溝状の部分がありますね【図51】。手首から指の付け根までの間です。この溝の部分を、手首から始めて、甲の中央あたりまで、ごく軽く撫でます。

もちろん両手とも、です。強くこすってはいけません。ただ、そっと撫でるだけ。何度も何度も撫でる必要はありません。一回でけっこうです。姿勢は仰向け（上向き）がいいですが、仰向けになると痛いという人は、他の姿勢でもかまいません。そうして、そのまましばらく大の字になってじっとしています。時間にして五分ばかり。もっと長くてもかまいません。長いほうが効果的です。たったこれだけです。これで今まで痛かった腰が少し軽くなっているか、時にはほとんど痛みが消えているかもしれません。

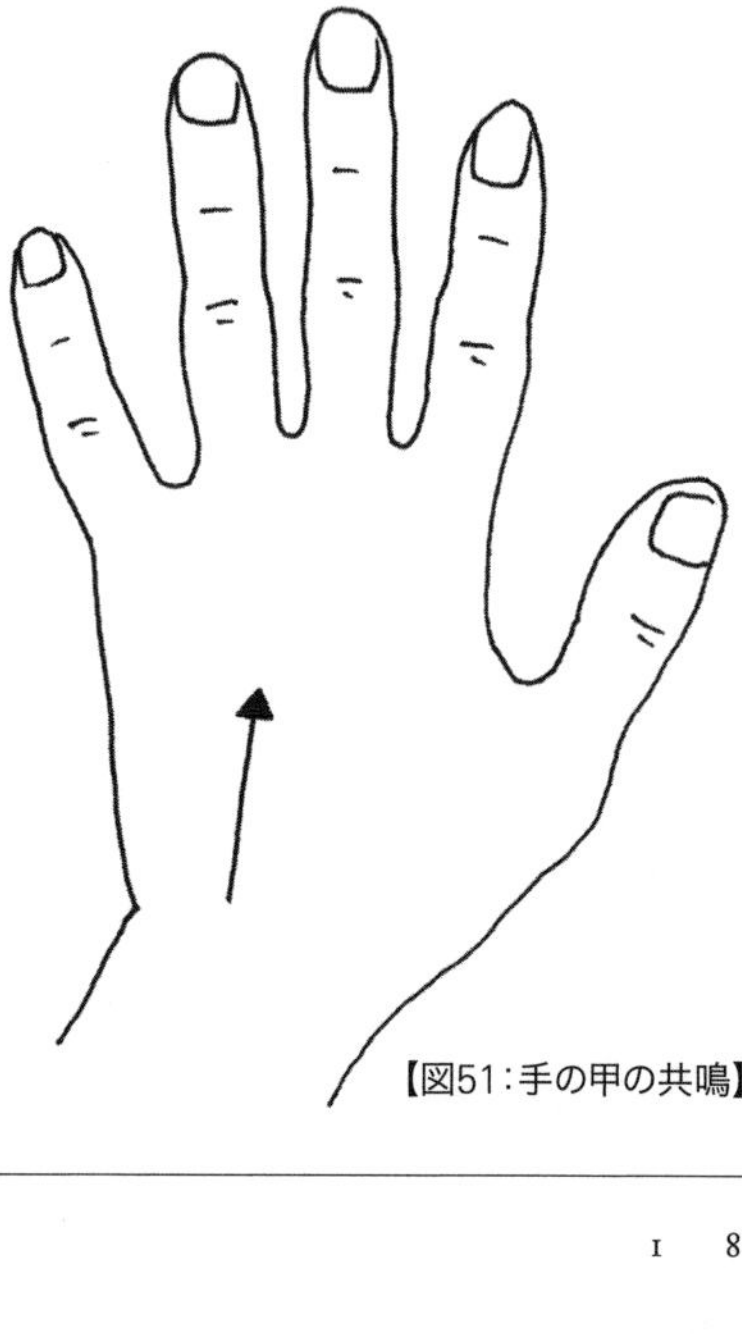
【図51：手の甲の共鳴】

家族に

ご家族が腰痛を訴えているのであれば、あなたがこれをして上げてください。あなたがご家族の手の甲を撫でて、寝てもらってください。いったいこれは何だ、と聞かれるでしょうから、これで腰痛が消えるかもしれないと説明すればいいでしょう。でも、たいていの人は信用しませんから、信じる者は救われるとか何とか言って、無理やりにでも寝かせる。五分たったら、ああ楽になった、不思議だなあ、と感謝されるかもしれません。少し楽になったというのであれば、ちょっと時間をおいて、同じことをくり返してください。

ただし、これで完璧に痛みが消えてしまう人は、むしろ少ないはずです。腰痛の原因になっている歪みはあちこちにあるわけで、どこか一か所だけを整えると、すべて整うというわけには行かないからです。たとえば恥骨に歪みがあるのかもしれません。

6 腰を入れる

「腰を入れる」という表現が持つ意味を、文字通りの腰の問題として考えてみましょう。

腰が引けている

「腰が引けている」といえば「本腰を入れていない」、「ビビっている」、あるいは「おずおずとやっている」というような意味ですね。全然やる気がないという意味に使うかもしれません。たとえば「政府は年金問題で腰が引けている」といえばだれでも分かります。

体の体勢で考えれば「腰が引けている」とは、どんな状態でしょうか。電車の座席で両脚を前に投げ出して、ジーンズの股を広げて坐っているお兄さん。スカートの女子高生までも、この体勢で坐っていたりします。彼／彼女は、この状態で何もする気はない。携帯をイジっているにしても、ひたすらリラックスしています。

この体勢で彼／彼女の腰は文字通り後ろに「引けて」いるでしょう。この場合の「腰」は腰椎のあたりで、腰椎のあたりを後ろに出して、彼は坐っています。この状態では急に力を入れようとしても不可能ですね。まずは立ち上がって、腰の体勢を立て直さないと、不測の事態に対処できません。脚をひっぱられたりすれば、たちまちズルズルと座席からすべり落ちることになる。

腰と重心

この反対が「腰を入れる」状態です。本格的に腰を入れていれば「本腰を入れ」ていると言われる。体の体勢としては腰椎のあたりが少し反《そ》っていることでしょう。つまり骨盤から腰椎にかけてのあたりに少し反《そ》りがある状態を「腰を入れる」と呼んでいます。誤解のないように言っておきますけれど、反りがあるといっても、あくまで「少し」であって、やや反りのある気持ち程度です。大きく反ってはいけません。そんなことをすると、反ることに意識が行ってしまって、何もできなくなってしまいますから。

さて、このような腰の状態が歩き方と関係しています。試しに、ちょっと立ち上がってみてください。そうして「腰が引けている」状態で歩くのと、「腰を入れている」状態で歩くのと、どう違うかを観察してみましょう。腰椎が少し後ろへ来て曲がり気味の状態と、腰椎が少し前に出て反っている状態と、この二つの状態で歩き比べてみてください。

どうですか。足の重心の位置が違うでしょう。「引けている」状態では重心が外に寄っています。ところが「入れている」状態では重心が足の内側に寄ってきます。よく足は親指に力を入れて、手は小指に力を入れるのがいい、と言われます。腰を入れていれば、親指に力の入る状態が自然に実現することになります。まとめて書いておきましょう。

腰が引けている→足の重心が外寄り
腰が入っている→足の重心が内寄り

足は内側に重心が来るとよい、と聞くと、親指に力を入れて歩けばいいんですね、という人があります。でも、これは長い時間つづけるのが難しい。すぐにくたびれます。それよりも腰を入れて、腰に少し反りを入れて歩くように注意すればいい。疲れてきたら、腰が引けた状態で歩いてもいいでしょう。しばらくすれば、また「気」を取り直して腰を入れて歩きます。これならあまり疲れずに済みます。

内側に重心がくると……

実は、この区別は歩くときに限りません。正坐をしている姿を後ろから観察すると、腰が引けているか入っているかを、すぐに区別することができます。正坐をすると、いつも腰が引けている状態で坐る人は、上体を腰の力で支えるのが難しいために、腰を引いてしまっていることになるでしょう。

子どもの時に親から、もっと胸を張って歩きなさい、と注意された記憶がある人もいるでしょうが、こういう人は、腰が入っていなかったことになります。腰が入っていないと、どうなるか。胸と腰とは関連しています。つまり、胸を張るためには腰が入っていないと無理です。胸を張ろうとすれば、かならず腰を入れなければなりません。これが一つ。

もう一つは腰が膝と関連していますから、腰が入っていないと、やがていつの日か膝を傷めることになります。老人のO脚を思い浮かべてください。膝が曲がっているだけでなく、腰も曲がっているでしょう。膝を傷める大きな要因は、腰が入っていない状態であれこれしていることです。だれもがやがていつかは通る道、とあきらめてはいけません。そんなことをしていると、やがてあなたも膝を傷めて杖の世話になることになります。

結局、何が問題なのかを別の観点から考えてみましょう。

7 腰が引けると……

人間がまだ四足で歩いていたころ、背骨は立ち上がっていませんでした。骨盤もほぼ水平になっていました。その後、人類は直立二足歩行をするようになります。すると、骨盤も立ち上がり、背骨も立ち上がります。背骨や骨盤にとって大変な変化が起きたことになります。

もともと四本の脚で体全体を支えていたものが、二本の脚で、しかもこれまでとは九〇度ちがった方向に支えなければならない。この大役を引き受けることになったのは腰椎の下の方です。人体の骨格模型をご覧になれば分かるとおり、五個ある腰椎の下の方、特に腰椎四番・五番と呼ばれるあたり、骨盤のすぐ上の腰椎が素晴らしく反り返っています。この反りを維持できるかどうか。これが人類にとって重大な課題になりました。

この課題を人類は一応解決しています。現に、人は数十年のあいだ直立二足歩行を続けることができます。でも、あやういところもあると言わなければなりません。たとえば、この腰椎四番・五番のあたりがつぶれやすい。骨の連結部が横にはみだすと「ヘルニア」になりますし、骨が反りを支えきれなくなって前に滑ってしまうと「すべり症」になります。また、そこまで行かなくても、反りがだんだん減ってくる現象がおきます。つまり腰が曲がってくる。それが下の方に影響すると膝を痛める。上の方に影響すると猫背になる。膝痛や猫背は、腰曲がりの影響といっていいでしょう。

もたれずに……

先日こられた六〇代の男性とこの話をしていると、

——私の父は一〇一歳ですが、ソファに坐っても決してもたれない。あれはすごいですね。

とおっしゃいます。ご老体の長寿の秘密は、後ろにもたれないことではないでしょうか。もたれてみると分かりますが、腰が引けた状態になります。応接セットでも同じ。ところが、もたれずに坐ると、腰を入れた状態、つまり反りを維持した状態になります。一〇一歳の人が反りを維持しているのは、たしかにすごい。

坐椅子についてもソファと同じことが言えます。あれは腰にとって最悪の道具の一つでしょう。何しろ腰を入れた状態では決して坐れないですから腰痛の原因になりかねません。事務椅子にもたれてパソコンを操作するのもあまりよくないですね。電車の座席はどうか。昔ながらの「国鉄」時代の木の椅子なら、腰が引けた状態に坐ろうとしても坐れないでしょう。そんなことをすれば、かえって疲れる。坐るのにはあれが一番いいのではないでしょうか。

今度は立ったり歩いたりしている時のことを考えてみましょう。この時も「腰を入れた」状態と「腰が引けた」状態とがありますね。腰を入れると足の重心が内側に寄ってくる。腰が引けていると足の重心が外側に寄ってきます。寒くなるとブーツで「颯爽《さっそう》」と歩いている若い女性が多くなりますが、よく見ると、ヒールのところが斜めに倒れていて、ずいぶん無理をしていることが分かります。腰の入らない状態で歩いている人が多いことが分かるはずです。先日いらした三〇代の女性に「若い女性が颯爽とブーツで……」という表現をしましたところ、「颯爽としていませんよ」という答えが返ってきました。なるほど。

そう思ってみると、通りを歩いている人の腰が入っているか、引けているかが、その姿勢を見ただけで分かります。すでに老齢期に入っている人でも、腰がしっかりしている人がいるかと思えば、若いのに、腰の引けたぶざまな格好で歩いている人もいます。若い人は、まだ腰の力がありますから、ぶざまな格好でも何とかやっていけるでしょうが、老齢期にさしかかる頃には、その状態がどんどん進んで行くことになるでしょう。

力がこもった腰

ところで、さきほども例にあげた腰椎の四番・五番というあたり。場所は、ほぼ臍《へそ》の裏側の少し下です。といえば、ああ丹田か、と思い当たる方もいらっしゃるでしょう。昔から臍のすぐ下あたりの奥を「丹《たん》田《でん》」と呼んでいますね。これもまた先の女性のせりふですが、「丹田に力を入れていたら安定するんでしょう?」とおっしゃいます。でも、これは誤解じゃないかと思います。

たしかに腰椎四番・五番は、臍のすぐ下の奥に当たります。場所はそれでいい。でも「力を入れる」というのはおかしいのではないか。丹田に力を入れるとお腹が硬くなります。普段からそんなところに力を入れていたら、とてもくたびれます。どこにも無駄な力の入っていない状態、しかも安定した状態が最高です。お腹がカチカチの状態がいいはずがありません。これは「丹田に力がこもっている」というのを「丹田に力を入れる」と誤解した結果ではないでしょうか。腰が入っている状態なら、自然に丹田に力がこもっているといえます。そこに力を入れなくても、自然に反りの力がこもっています。

ところが現実には、反りの力を発揮できないほど骨盤や背骨の硬くなっている人が多いのではないか。腰椎や骨盤の周辺が柔らかければ、前屈《ぜんくつ》・後屈《こうくつ》・側屈《そっくつ》・ねじり・開脚がそれなりにできるはずです。こういう動きができないようになっていたら、骨盤・股関節・背骨の動きが少なくなってきている証拠です。

対策の一つは腰を入れて歩くこと。歩いている時に腰に手をあててたしかに骨盤が動いているのを確認してみましょう。そうして腰を入れた状態と腰が引けた状態とで骨盤の位置がどれだけ違うかも確かめてください。もう一つの対策は、前屈・開脚のような動きを含むヨーガなどに取り組むことでしょう。

8　頸と腰はつながっている

頸《くび》と腰がつながっていることを感じ取るには、どうすればいいでしょうか。何事もまずは実験です。胡《あ》坐《ぐら》をかいて坐り、頸を左へ右へと回してみてください。おかしな感じがまったくなければいいですけれど、もしも少し痛みがあるとか、回しにくいとか、そんな感じがあれば、どこかに具合の悪いところがあることになります。その感じを覚えておいてください【図52】。

次に正坐します。腰を後ろに突き出して背中を丸くしたりせず、腰を引いて背筋をすっくと立ててください。そうしてしばらく、というのはそうですね、三〇秒ほど坐っています。それから頸をさっきと同じように左へ右へと回してみてください。

どうです。頸の感じが先ほどと違っているのではありませんか。腰がシャンとしていると、頸の感じがよくなってきます。よく、頸の周りがうっとうしくて、と訴えてくる人がいます。これを読んでいるあなたも、そのひとりかもしれません。そういう人には、あなたの腰が少し後ろに曲がり始めている可能性があることを知ってもらいたいと思います。ひとことで言えば、あなたの体に老いが忍び寄っているかもしれないんです。

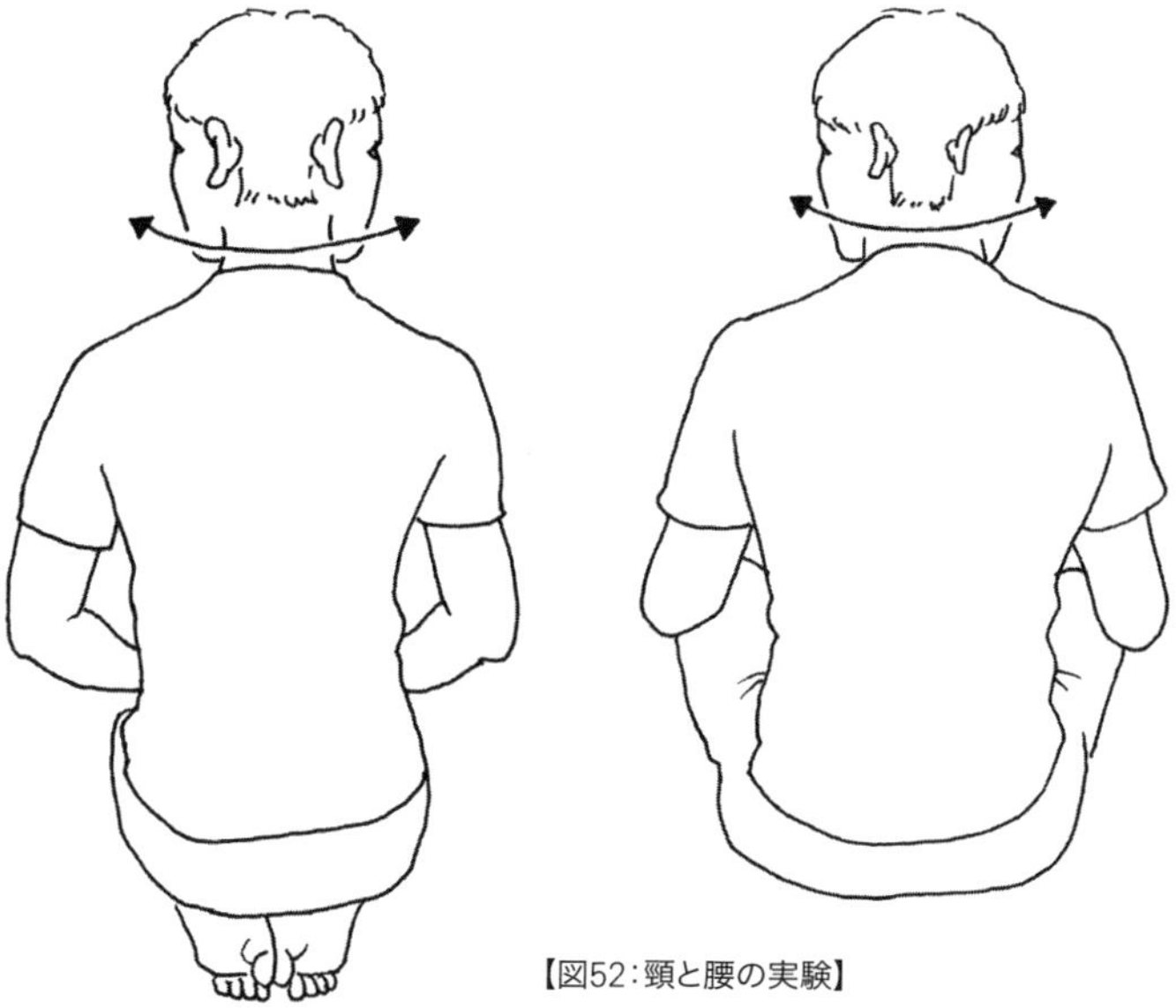

【図52：頸と腰の実験】

腰を入れて坐る

なぜ腰と頸とがつながっているのでしょうか。腰が少し後ろにせり出すと、背骨の右と左にある筋をどうしても引っ張ってしまいます。これがずっと上にある頸をも引っ張っている。ですから腰をシャンとすれば、頸もラクになります。

逆に考えれば、頸だけをいじっても腰がしっかりしないことには、頸がよくならないことが分かるでしょう。このように頸と腰とはつながっています。ですから頸がうっとうしいと訴える人は、頸もさることながら、腰をシャンとすることを心がければいいですね。椅子に坐る時に、脚を前に投げ出して、ずりおちそうな形で坐るのなどは、ラクに見えて結局のところラクではありません。おのれの体を老いに向けてどんどん追い込んでいるようなものです。それがたとえ高校生であっても。

坐るときは腰を入れて坐りましょう。それだけであなたの頸はかなりよくなります。腰をシャンとして坐らなければ、いくら操法を受けても、よくなりません。ストレート・ネックと呼ばれる頸になっている人が多いですが、これもPCを扱っている時の姿とつながっていることでしょう。ただし頸と深くつながっているのは腰だけでなく肩や腕もですから、腕の捻れを正すことも忘れてはなりません。

頸と腰のつながりをもう一つ取り上げるなら、頸椎の曲がりと腰椎の曲がりとは同じ向きであることが多い、と言っておきたいと思います。腰の骨が左へ捻れている人は、頸の骨も左へ捻れていることが多い。これも気をつけたい点です。腰が後ろへせり出してくると、猫背も進みます。いずれにしても腰が後ろにせり出していいことはありません。

9 仙骨

骨盤のまん中に逆三角形の仙骨があります。この骨は一見何でもないようにみえますが、たいへん重要な働きがあるようです。それについて考えてみます。

昔は「薦骨」と書いた

いわば骨盤は骨の集合体です。左右に大きな腸骨（いわゆる腰骨）があり、その間に仙骨があります。下に尾骨がぶら下がり、上に背骨全体を載せています。背骨全体が載っていますから、人が上体を立てているかぎり、体重がこの骨にかかります。立っている状態だと、上からの体重が仙骨のところで左右に振り分けられ、左右の腸骨から、左右の股関節を経て両足にかかります。仙骨は体重を左右に振り分ける機能を持っているといえます。

ですから仙骨がわずかに傾くと、左右の脚にかかる体重が違ってきて、体の左右が何か違うな、変だなという感覚が出てきたりします。典型的なのは坐骨神経痛で、この症状は左右の脚にかかる体重が大きく違うことが直接の原因です。言い換えると、体重が左右同じようにかかるようになれば坐骨神経痛の痛みは消えるわけです。してみると仙骨には何か重要な作用があるに違いない。

日本語では「仙骨」と書きますが、昔は「薦骨《せんこつ》」と書かれていました。古い文献をみると、そうなっています。「薦」は今「推薦」という言葉に使うくらいで、あまり使わない字です。漢和字典をひいてみますと、訓読みは「すすめる」です。「物品を進上する」とか「そなえ物」とかいう意味が載っています。捧げてすすめるというほどの意味を持っている字だと考えればいいでしょう。「仙骨」という字を使い始めたのがだれなのか分かりませんが、画数の多い複雑な字なので、意味の上からやや似たような意味の字に変えたと思われます。

ヨーロッパでも神聖

「薦」という字が捧げてすすめるという意味を表すとすれば、仙骨が神聖な行為の対象であったことが分かります。ではヨーロッパの言葉ではどうなのでしょうか。

仙骨にあたる言葉をヨーロッパの言語で調べてみると、ラテン語・英語・フランス語でsacrum（セイクラム、聖なるものといった意味）、スペイン語・イタリア語で同じ語源のsacro（サクロ）、ドイツ語でKreuzbein（クロイツバイン、十字架骨）というらしい。

してみると、日本語でもヨーロッパの言葉でも、神様とか聖なるものとか、そんなような言葉がこの骨についているわけです。なぜ日本語でもヨーロッパの言語でも、そのような意味の言葉になっているのかは分かりません。ですが、この骨には名前に値するだけの重要な意味合いがあると感じる出来事が最近ありました。それをもとにして少し考えてみたいと思います。

（なお、中国語では「骶骨」と書きます。いわゆる「尾てい骨」の「てい」の字と同じです。尾てい骨という言い方は、中国語由来かもしれません。その他の各国言語でどういうか、興味の湧いた方は調べてみてください）

中米でも神聖

実は仙骨に「聖」に関連する名前を与えていたのは、日本とヨーロッパだけではありませんでした。中央アメリカでも「聖」の意味の名前が与えられていたらしい。米テキサス大学のブライアン・ストロスさんの「メソアメリカの仙骨」という論文に興味深いことが書かれています。あちこち拾い読みをしてみます。

——仙骨は生殖器官の近くにあるので、生殖と深い関連があると考えられたとしても不思議ではない。解剖に造詣の深かったレオナルド・ダ・ヴィンチさえ、男性の仙骨から直接ペニスに精管が通じてるような解剖画を描いている。

——仙骨は「復活の骨」で、人が死ぬと仙骨のところに残った物から生き返ると、世界のあちこちで信じられていた。仙骨は特に硬くて、地上や地下に葬られた遺体が朽ち果てても、最後まで残る骨の一つである。

――マヤ人の言葉では仙骨は「聖」とか「神聖」に関係していることがある。たとえばユカタン半島のマヤ語では仙骨を「クル」というが、これは神や聖を表す。

メソアメリカというのは、メキシコからコスタリカあたり、かつてはマヤやアステカの民族が活躍していた地域です。日本語で言えば「中米」です。このあたりから出土する遺物に、動物（絶滅したラクダ）の仙骨を加工した装飾品等が数多くあり、たとえば仙骨にある穴を目の代わりとして動物の顔を表現したものなどが、論文に紹介されています。

（ちなみに「メソ」という言葉は「中間」という意味で、したがって「メソアメリカ」は「中米」ということになります。メソポタミアは二本の河の中間という意味だそうです）

その他、尾骨ペンダントとか、仙骨と同じように左右四つずつの穴を開けた胸飾りなどが出土しているそうで、こんな装飾品が人間の繁殖や再生を願う意味で使われていたのでしょう。

10 骨盤の捻れと恥骨操法

恥骨操法

骨盤の捻れを修正する恥骨操法というものがあり、これをすれば皮膚病が直るといいますが、本当でしょうか。

操法の先達と呼びたい人が何人かいますが、そのひとり、野口晴哉の操法に「恥骨操法」というのがあります。彼の『健康の自然法』（整体協会出版部）には次のように書かれています。ちなみに、この本は永らく絶版で入手が困難だそうですが、野口の本を一手に発行している全生社にぜひ復刊してほしい本の一つです。

――あおむけに寝て恥骨の角を腹の方からゆっくり指で押してゆくと特別痛い部分がある。その部分に硬結があるから、そこに指を当てて痛いのを我慢してお尻を持ち上げる。十分持ち上げて力を入れ合ってから手の方をポッと放す。すると、その反動でお尻がストンと落ちる。それを七、八回くり返す。

それだけだ。愉気も何もしないでそれだけでよい。（一二九ページ）

「恥骨の角」というのが少し分かりにくいかもしれません。両手の人差し指をへその両側二センチほどのところに当てます。そして両手の距離を保ったまま、下腹部へ撫で下ろして行く。すると恥骨の上に当るはずです。これは「恥骨結節」と呼ぶ部分で、ここをぐっと押さえてみると、左右どちらかが痛くてこたえる場合がある。野口は、そういうことを書いています【図53】。

少なくとも一万人以上の皮膚病治療に役立った、とのことです。「内臓の皮膚病」だってよくなると豪語していた人もいる、と書かれています。内臓の皮膚病が具体的にどのようなものを指しているかは不明ですが、腸の憩室《けいしつ》炎のようなものを指しているのでしょう。

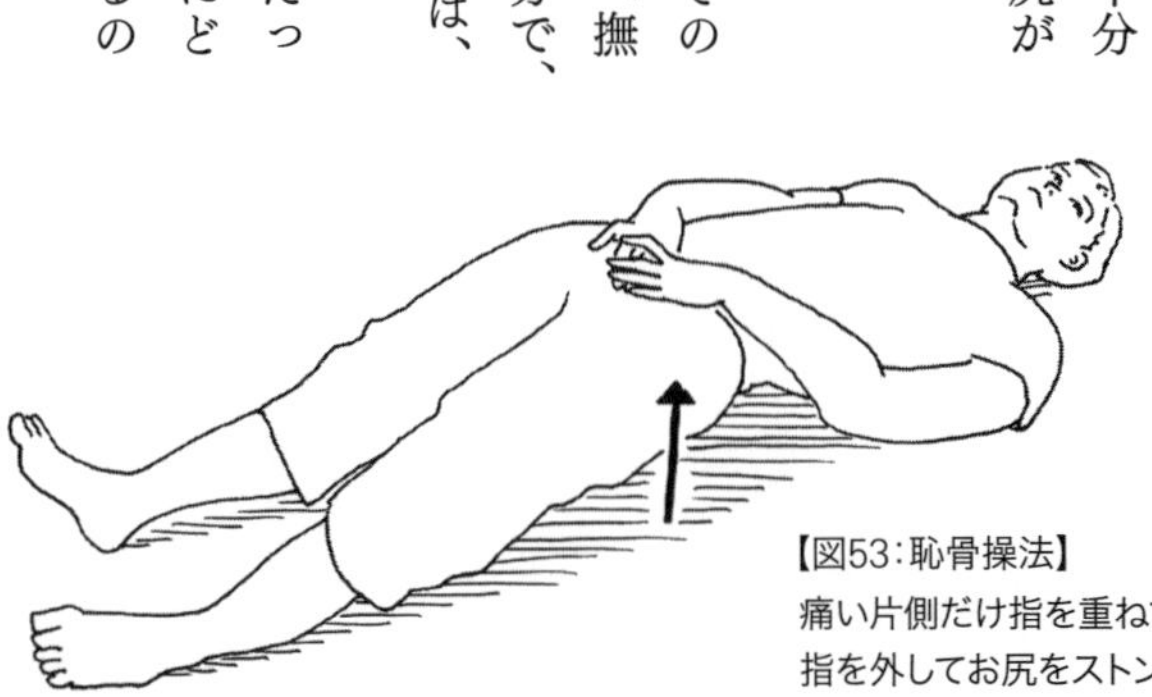

【図53：恥骨操法】
痛い片側だけ指を重ねて、息を吐き切ったところで指を外してお尻をストンと落とす

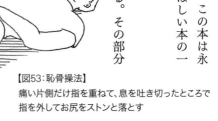

誇張法による骨盤操法

「恥骨操法」は恥骨の圧痛を取る操法ですが、それは結局、骨盤の捻れを解消する操法になっています。通常、骨盤の捻れは共鳴で対処します。しかし、なかには共鳴が効きにくい人もいます。そんな時にどうするか。

受け手を仰向けに寝させる。操者は受け手の腰の横に坐る。左右どちらでもかまわない。そして恥骨に痛みがある側の腰骨の前（上前腸骨棘）に、操者は自分の手を受け手の頭の方向に向けて置く。一方、痛みのない側は足の方向に向けて手を置く。つまり操者は自分の両手を一方は受け手の頭の方へ、片方は足の方へ向けて軽く置き、じっとそのままにしている（誇張法）。決して両手を押し付けてはいけない。ごく軽く載せているだけでいい【図54】。

念のために言い添えておきますが、恥骨に直接手を当てるわけではなく、腰の左右に出っ張っている腰骨の上前腸骨棘に手を当てます。上前腸骨棘の意味が分からない人は検索してみてください。ベルトを止めている腰の前の出っ張りのことです。

骨盤の捻れが取れる

これを二～三分続けると、骨盤の捻れが取れます。もちろん恥骨操法の代わりにもなりますし、骨盤の捻れが解消することで、取りきれない腰痛

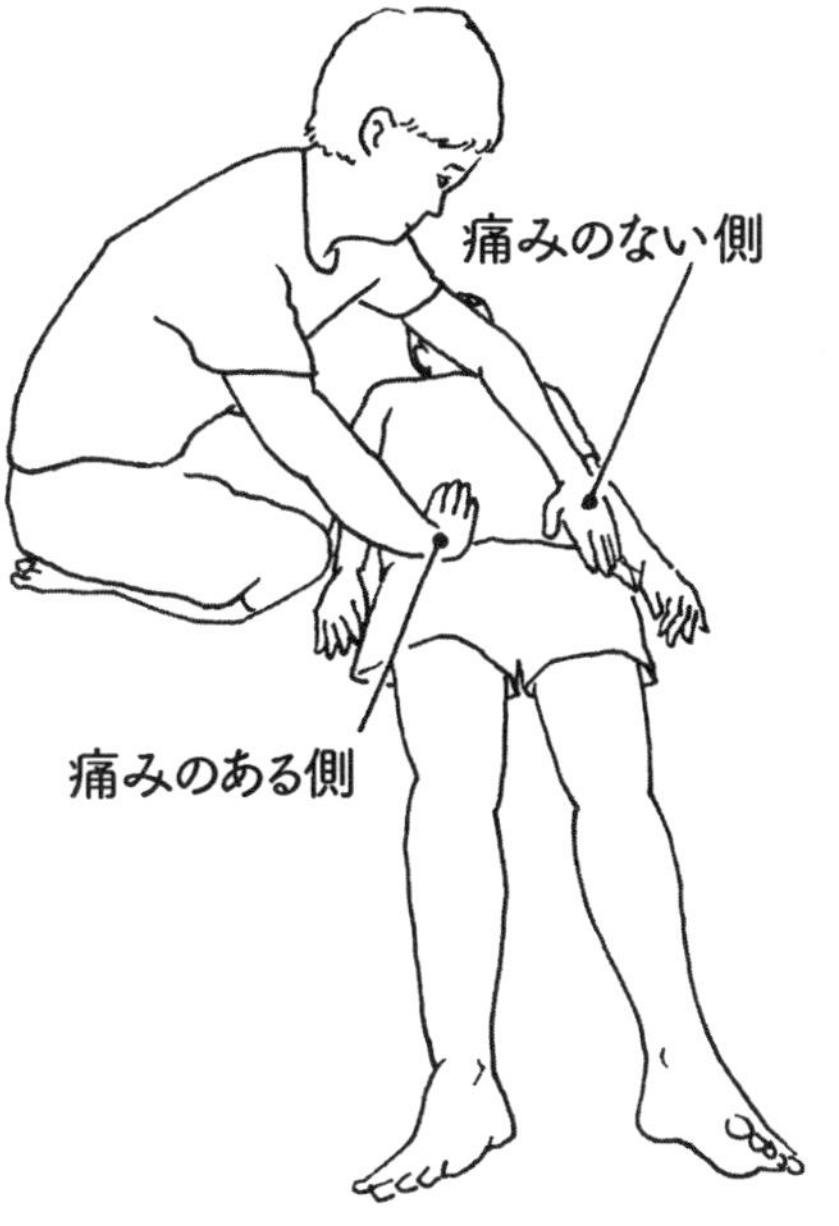

【図54：誇張法による骨盤操法】

や股関節痛が消えてくるでしょう。非常に簡単ですから、皮膚病、腰痛、股関節痛といった症状で悩んでいる人はお試しください。ただし腰痛は捻れ以外の要因もからんでいますから、これだけで腰痛が直るというわけではありません。

しかし体全体にとって骨盤の捻れは非常に重要な要因です。骨盤に捻れがあると、体の各部が捻れて来る。だから捻れのある人は解消しておくに越したことはありません。

翌日も試してみて、また圧痛が出ているようなら、再度同じことをくり返せばいい。

だれもやってくれる人がいなければ自分でやることも可能です。この場合は、手を上向きにおくわけに行きませんから、やや上向きの力を気持ちだけ掛けてやればよろしい。反対側は気持ち下向きの力です。

11 尾骨を整える

尾骨が歪むと大きな影響が出るかもしれません。背骨に影響が及ぶからです。別の個所にも書いていますので、その続きというか別の観点から尾骨を見てみましょう。

いつまでも残る尾骨の歪み

先に尻餅の話をしました（一八二ページ）が、子どものころに尻餅をついたことがある人は多いでしょう。あなたもその類かもしれません。大人になってから、階段をすべり落ちて尻を打ったなどという人も多い。尻の筋肉を打っただけの筋肉痛で済めばまだしも、尾骨まで打つとどうなるか、これが実は大きな問題です。

多くの人の尾骨を観察していますと、折れ曲がっている人がたくさんいます。先が折れて奥へ入ってしまっている人、横に曲って、尾骨先端の左右の形が違っている人、そこまで行かなくても、左右で感覚の違う人、そういう人がたくさんいます。まったく感覚のない人でも歪んでいることが多い。尾骨は背骨の一番下の端にあります。背骨そのものが自転車のチェーンのような形をしていますから、一番下の端（尾骨）と一番上の端（頸椎一番）が曲がると、途中の背骨が捻れてきます。

こういう歪みを放置していると、歪みが直ることはなく、いつまでも歪んだままになっていると思われます。なぜか。複雑な症状を示す人に、尾骨を打ったことがないかと尋ねてみると、それを思い出す人が多いからです。そうして尾骨を触ってみると、左右どちらかにやや違和感を訴えます。打ったと言っても、たいていは子どものころに尻餅をついたという程度の記憶ですが、それが大人になってからも残っているわけですから、尾骨の歪みは普通の方法では直らないと考える他ありません。

尾骨の直し方

尾骨の直し方については、すでに『秘蔵・黒川ノートと身体均整法』で紹介されている方法を取り上げました（一二六ページ）。くり返しになりますが、同書より記述を引用しておきますので参考にしてみてください。次のように書いてあります。

尾骨に圧痛が現れている反対側（柔らかい側）を尾骨先端から仙骨に向けて、ごく軽い擦過を加える。【本人の】三呼吸の間をおいて三回くり返す。操作後は受者の体に触れず、深呼吸させて、しばらく休ませておく。……（中略）……運動検査、椎骨の触診、骨盤と肋骨の可動検査、経絡の触察等において、施術前の異常はすべて正常に復していることが確認された（三一一ページ）。

これを読めば方法は明らかでしょう。あえて下手な説明を付け加えませんが、これをやると、多くの人の尾骨は状態がよくなります。いつもそうですが、私は新しい施術法に出会うと、まず自分自身の体で確認します。この尾骨操法をやってみると、たしかに尾骨の状態がすぐに変わることが確認できました。

首と尾骨は連動する

尾骨と上方の背骨とが関係していることは、次のような実験をしてみれば、よく分かります。立って尾骨のところに軽く手指を当てて、首を左右に回してみてください。尾骨が動いていることが分かるでしょう。人によっては、へええ、こんなに動くのか、と驚くほど動くかもしれません。したがって、首の動きと尾骨の動きとは関係しています。尾骨の位置が正しくなると首の回り方が楽になります。お試しくださ い。背骨にもいい影響が出るはずです。尾骨を観察して、違和感のない側をかすかに服の上から仙骨のあたりまで、三回こするだけですから自分でもできます。お試しください。もちろん違和感がまったくないという人は、やる必要がありません。

なお、老婆心ながら注意点を書いておきます。尾骨の形が悪いからといって、尾骨に強い力をかけて形を整えようなどと考えないことです。そんなことをすると、大変つらい思いを後ですることになるかもしれませんから、絶対に避けてください。

第8章

腕と手(指)の問題を解消する
——操法の実際③

1　腕の問題エリア①——手指

手指は凝っている

腕を経由して肩に影響を与えているのは、指が大きな要因であることは意外に知られておらず、色々な操法のテキストにも手指に注意を払ったものは少ないと言えます。しかし現実には、指が少し変化するだけで肩が変わるのは珍しくありません。

その一つは指の関節の故障。突き指というのもありますし、横に曲がった指もよく見かけます。手の指が痺《しび》れていると訴える人も多い。痺れの場合は、整形外科で首の骨が曲がっているとか、ヘルニアだとか、いろんな説明を受けて来る人がいますけれど、そういう場合はむしろ少なく、たいていは指の問題があります。つまり関節の曲がりや突き指を直してやると、痺れが軽快することが多い。

どうやって直すのか、という質問が出て不思議ではないところですが、いずれも「誇張法」で対応することができます。つまり歪んでいる方向へ、歪みを「誇張」する方向へ、関節をごく軽く誘導してやればよい。よく解らなければ、関節のところをじっと軽く指で握っているだけでもよくなります。

歪み方が酷かったり、曲がりくねった感じであったりすると、直すのが難しいかもしれません。そんな場合は、凝りをほぐしてやればよい。どうやってほぐすのか。

親指と中指の問題ライン

指の問題の中で、際立って特徴的なのは、まず親指の内側（人差し指と反対側）のライン（親指ラインと呼んでおきます）です。ここがゴリゴリになっている人が多い。腱鞘炎《けんしょうえん》になるのは親指が多いですが、親指が腱鞘炎になっている人の、親指ラインを擦ると腱鞘炎の症状が軽くなってきます。指圧棒などで擦ってもいいですし、関節は誇張法で対応可能です。関節と関節のあいだに愉気をしてもよい。そんな風にして親指ラインを緩めると、腱鞘炎だとか弾発指（ばね指）の症状が軽快します。

しかも、このラインが緩むことによって橈骨の下がりも改善されます。親指から橈骨にかけての拘縮のつながりがあることが分かります。これは肩まで引っ張っていることも少なくないので、肩の問題から解放される人がいるかもしれません。

もう一つの問題ラインは中指の外側（薬指側）のライン（中指ライン）です。ここも硬くなっていることが多い。中指ラインを緩めるとどういう効果があるか。耳に影響があります。このラインを指圧棒で擦るだけで、突発性難聴・耳鳴りが改善した例が何人もありました。なぜ耳に効くのか、その理由は不明ですが、このラインも肩まで引っ張って、耳、つまり側頭骨の部位にまで影響しているということなのでしょう。

親指・中指以外の指について、このような特別のラインは確認していませんが、経絡の考え方は、指の末端から始まるラインという捉え方ですから、その他の指についても、同じようなラインがあると考えて探求することが必要だろうと考えています。

2　腕の問題エリア②——上腕二頭筋と肘

腕には問題となる場所がいくつかあって、それらが線状のつながりを持っています。たいへん重要なエリアですから、少し詳しくみておくことにします。

伸展法

腕から発する問題が数多くあることは、すでに河野賢二さん（一九二八〜）が『伸展法』（文芸社）の中で指摘しています。手の先から肘を経て肩に至るラインが、肩や首を引っ張っているのは事実です。また肩や首だけでなく、胸椎の上の方を引っ張っていますし、場合によって腰椎の下の方にまで影響を与えていることが分かります。河野さんは「疲労は腕に表れる」（『伸展法』二二ページ）と明快に書いています。

前腕の開き

前腕には二本の骨があります。親指側の橈骨、小指側の尺骨の二本です。小指側の尺骨は丸く入り組んだ肘関節を構成している骨ですから、ズルズル下がるということはありません。ところが親指側の橈骨は上にある上腕骨と簡単な関節で繋がっているだけなので、すぐに下がってしまいます。下がるという言い方をすると、そんなバカなことが本当にあるのか、と尋ねられそうですが、触ってみるとたしかに橈骨の下がっている人が多いですね。

下がるという現象の原因の一つは、前腕を内側に捻《ひね》って仕事をする人が多いことです。二本の骨を捻ってみるにはどうすればいいのか。まず、手の平を上に向けて下さい。この時、二本の骨は平行になっています。次に前腕を内側に捻ってみます。すると二本の骨が捻《ねじ》れてくるでしょう。尺骨の方はただ回転しているだけですが、橈骨の方は、下の方に捻れてくる。捻れる時に少し下向き（手首方向）に引っ張り力がかかります。それで橈骨は下がって来ます。

橈骨をずっと上の方まで辿っていきますと、肘のすぐ下で小さな関節を作っていることが分かります。橈骨が下がると関節の周辺で引っ張り力がかかって来ますから、関節周辺の組織に常に引っ張られて、硬くなってきます。圧痛も出てきます。

こうなっている状態の腕を仔細に調べてみましょう。すると、橈骨が下がっているために手首が橈骨に押される形になります。人によって手首のところが押されて圧痛が出る場合もあります。この力が周辺の小さい骨を変位させます。親指の付け根にある大菱形骨《だいりょうけいこつ》、人差し指の付け根にある小菱形骨《しょうりょうけいこつ》、この二つの歪む可能性が大きい。

人差し指の中手骨（指の付け根にある長い骨）の甲側が硬くなっているのは、橈骨が下がっていることと関係していると思われます。上にあげた二個の骨が、甲側または掌側に歪むと、それにつれて中手骨も変位しているのではないかと感じられます。

手から肩までに問題があれば、まず橈骨を上げてみるのが第一選択です。橈骨茎状突起と上腕橈骨関節の下を押さえて、上方に誘導すれば多くの問題が解決します。

困ったゆるみ

どうなるのを「肘を傷める」というのか。なぜテニス肘になると一〇年以上も痛みが消えないのでしょうか。この要因は二つあります。一つは二本の骨の間隔が開いていること。二本の骨は上と下の端で関節を作っていて、この関節が緩んでいるわけです。一般に「緩む」のは、良いことだと思われています。事実、こちこちに硬いより、ふわふわ柔らかいのがいいに決まっていますが、何でもかんでも「緩んでいればいい」とは言えません。

「前腕」や膝《ひざ》から下の「下腿《かたい》」には二本の骨があります。これらの二本の骨の関係が緩んでいると、好ましくない状態になります。「前腕」が太くなるだけでなく、この周辺が疲れやすくなったり、痛みが出たりで、碌なことはありません。脚のふくらはぎも同じです。ふくらはぎが太い人は、二本の骨の関係が開いています。

肘の歪みの影響

橈骨が捻れて下がることによって橈骨の周辺に疲れが出る。河野賢二さんの言い方を借りると、筋膜が硬くなります。特に肘のすこし下では橈骨側も尺骨《しゃっこつ》側も硬くなることが多い。

肘の周辺の筋膜が硬くなると何が起きるか。一つはテニス肘とか野球肘といわれる肘の異常です。おもに内側上顆炎《ないそくじょうかえん》・外側《がいそく》上顆炎と呼ぶ症状が現れます。肘の両側にあるグリグリした突起ですね。肘の内と外のどちらかが痛くなる。

他にもあります。肘関節（いわゆる「ひじ鉄」のとがり）の両側にある凹《くぼ》みを押してみてください。内外のどちらかを押すと圧痛の出るケースがあります。なぜこんなところに痛みが出るのか考えてみましょう。肘の骨を観察すると分かるように、肘関節は尺骨を上腕骨が取り巻く形になっています。その内または外の圧痛は、尺骨が上腕骨に対して僅《わず》かに内や外へ歪んでいることを示しています。上腕骨と尺骨のつながる肘関節のところで、尺骨が内または外へやや変位したため圧痛が出ます。

このような肘の問題があると、肘の周辺がつっぱって上腕の筋膜が硬くなります。上腕の前の上腕二頭筋の筋膜が硬くなりますし、後ろの上腕三頭筋の筋膜も硬くなります。二頭筋の方は鎖骨のすぐ下にある烏口《うこう》突起に向かってスジをひいて硬くなっている場合が多い。三角筋のところにもスジ状の拘縮が発生します。このいずれもが肩を引っ張って動きを悪くする。まとめて言えば、肩の前に数本のスジ状の拘縮が現れます。

これら肘の関節をどう直せばいいのでしょうか。テニス肘などという言葉があるように、肘の関節は歪みやすい。これは膝と共通しています。

肘関節の異常を治す方法はすでにご紹介しました（一三四ページ）。

肘関節の位置が正常になると、周辺を引っ張らなくなり、肩の負担も軽くなります。肩や肩甲骨に問題がある人は、肘を正常化してみてください。必ず肩も軽くなるはずです。

肘を正常化すると肩がゆるむ

左手のひらを上向きにして、肘の骨と筋肉を調べてみてください。まず真下にある肘の大きな骨を押さえてみます。これは尺骨《しゃっこつ》という骨の上の端（尺骨のあたま、専門的には「尺骨頭」）です。この骨をずっと手の先の方へたどっていきますと、手首の右側のくるぶしに届きますね。「尺」という名前がついているのは、昔の尺貫法の「尺」（約三〇センチ）と関係があります。肘から手までの長さを基準にして反物の長さを計っていたからなのだそうです。

橈骨・尺骨の二つの骨の間を押さえてみますと、たいへん痛いことがあります。これは筋肉に凝《こ》りがたまっている状態です。この状態は、押さないかぎり痛くもかゆくもないので、たいていの人は気がついていません。でも、これが肩に影響を与えています。ためしに、この部分をゆるめると、同じ側の肩、あるいは首筋の横が楽になるはずです。

ええっと、ゆるめる方法ですか？　これは一人では少し難しいですね。彼か彼女にやってもらったら、面白がってやってくれるのではないでしょうか。やってあげる人が斜め前に坐って両手で、やってもらう人の肘と手首を握って、手首をどちらかへねじり、つかんだ両手を手前にぐっとひっぱります。ねじる方向を外向きと内向きと数回ずつしますと、不思議に筋肉の凝りがゆるんでいます【図55】。最後に肩や首筋がどう変化したかを確かめます。楽になりましたか。これはクセになるかもしれません。どうぞお試しください。

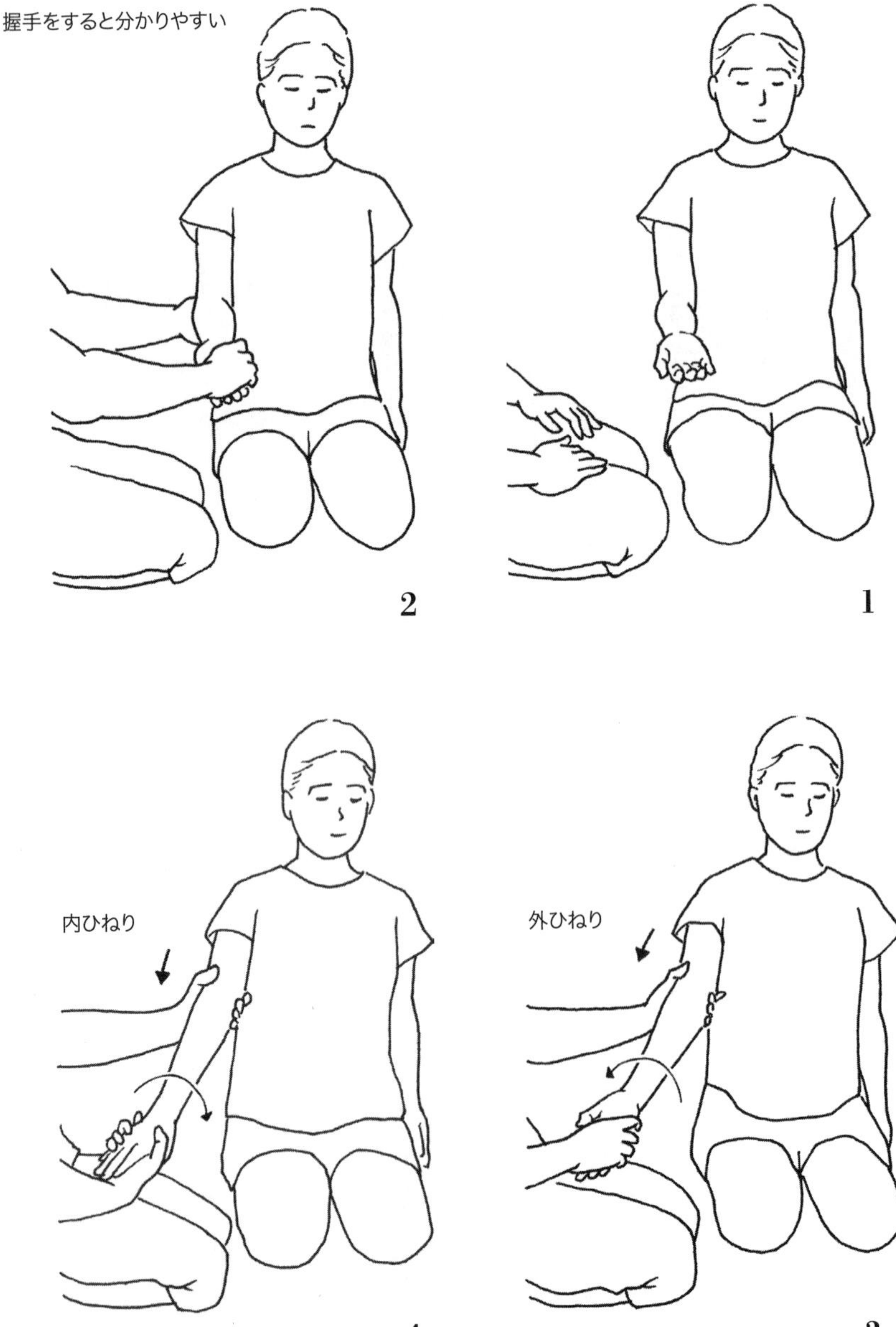

【図55：ペアで肘をゆるめる】

テニス肘対策

そうするとテニス肘など、肘の故障の直し方はどうすればいいのでしょうか。まず手のひらを上向けにして、肘のすぐ下で反対側の手を使い、二本の骨を締め付けます。そうして締め付けたまま手首をゆっくり、そろそろと外へ回します。しばらく続けると、肘の周辺だけでなく、「前腕」の全体にわたって柔らかくなってきます。これは緩んだのではなく、二本の骨が「締まった！」のです。二本の骨が締まることによって、筋肉の緊張がなくなり、外から見ると緩んでみえるわけですね（【図33】を参照）。

次に尺骨の上の端、「肘鉄《ひじてつ》」をくらわす先端部分を両手の平で互いに包んで、二分ほどじっとしている（【図30】参照）。どうですか。肘の痛みが消えるか、ずいぶん楽になったでしょう。テニス肘でなくても、肘の痛みがあれば同じように応用してください。

3 腕の問題エリア③——上腕三頭筋と体幹部の傾き

腕の前ばかりではありません。後ろ側、肘の上あたりにも問題が潜んでいます。

腕の左右差が全身を歪ませる

両腕つり合いの問題を取り上げます。右腕と左腕は見たところ違いがあまり感じられません。なかには腕の長さが違うとか極端に太さが違うとかいう人もいるとは思います。でもたいていの人の腕は見かけが同じです。ところが両腕が肩や背中を引っ張る力に大きな違いがあることが多い。

どちらか一方の腕のコリを何かの方法で十分に緩めるとしましょう。もう一方の腕をそのままにしておくと体が少し傾いてくる。もちろん気をつけていないと見過ごす程度です。ちょっとした差が上体を傾けるわけですから、左右の腕の差を侮ることはできません。どうなっているのでしょうか。

もっとも差が生まれやすいのは、上腕の後ろにある上腕三頭筋のところです。伸展法などで片方だけ緩めると上体の傾きがはっきり現れます。見ているとこれはおかしいと感じる程度にまで傾きます。

推測するに上腕三頭筋の拘縮が胸椎の上の方を両側から引っ張っている。そのため左右のつり合いが変化すると、胸椎上部が引っ張られてやや曲がってきます。これが肩の傾きの原因でしょう。

胸椎上部の傾きは腕の左右差によるといえます。頭部が傾くのも、上体の傾きに補いをつけて左右つり合いをとる作用ですから、同じ原因だろうと思われます。集合写真を撮る時に「頭をまっすぐにしてください」と言われた人は、左右の腕に差があると想定できる。

こんなわけですから、腕が全身彎曲に与える影響がどれほど大きいかは容易に想像がつきます。前腕を反対側の手で摑《つか》んでみて、痛みの強い側にコリが強く存在しています。その前腕をぐっと握って外回しにグルグル回して十分に緩めてみてください。背中・肩甲骨・首などの異常が改善するかもしれません。

手首を改善させる

前腕の拘縮をどうすれば解決するか。グルグル回しもいいけれど、もっと効果のあがる簡単な方法がないだろうか。

あります。両腕の手のひら側を上にしてグッと伸ばす。そして手首を下方にグッと曲げてできるだけ直角に近づける。そのままの体勢で三〇秒ほど続ける【図56】。

これだけです。腕と手との角度が直角に近い方がよろしい。足の踵を突き出していると下腿の硬いのが改善してくるのと同じことです。

直角に近くすることができない人は、前腕に問題が隠れているかもしれない。たとえば前腕の掌側が硬くなっている。ここが硬いから引っ張られて、手先がうまく直角方向に曲がらないわけです。

いずれにしても、あの手この手で、手が直角に近い角度で曲がるようになれば、手首の重さが信じられないほど軽快になっています。そして腕の左右差さえかなり改善しているはずですから、背骨の上の方、肩甲骨の間にあった曲がりが随分よくなっているのではありませんか。側彎《そくわん》症の原因の一つは両腕の左右差にあるかもしれません。

腕は、こんなに大切だ

腕について書いて来たことを取りあえずまとめておきましょう。腕は肩こりの大きな原因であるばかりでなく、腰痛の原因の一つでさえあります。

❶腕は硬くなりやすい。それは親指側にある橈骨が下がりやすいから、腕を捻って仕事をすることが多いからだ。特に前腕は硬くなりやすい。前腕の拘縮は上腕の前の上腕二頭筋の拘縮も引き起こしている。
❷腕が硬くなると全身に影響しやすい。特に腕の左右つり合いが崩れると、ひどいことになりやすい。特に上腕の後ろの上腕三頭筋の左右のつり合いが、体全体の左右のつり合いにとって重要。

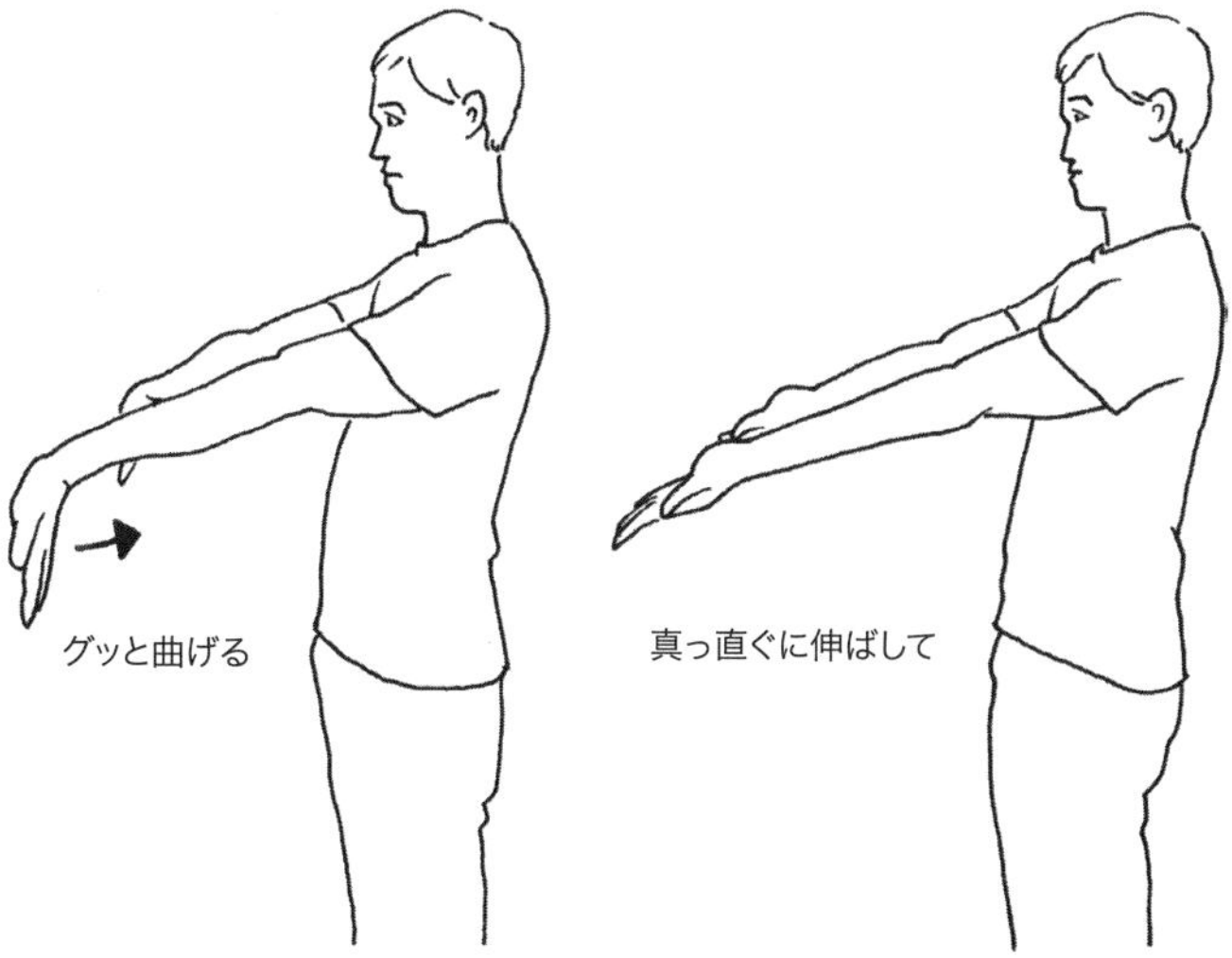

【図56：前腕の拘縮を取る体操】

❸腕の左右差が大きくなると、左右の肩の高さが変わり、胸椎がどちらかに倒れてくる。腕が変化すれば肩の左右差が縮小する。したがって腕の拘縮を処理すれば、胸椎や頸椎をあちこち調整する必要はない。

❹腕の左右差が背中と腰の状態に影響する。美しい背中を守るには、腕の硬さを解消しておくことが大切だ。

4 腕の問題ライン④――チェック方法

肩の問題を抱えている人が、その他のポイントをどのようにチェックすればいいかについて書いておきます。

指の問題チェック

肩に問題のある方のいずれにも共通しているのは、手に問題が潜んでいたことです。一見すると手に問題があるとは思えない。手のどこかに痛みがあるわけでなく、指が動きにくいわけでもなく、腱鞘炎とかバネ指とかの症状もありません。でも、指が少し曲がっているとか、指の甲側が硬い、一本の指だけ違和感がある、といった問題がある。

まず私は相手の手をとって、指の甲側に触れてみます。かるく甲側を押してみると、柔らかい感じの指がある反面、硬く感じる指もあります。もちろん中に骨があるから硬いに違いありませんが、それでもフワッと感じる指と、自分の手が硬いものに触れているような感じの指とがある。その違いは主観的なものです。客観的な基準はありませんが、硬く感じるかどうか。それを観察すればよい。硬く感じる指にはたいてい何か問題が潜んでいる。

次は指が曲がっていないかどうかを見ます。いくぶん指の曲がっている人が意外に多い。聞いてみると、これは生まれつきですとか、この指は突き指をしていますとか、色々な反応が帰ってくるでしょう。それが参考になります。あるいは指を動かした時に、いずれか特定の指だけ動きが違うということがないかどうかを尋ねてみます。これも色々な反応が帰ってくることでしょう。人差し指だけ動きがぎこちなく感じますとか、中指は少し折れ曲がりにくい感じです、親指は動きが硬いですね、などと反応があります。

突き指の調べ方についても書いておきましょう。突き指といってもごく最近の突き指ではありません。もう何十年も前の突き指が痕跡として残っていることがあるという意味です。どこか変だと思う指の関節の両側を、しっかり押さえて、関節をわずかに近づけたり遠ざけたりしてみる。もちろんこれは自分でやるのは難しいですから、だれかにやってもらうことになります。その時にあまり力が強すぎると分かりません。ソフトにためしてもらわなければなりません。指を固定するのはしっかりと、そして指の関節を動かすときはソッとやってもらいます。近づける方向には動きやすいが、遠ざける方向に動きにくいなら、過去に突き指をしている可能性があります。

以上のようなチェックをすると、どの指に問題が潜んでいるかが大体分かります。しかし問題は指だけではありません。他にもあります。

CMC関節のチェック

ＣＭＣ関節（手根中手関節。ＣＭ関節とも言う。【図36】を参照）の問題もある。ＣＭＣ関節とは、どこの関節か。場所を大雑把にいうと、手の甲を手前（手首側）から指先に向けて三分割してください。手前から三分に一のところにある関節がCMC関節です。本当にこんなところに関節があるのか、と疑問に思う人も多いことでしょう。こんなところを動かしてみると言っても動くかどうかも定かではありません。

　だれかを連れてきて坐らせる。その手をつかんで次のようにする。他の人で試してみれば、自分がやってもらうことも容易になる、というわけです。たとえば今その人の右手を握っているとします。モデルの右側に坐って相手の右手の甲側を上に向けて握ってください。

　そしてあなたの左手で相手の手首から三分の一ほどのところ（ここがCMC関節です）を境に、手首側で、あなたの親指は相手の掌側にまわし、他の四本指を甲側に当てます。今度はあなたの右手は三分の一のラインから指先側を同じように親指を手の平側、四本指を手の甲側に当てます。これで準備が整いました。それからあなたの両手をわずかに下向きに彎曲させ（折り曲げ）たり、上向きに彎曲させ（折り曲げ）たりします。下向きに曲げる動きと、上向きに曲げる動きがわずかに違うようなら、CMC関節に異常があることになります。どちらが動きやすいか、どちらが動きにくいかを感じ取ってください

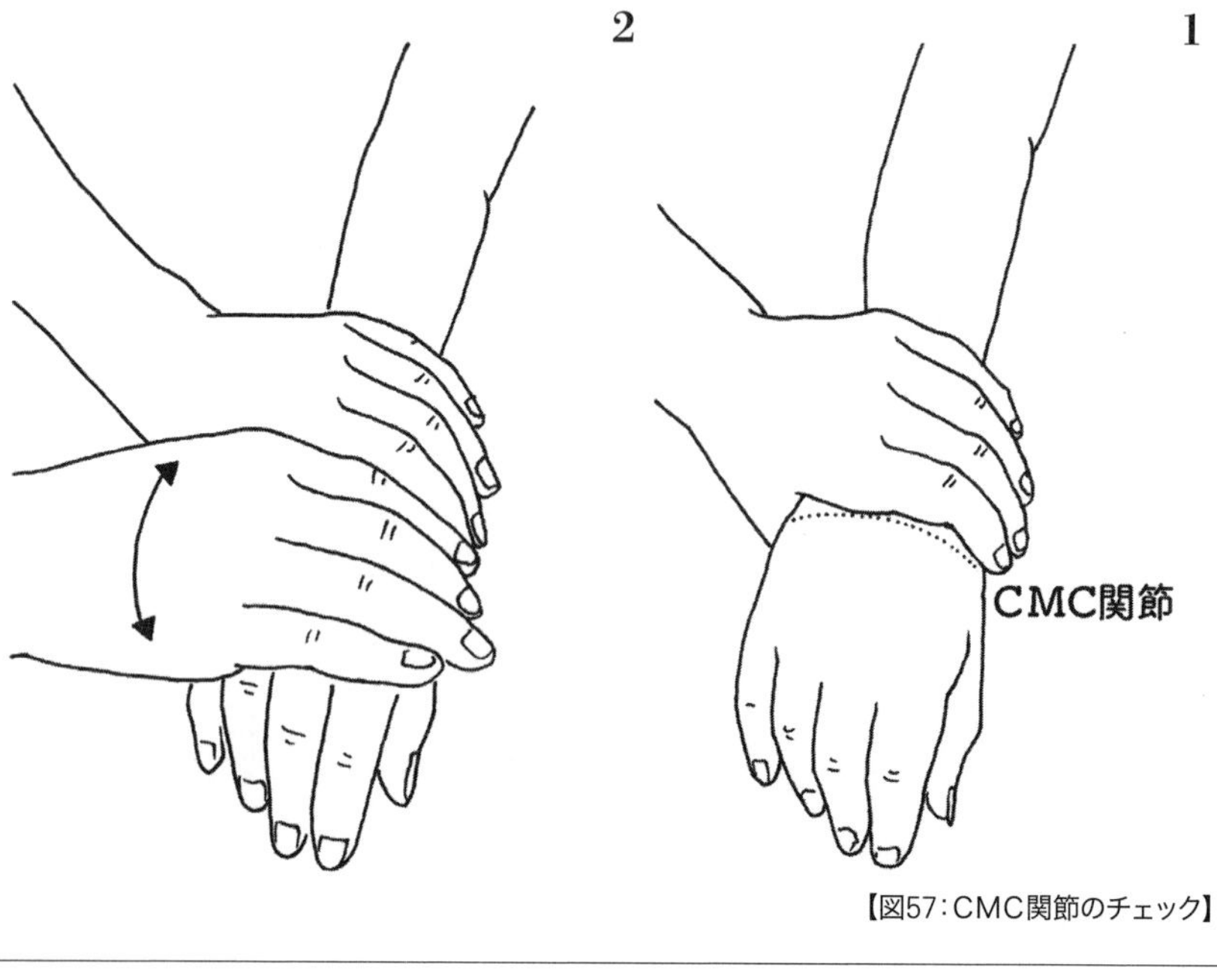

【図57：CMC関節のチェック】

【図57】。

　ここに問題を抱えている人が非常に多いように感じます。簡単にまとめます。ＣＭＣ関節を両手で挟んで、掌側・甲側へわずかに動かしてみる。甲側と掌側とで動き方が違うようであれば、問題が潜んでいます。以上はだれかをチェックする方法ですので、あなた自身のチェックは立場を入れ替えて、だれかにチェックしてもらってください。

　問題があれば、誇張法を使って改善することができます。つまり、動きやすい方向へごく軽く押す気持ちで持続すると、関節の状態が改善します。共鳴法による別法もあります【図57－3】。図の→ように撫でるだけです。

3

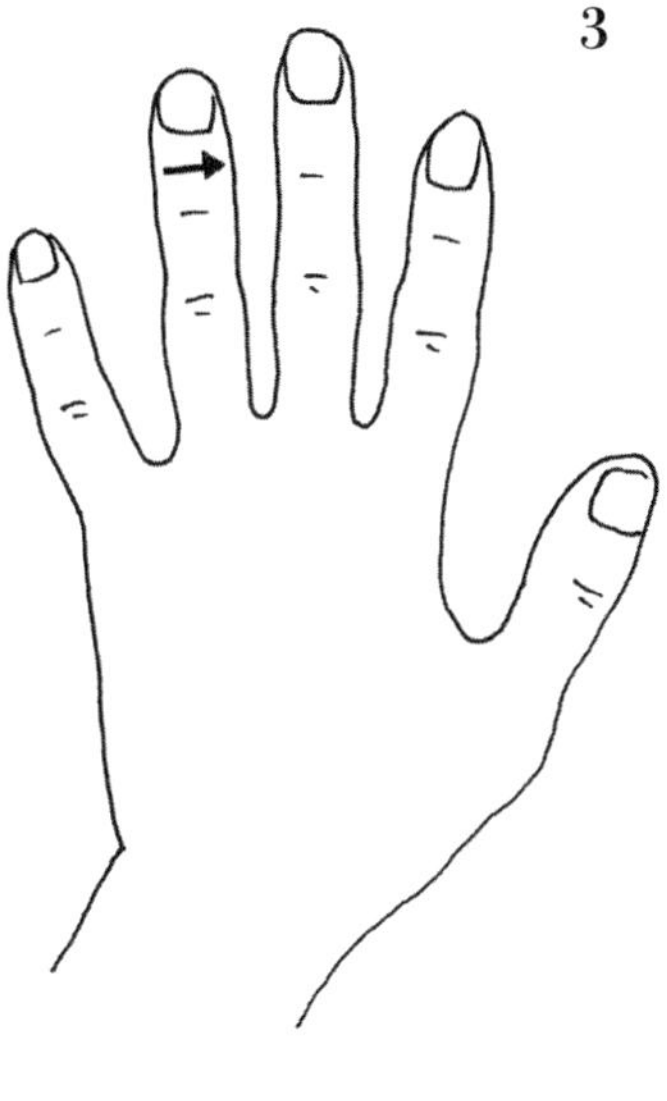

手首のチェック

　次は手首です。手首を掌屈・背屈させて見る。つまり掌側へ曲げたり、甲側へ曲げたりしてみる。たとえ痛みがなくても甲側へは行きにくいようなら、手首の親指側にある舟状骨という小さな骨、または小指側にある小さな月状骨に異常があります。手首が掌側へ行きにくいようであれば、ＣＭＣ関節の問題があると考えられますので、再度ＣＭＣ関節を調べることが必要です（舟状骨・月状骨の位置が分からない人は、【図36】を参照）。

　次へ行きましょう。手首の手前の甲側に二つの出っ張りがあります。親指側は橈骨茎状突起、小指側は尺骨茎状突起です。このチェックも自分では困難ですから、だれかに頼んでやってもらってください。二つの突起を、それぞれ片手ずつでつまんで、一方は甲側へ、他方は掌側へ少しだけ動かしてみます。動きがあるかどうかを見ます。今度は動かし方を逆にして、反対に動かすとどうなるかも調べます。どちらかに動きがない場合、二つの骨＝橈骨と尺骨の関係が硬くなって動きにくくなっています。

それから橈骨が下がっているかどうか。手首の掌側のスジをみれば分かります。橈骨が下っている場合は、手首のスジを掌側から見た時に手の正中線に対して、やや親指側が下がって見えます。

あとは肘。肘の出っ張り（肘鉄を食らわすところ）の左右を調べると、少しばかり凹みがあります。そこを強く押さえてみてください。圧痛が感じられる側へ肘関節が捻れていることが分かります。

細かいことを言えば他にもチェック項目がありますが、右の項目を調べればほぼどこに問題があるかが分かるはずです。肩が痛くて悩んでいる人は右の項目を調べて、異常があるかどうかチェックしてみてください。

実際には、これらの項目をチェックしてそれぞれ調整していくことで、肩の動かなかったのがすっと動くようになったり痛みが消えたりします。やっている私の方が唖然とするほどよく効くこともあります。腕のあちこちが肩を引っ張っているんだと分かります。

肩を揉むと硬くなる

肩こりは、悩まされている人にとって、ほんとうに厄介なもののようです。私は肩こりに年中悩まされるということがありませんので、その苦しみがよく分かりませんけれど、お話を聞いていると、さぞかし大変だろうな、と思います。どこか近所でほぐしてもらっているものの、なかなかよくならない、という人も多いかもしれません。

肩こりを軽くしようとすると、肩だけを揉《も》んだり叩《たた》いたりしてみてもだめですね。マッサージに通ったり、マッサージ機にかかったりすると、そのときは楽になったと思っても、後でますます硬くなって困ることになります。奥さんがダンナの肩を毎晩のように揉んでいるというご夫婦がありましたけれど、ダンナの肩は文字通りカチカチで、困りはてたことがありました。

同じ理由でマッサージ機もだめです。毎日マッサージ機にかかっている人の肩は、どうにもならないほど硬くなっていることが多い。毛細血管が切れてしまったりするのだと思います。物置にマッサージ機を放り込んだままというお宅も多いのではないでしょうか。

5 腕の問題エリア⑤——肩甲骨

肩甲骨は腕の一部ではありませんが、腕の動きと密接な関係にあるので、ここで見ておきたいと思います。

肩回しで頭痛が消えた

ときどき来られるEさん。その時々によって症状が異なるのですが、今回は頭痛です。場所が少し珍しい。右の黒目からまっすぐ上に上がって、毛髪の生え際と交わったあたりから、ずっと正中線に平行に上に続いているという。後頭部までは続かず、頭頂の横あたりまでまっすぐに続いて、そのあたりで終わっているのだそうです。

一般に頭痛のある人は、背中に緊張があって、頸部から後頭部が引っ張られて起きることが多い。このケースではどこに緊張があるのでしょうか。このラインの延長線上に緊張があるのだとすれば、肩甲骨の内側のラインらしい。そこで肩甲骨の内側を探ってみましたが、そのあたりに特に硬結《こうけつ》らしいもの（つまりグリグリになっているところ）は認められません。

　だとすると、肩甲骨の裏側が硬くなっているのではないだろうか。右手を腰の後ろに回してもらって、私は背中の後ろにまわり、肩甲骨のうしろを開く動作をしてみると、たしかにたいへん硬くて私の手先が全然入りません。左はさほどでもないので、右の肩甲骨が硬くなっていることが分かります。

　では、こうしてみましょう。肘を折り曲げて両手をそれぞれ肩先に当てて、前後にぐるぐる回してみてください。前に五回、後ろに五回という具合です【図58】。Eさんは肩回しをしばらく続けます。すると、あ、頭痛が取れてきました、と言われます。もうしばらく続けると、もう大丈夫です。

……そうですか。あっけなく終わってしまったので、後は腕を少し緩めて、骨盤を整えて終わりました。

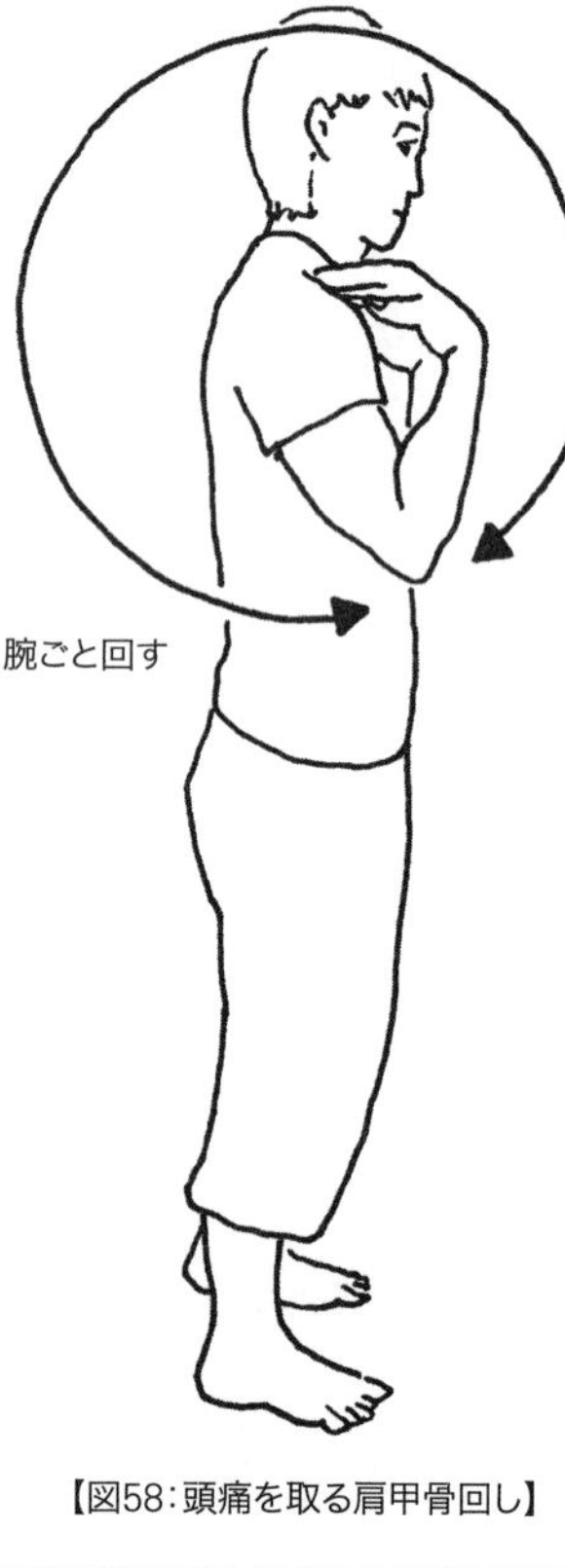

【図58：頭痛を取る肩甲骨回し】

肩甲骨と不整脈が関係

　Eさんの次に来られたTさん。この人は不整脈が出て気持ちが悪いと言われます。前からときどき不整脈が出るのだそうです。不整脈といってもいろんな種類がありますので、どんな不整脈ですか、とお尋ねすると、脈拍のタイミングがおかしくなって、規則的にある脈が前のめりになる。その後は逆に少し時間があく感じだと言われます。「期外収縮《きがいしゅうしゅく》」という種類らしい。

　不整脈の人は、胸椎四番に異常をみることが多いですが、Tさんの場合は、どうもそうではないようです。ただ、不整脈の人は経験上、両肩甲骨の間に何か緊張があるようです。さきのEさんの例があったので、この場合もひょっとして肩甲骨に問題があるのではないか、と疑ってみました。Eさんと同じように両肘を曲げて手先を肩につけ、肩をぐるぐる前後に回してもらいました。しばらく続けてどうですか、と尋ねると、心臓に手を当てて、脈をみるTさん。うーん、少しいいようですね、まだありますが……。

もうしばらく肩回しを続けます。また脈を調べてもらう。それを何度かくり返すうちに、あ、もう正常になりました、と言われます。何だ、こんな簡単なことで不整脈がなくなるのなら苦労は要らないな、と思ったわけですが、どんな不整脈もこれで対応できるとは限りません。それは無理な話でしょう。でも少なくとも一部の不整脈はこれで対応できると分かったわけで、助かる人が多いのではないでしょうか。

「肩甲骨回し」。色々使えそうで、ありがたいことです。感謝して終わりました。同じ症状の人が続くことがよくありますが、同じ方法が続けて役にたったというのも、時々あることです。やり方をもう一度書いておきましょう。肘を曲げて両手を肩に当てて、肩を前に数度ぐるぐる回し、後ろに数度ぐるぐる回す。これを日に何度か続ける。以上です。

肩が狂っていただけ

肩の関節が前に歪んでいる人がいます。「脱臼《だっきゅう》」というほどではないけれど、関節が少し前に歪んでいる。痛くてボールが投げられず、うまく腕が上げられません。歪みを直せばボールが投げられるようになります。つまりこの場合は肩関節の「前歪み」が問題になります。前に歪んでいるのは上腕骨ですが、肩甲骨の位置にも問題があります。

腕が上がらずボールが投げられない状況でも、歪みではなく肩の周りの筋肉や組織がとても硬くなっている場合があります。脇の下をつかんでみると、カチカチに固まっている。これは「縮み」としておきましょう。「歪み」のある場合と、周辺がたいへん硬くなって「脇の縮み」がある場合とで状況が違います。

ボールが投げられず動かすとたいへん痛い。こんな状況になると、まだ若いのにもう「四十肩」なのかと心配する人がいるかもしれません。この場合、肩の関節の前の出っ張ったところを押さえると痛い変位があるために、関節の前にある組織が硬くなって、痛みを招いているわけです。この場合は脇の下を調べてみても、少しは硬くなっている部分があるかもしれませんが、「四十肩」のような非常に硬くなった大きな「縮み」はありません。

「前歪み」を起こしていると、はっきり判断するにはどこを見ればいいかといいますと、肩関節の後ろです。ここに肩甲骨（古い言い方だと「かいがら骨」）の上端があり、その中に「肩関節が埋もれてしまっている感じ」になっていれば前歪みを起こしている可能性が高い。そうして「関節の前を押さえると痛い」。この両方がそろっていれば、前歪みと判断して間違いではありません。

では脱臼しかかって歪んでいるような肩をどうすればいいのか。だれかに腕を担いでもらって、前後からぐっと押してもらうのも一つの方法ですが、それだけでは解決が難しい場合もあります。また、たとえ解決したように見えても、すぐに元の木阿弥になってしまうかもしれません。鎖骨を押さえて回す方法もありますが、この方法を使おうとすると、痛がることが多い。こんな時はだれか（Aさんとしておきます）の手を借りましょう。

肩の前をゆるめる

Aさんに痛い肩の斜め後ろに坐ってもらいます。あなたの肩に近い側にあるAさんの四本指を肩の前の痛い部分に、親指を肩の後ろにあてて、ぐっと肩の前を手前に引くように押さえてもらいます。

そしてAさんの反対側の手であなたの腕を持って肩をぐるぐる回してもらう。腕は肘《ひじ》のところで折り曲げた感じです。Aさんはあなたの上腕の肘のすぐ上くらいのところを持って回せばいいわけです。前方への回転を三回すれば今度は後方への回転を三回というようにして、しばらく続けます。すると肩の歪みが少しずつ修正されていきます。要するに「肩甲骨回し」を他人にやってもらいます【図59】。

　自分の肩がもう痛くない状態になれば、終わりです。もう痛くないだけでなく、ボールも投げられるようになっているかどうか試してみましょう。ボールを投げるのがまだ無理なようだったら、もう少し続けます。ボールが投げられないという悩みを持っていない人でも、同じような腕が上がりにくい状況があるなら、試しにやってみる価値はあります。

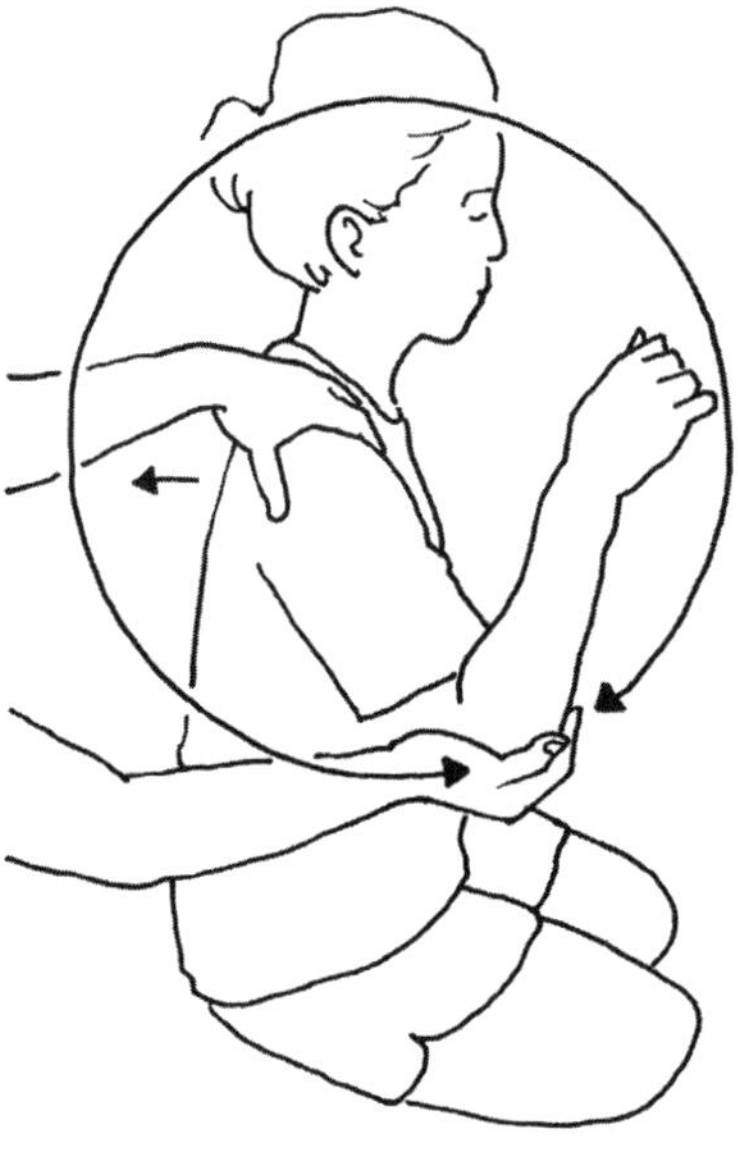

【図59：ペアで肩をゆるめる】

6　腕の問題エリア⑥——鎖骨

　手の指が急に動かなくなったり、しびれ始めたりしたら……。次のようにしてみたらどうでしょう。かならず解決するとはいえませんが、何かの変化があるかもしれません。

指に力が入らない

　手の指に力が入らないという人は、頸《くび》の前にある「胸鎖《きょうさ》関節」という関節が歪んでいる可能性があります。

関節は二つの骨がつながっているところですから、両方の骨の名前を採って、関節の名前にしていることが多い。胸鎖関節というのは、胸のまん中にある「胸骨《きょうこつ》」と、肩の下を支えている「鎖骨《さこつ》」のつなぎ目にある関節です。のどの下に大きなぐりぐりが二つあるでしょう。上から押すと痛みがありませんか。

なぜこの関節が手指とつながっているのか、その理屈は難しい。ただ、次のようには言えるでしょう。胸鎖関節が歪んでいる人は、肩が前に出ていることが多い。すると肩の周辺や、胸の上部が硬く縮んでいます。そのために腕の神経がどこかで圧迫されているのでしょう。あるいは血管が圧迫されて、手の神経に十分な栄養がとどいていないのかもしれません。いずれにしても指に故障が出ます。ですから経験的に、胸鎖関節を調整すると手や腕の問題が解決する。何年も解決できなかった問題が、瞬間で終わることもあります。

胸鎖関節の調整法

腕がしびれるとか、手首がうまく動かない、腱鞘炎《けんしょうえん》だといわれた、というような症状では、まず胸鎖関節を調整する。そうすると、一〇〇パーセント症状が消えるわけではなくても、かなりよくなることが珍しくありません。では胸鎖関節の調整法はどうするのか。左手が悪いとします。右手が悪い場合は、この逆です。

右手の親指・人差し指・中指の三本の指先を束ねて、それで左側の胸鎖関節の出っ張りをつまみます。そうしてそのままの状態を一分半ほど続けます【図60】。それだけです。複雑なことをせず、簡単に胸鎖関節のところにあった圧痛が消えるでしょう。

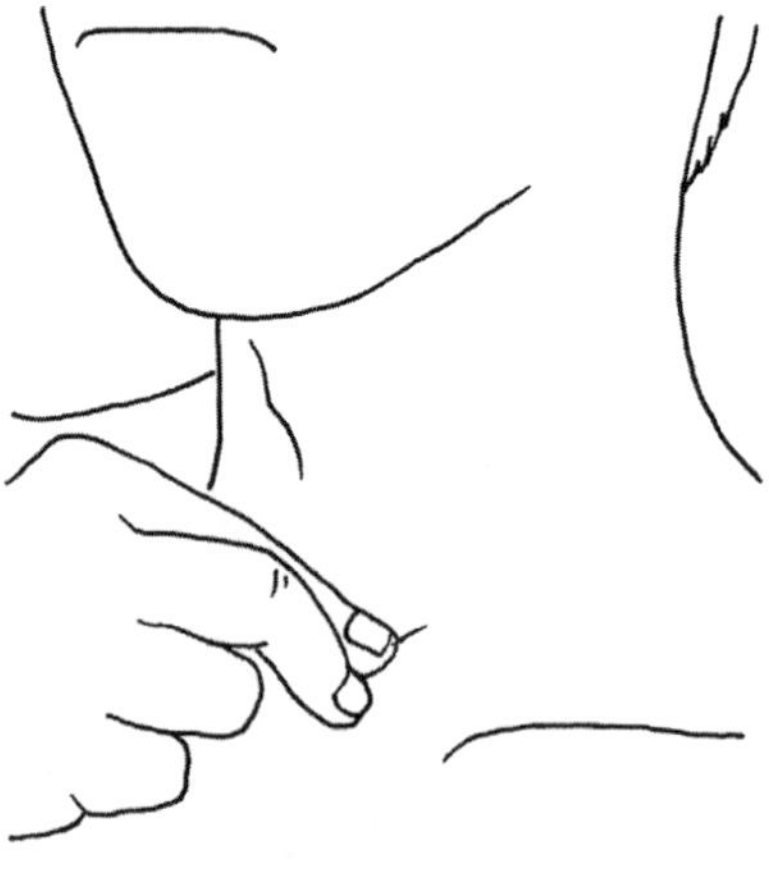

【図60：胸鎖関節の調整法】

第9章

頭と首の問題を解消する――操法の実際④

1　首が回らない不眠症

首が回らない人が多い。ありふれたネタですが、「借金で首が回らない」のでなく本当に首が回らない。少し練習すれば直せるようになりますから、首の回らない人や不眠症の人は試してみてください。

首の回らないボーカル

やって来たのはロックバンドのボーカルをやっているYさんという男性。アメリカで活躍し、メジャーの音楽レーベルからCDを出しているという。私はロックのことをまったく知らないので、この人がどれほどの有名人なのか分かりません。髪の毛は、うーん、何というか、こてこてに固まっていて、そのままでは頸《くび》を見ることができず、輪ゴムでしばってもらいました（「首」はあたま全体、「頸」はくびだけを指します）。

頭上から見ると背骨は上から頸椎《けいつい》（くびの骨）七個、胸椎《きょうつい》（胸の骨、肋骨とつながっている）一二個、腰椎（腰の骨、肋骨がつかない）五個の順に並んでいます。全部で二四個（【図49】を参照）。

さて、何でお困りですか、と聞いてみると首が左へ回らないという。

首が回らない人は左へ回らない人が多い。これは頸の問題もありますけれど、むしろ胸椎の問題が大きい。胸椎の上の方が右へ歪んでいます。すると胸椎の右の方が硬くなります。硬くなるとどうなるか。頸を左右

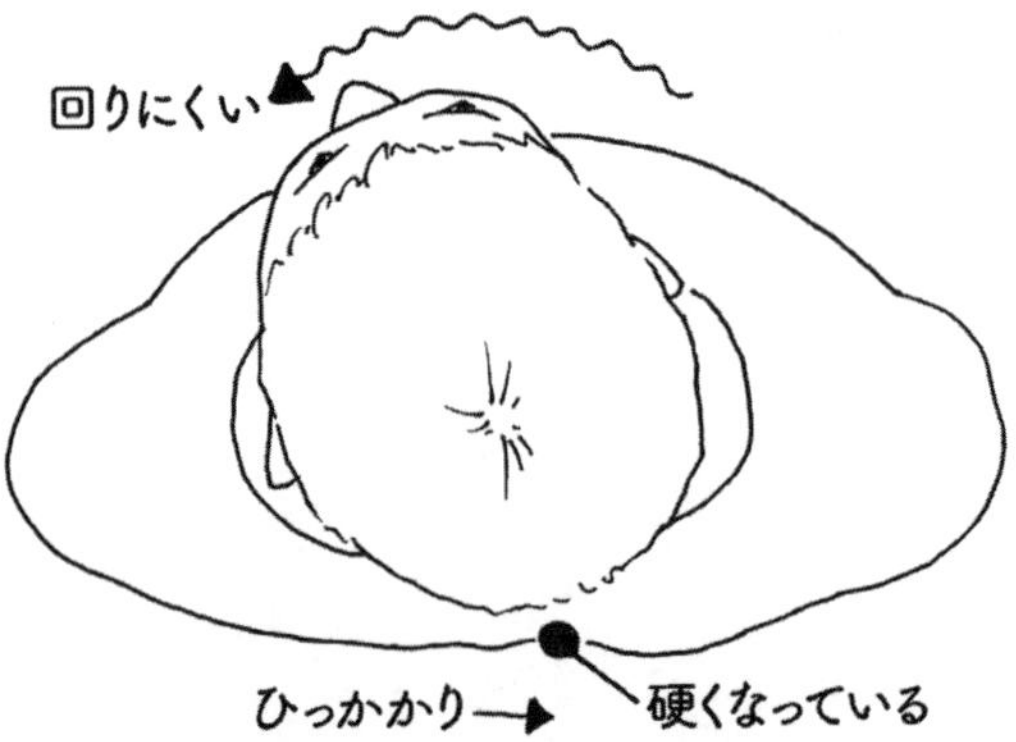

【図61：背骨と頸の関係】

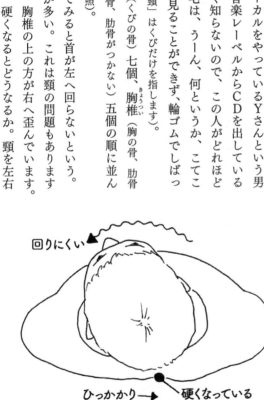

に回転しようとすると、背中の右の方が硬いわけですから、硬いところがひっかかって、背骨は右へ回りにくくなります。すると頸としては左に回りにくくなります。【図61】でお考えください。

硬い頸を柔らかくしようとすると、いきなり頸にとりついてみても、効果は期待できません。まず腰や肩を緩めてから頸に取りかかるのが順序です。Yさんの頸は、さほど硬くなかったと思いますが、歌っているときにグキッと来たのでしょうか。頸椎の二番と六番（頸の上の方にある大きな骨と、頸を前に曲げた時にとび出す骨のすぐ上の骨）がかなり歪んでいました。これを正してやると、すぐによく回るようになりました。肩の処理が十分でないから、もう一度くるように言ったのですが、もう来られませんでした。あれでは、また同じことをくり返しているかもしれない。

首の回らない女性

もう一つの例はSさんという若い女性です。この人は肩がこっているとは言ったけれど、首が回らないとは言わなかった。色々と首を動かしてみてください、と私がお願いしたところ、ぐるぐる回して見たり前後に動かしてみたりしたものの、左右には回そうとしません。左右にも回して、と言うと、いや左には回りません、という。子どもの頃から、後ろを振り返る時など、左には回さない、私の首はこちらには回らない、というのです。

え、そんなことはないでしょう、といって頸椎の下の方を触ってみると、七番が少し左に歪んでいる。これをちょいちょいと調整しました。

「回してみてください」

「あ、こっちも行く。すごーい。でも、やっぱりちょっとこの辺がひっかかります」

ちょちょいのちょい、と頸椎六番も。

「ほとんど回ります。こんなん初めて」

「へえー、そうですか。うん十年も回らないままに来たんですか。それはご苦労様」

「首って回るんですね」

と言われるから、こちらが驚いてしまいました。やはりこの人も左に回りませんでした。

それまでSさんは寝つきがとても悪かったのに、頸を正したあと、その日からすぐに眠れるようになって、いくら寝ても足りないほどになったそうです。不眠症の人は睡眠薬など飲まずに何よりも頸を正すことでしょう。ただし腰椎の捻じれを正すことが必須です。

2 左右の目の見え方を整える

仮に六〇代の男性Fさんとしておきましょう。Fさんは別のご希望をもって来られたのですけれど、意外に早く済んでしまったので、あと何か問題はありませんか、とお聞きしました。すると、目の見え方がおかしい、左右で見える大きさが違うんですよ。眼科で見てもらったんだけれど、こんなのは分からない、左右で眼球の状態が違うんでしょうね、というくらいでおしまいにされてしまったんです——と言われます。

そうして片手で目のまえを押さえて、それを左右にぱっぱっと移動して、左右の見え方を比較し、やはり左右で大きさが違いますね、とおっしゃる（どちらが大きく見えると言われたのかは忘れました）。と言われてもねえ、左右で大きさが違うという問題はこれまでに聞いた記憶がありません。はて、どうしたものだろうか、と私は思案します。

頸椎一番が歪んでいる？

こういった頭の一部分に属する器官、つまり目や耳の異常があるばあい、「頸椎一番」という一番上にある背骨と、頭蓋骨の関係が捻れていることが珍しくありません。俗な言葉で言えば、棒の上に突き刺した「しゃれこうべ」がどちらかに回転しているわけです。もちろん目に見えるほど回転していると大変ですが、ごくわずかの歪みでも問題を引き起こしていることがあります。

何しろこの骨はもっとも脳に近いところにあるだけに、神経系統に影響があるのはうなずけますね。それと同時に、調整には注意を要するのも当然でしょう。私の場合、この骨が捻れていても直接この骨を触りません。この骨は後ろに棘突起というでっぱりがないために、背骨のいちばん上の先端部分をさぐっても触ることができません。特殊なやりかたをすれば触れなくもないのですが、直接さわると危険なことになるかもしれません。そこで、私はこの骨に悋気するという方法をとります。この方法だと危険はありません。

整える方法

まず相手の人に正坐してもらいます。後ろに坐って後頭部の中央に触れてみます。頭蓋骨のすぐ下の少しくぼんだ部分（いわゆる盆の窪です）、そこに両手の親指を当ててみます【図62】。左右どちらかにわずかでも歪

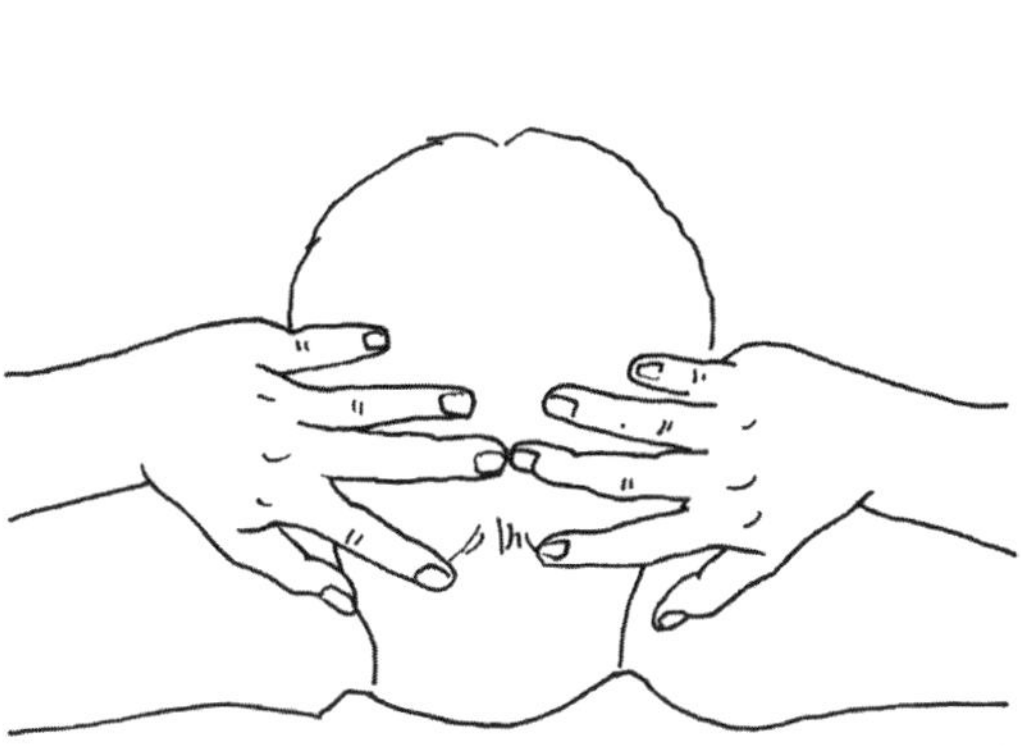

【図62：頸椎１番の調整】
自分でやる場合は、中指で触れるとやりやすい

みがあると、左右の親指の感覚が少し違って感じられます。この体勢で両方の親指をじっとしています。

これを数分間続けると、左右の感触が揃ってきたな、という感覚が生まれてきます。この時、正坐している相手の後ろに立って頭上から相手の鼻を見る。相手には両方の膝を揃えて坐ってもらいます。すると、両膝のあいだの線と鼻の頭が一直線上にくればＯＫ。鼻の向きが膝の間の線から少し歪んでいるようだと、まだ緩め方が足りませんので、もう少し続けます。

で、Ｆさんにこの方法をやってみました。終わって、見え方はどうですか、とお聞きすると、あ、左右で揃って見えます。大きさが同じになりました、とおっしゃいます。ああ、よかった。その後に来られた時に、目の具合はどうですか、とお聞きすると、直っています、というお答えです。一度で目の狂いが直ってしまったことになります。

目がはっきりする

この件で私としては色々考え及ぶことがあります。それは頸椎一番でなくても、頸を整えると目がはっきりした、視力がよくなったわけではないようだけれど明るく見える、などとおっしゃる人がけっこういることです。

あくまで想像ですけれど、ものの大きさが左右で違うほどでない人でも、わずかに左右の視覚像が違っているのではないか。その違いが頸を整えるだけで改善され、左右の視覚像がうまく揃うようになる。そうすると、これまでよりも像がはっきりして、明るく見える感じがしたり、目がはっきりしたと感じたりするのではないでしょうか。斜視も同じやり方で改善することがあります。

Ｆさんのお陰で、このようなことに考え及ぶことができました。頸椎一番が捻れていると、なぜこのような現象が起きるのか、それは分かりません。今後、だれかが実証研究をする必要があるでしょうね。

でも「なぜ」という問いに答えるのは難しい。たとえば「なぜ重力があるの？」という質問にうまく答えられる人はだれもいないでしょう。でも答えられなくてもだれも困らない。みんなちゃんと立っていますから。もっとも、人によっては、まっすぐ立つのが難しいという人がいるかもしれませんが、それは別の問題です。

目の見え方も、これと同じようなことかもしれません。理屈は分からなくても、うまくやれば左右の見え方が同じになる。

3　頭痛が慢性になっている

頭が痛いと訴える人が多いですね。気圧が下がってくると頭痛がするので明日は雨だと分かる、という人もいます。こういう人は、頸や肩が悪いため硬くなっています。

まず肘をゆるめてみよう

頭痛と肘《ひじ》に何の関係があるのか、と不思議に思う人が多いかもしれません。肘が悪いと、頸が硬くなってきます。ですから頭痛持ちの人は、肘を柔らかくしておいたほうがいいといえます。

肘のどこかが痛いという人は、どこかが異常を起こしています。腕を楽に垂らしてみたときに、手の甲が前にくる人は、肘が捻れています。

肩や腰をゆるめる

肩をゆるめる、と言われても、そのゆるめ方が分からないから困っているのです、と言われそうです。たしかに肩のゆるめ方が分からないから、揉《も》んだり叩《たた》いたりする。でも、これでは対症療法です。根本からゆるめることにはなりません。

肩こりの原因は何か、と尋ねられても、たった一言で肩こりを片付けることはできません。いろいろな要因が重なって肩こりを起こしているからです。列記してみましょう。

①肩関節の周辺の筋肉が硬くなったり、癒着《ゆちゃく》を起こしたりしている。
②肩関節が前に歪んでいる。
③股関節が硬いために背骨の横の起立筋が縦に硬くなり、頸まで引っ張られている。
④肩甲骨の動きが悪い。
⑤肘が悪い。
⑥胸の上部が硬くなっている。
⑦胸骨と鎖骨の関節（胸鎖関節）が歪んでいる。
⑧胸の部分の背骨（胸椎）が歪んでいる。
⑨頸の部分の骨（頸椎）が歪んでいる。
⑩鎖骨が内側に入り込みすぎている。

――ざっとこんな具合です。

でも、もっと根本からいうと、骨盤の傾きが悪いのかもしれません。骨盤の歪みを正すと、肩が軽くなったという人が少なくないからです。骨盤の位置が悪いと、さまざまな問題を引き起こします。肩こりだからといって、肩だけを触っていても解決しません。やはり土台から安定させることが必要です。

実際のゆるめ方、改善のための自主操法については、これまでご紹介してきたものを振り返ってみてください。

頸や頭蓋骨をゆるめる

その次は頸をゆるめること。全身がフワフワになったら、頭痛は勝手に消えてしまうはず。頭痛がするのは、頭蓋骨を含めて、体のあちこちが硬くなっている証拠です。

4 花粉症

「花粉症の完璧に治る方法があれば儲かってしかたがない」とよく私は冗談に話します。本当のところはどうなのでしょうか。

花粉症は改善するか

マスクをした花粉症の女性Mさんが来られました。といっても、操法で花粉症を何とかしたいというのではなく、腰などにあちこち不調を抱えているので、それを改善したいと希望していらっしゃいました。

実習などでよく話すことですが、何々の「直し方」という操法はありません。色々な体の歪みが複合してさまざまな症状が出てくるのですから、見かけは同じ症状でも、人によってそれぞれ体の状態が違います。したがって対応の仕方も同じではありません。

とはいえ、やはりそこに共通する点もあります。花粉症という、一見して体の内部からやってきていると思われるような症状についても、やはりそこに共通する点があるはずです。涙が出る、鼻水が出る、のどが痛い等の症状を見ますと、いずれも頸から上の問題ですから、少なくとも頸に問題の一つがあるのは間違いありません。花粉症に限らず、頸から上の問題は頸（つまり頸椎）に何かがあると考えて、まず大きくは違わないと思います。

三日ほどよかった

花粉症は頸椎に問題があるには違いないが、それだけで解決するかとなると、難しいのが実情です。どこかあるところを直せば、花粉症が消えてしまうというほど単純ではありません。前回Mさんが来られた時、花粉症の話が出て、以前どこかの整体で花粉症の人は頸椎二番が歪んでいると言われ、そこを直してもらったら少しよくなったという話です。

では、やって見ましょうか、と頸椎の上部〜中部を整えてみました。それから一月ほど経ってまた来られましたので、聞いてみました。

——花粉症はどうでしたか？

と尋ねてみますと、

——あれから三日ほどはよかったですよ。改善していました。

という答えです。そこで今回も前回と同じようにしてみると、帰り際に、

——いま鼻がよく通っています。

とおっしゃいます。いずれにしても頸椎の上の方を整えると、花粉症の症状が一時よくなるのはたしか

らしい。ただ、Mさんは仕事の関係で、腰を捻る作業が続くので、すぐに戻ってしまうのだろうと感じられます。

で、頸椎上部〜中部を整えるのはどうするのか。熟練を要する方法もありますが、だれでもができる方法を書いておきます。

頸椎を正す

頸椎に限らず、背骨全体と対応しているのは、手の中指のラインです（【図5】を参照）。特に甲側。頸椎と対応しているのは、中指の第一関節から第二関節のあいだです。第一関節が頸椎一番、第二関節が頸椎七番にあたります。その辺りを等分割すると、頸椎二番から頸椎六番までの位置が得られます。

特定の椎骨を調整したい時は、その位置を手前方向（近位）へ向けてさっと擦ればよろしい。人にやってあげる時は、左右両手を同時に、自分でする時は、左右の片方ずつ。何個かまとめて調整したいという時は、指の外側（薬指側）を何個分か、まとめて擦ります。しばらく時間をおくと、いつの間にか変化しています。

この時にコツがあります。たとえば頸椎二番を調整したいとします。等分割して点を求めるとしても、大体のところですから、位置は正確ではありません。そこで、左右両手の頸椎二番の位置を擦る時に、ここが頸椎二番と思いながら擦るのです。するとうまく行く。なぜか。おそらく操者の意識が働いているのでしょう。位置そのものの正確さよりも、操者の意識の方がものを言います。

5　首が痛い

首が痛い。朝起きた時に痛かったわけでもないし、「寝違え」とまではいえない。まったく首が動かないわけではなく、ある角度にすると痛い。さて、どうしますか。

腕が引っ張っている

私自身の話。どこかが痛くなると、これでまた研究材料ができたぞと考えるのがいつもの習性です。体の歪みは人体実験が不可能なので、自分の異常が研究材料として一番です。

けさ目覚めてトイレに行くと何だか少し首が痛い。寝違えというほどでなく、まあ「寝違えもどき」かな、何が原因かな、などと考えてみたものの、さしたる原因も思い浮かばず、さてどうしたものか。

色々と考えてみると、昨日少しばかり左の肩が痛くて、調べると肩の下、脇から上腕に移ったあたりに張りがあって、角度によって痛む。そこの筋肉を「筋膜伸ばし」の手法でゆるめて、その時はよくなりました。その後は痛みがないので、忘れていた。でも、こういうところが張るのは、前腕に原因があるに違いない。そう思って前腕の二本の骨を締めてみると、やはり痛く、開いている。

【注】「筋膜伸ばし」は、体全体をつないでいる結合組織の一種である「筋膜」を伸ばす方法。関節の近傍で使う。関節の周辺で硬くなっているところを探す。そういう場所が見つかったら、関節の近傍を手刀で強く押さえる。その状態で関節を折り曲げる。すると、関節と手刀のところとの間の筋膜が引き伸ばされる。いったん戻して、手刀の位置を指一本分ほど関節から遠い位置へずらし、そこで同じ操作をくり返す。硬くなっている部分全体を、このように操作できれば終わる。

前腕が開いている

二本の骨が開いたために、前腕の筋肉が硬くなっているわけです。しかし、これは表現によって違う言い方もできます。前腕の筋肉が何かの原因で硬くなったために二本の骨が引っ張られて開いてきたと考えてもいいわけです。もともと骨というものは起源から考えると筋肉が無限に硬くなったものだと考えられるらしく、そんな意味では骨も筋肉も同じものだと言えなくもない。骨の変化と筋肉の変化とは常に相伴っています。それを骨主体に表現するか、筋肉主体に表現するかで違ってきますが、実は同じことを言っている。

それはさておき、前腕が開いているので、二本の骨を締め付けて、これまでにも何度かご紹介しているように外回しにぐるぐる回します。この操作を手首から始めて肘の手前まで数か所します。それから上腕三頭筋（上腕の後ろの筋肉）が硬くなっているので、これを筋膜伸ばしの手法でさらにゆるめて、首を調べると、さっきより大分よくなっていますが、まだ少々残っている感じです。

手の付け根が硬い

多分少し残っているのは、手の付け根、つまり手根部がやや硬いからです。じゃあ仕上げに合掌してみよう。胸の前で手を合わせて無念無想になる、とまでは難しいとしても、ある種の瞑想状態に入ることができるでしょう。神仏の前で掌を合わせるのも、やはり瞬間的な瞑想状態を作り出すためではないか、というのは、私の勝手な考え。いずれにしても手を合わせると瞑想状態に入りやすい。

そしておよそ三分。これで手根部がゆるんだはずです。首を左右に回してみると、見事に痛みが消えています。「寝違えもどき」なので、きつい寝違えが合掌で改善できると保証はしませんが、やってみる価値はあると思います。

つまり、寝違えを起こした時、まず前腕、次に上腕をゆるめて、最後に合掌をすると、かなり改善する可能性が出てくる、と言っておきたいと思います。ついでに朝の瞑想もできてしまって、一石二鳥です。ですが、きつい寝違えなら腰にも問題があるので、寝床体操などをしていただくといいと思います。首そのものを揉んだりするとかえって悪化させることが多く、私は絶対にお勧めしません。

6 安眠穴

頭の後ろの下の方に「安眠穴《けつ》」というツボがあります。これにはどういう効果があるかを探ってみます。

安眠穴の位置

「安眠穴」というツボがあります。今では鍼《はり》のツボがWHO（世界保健機関）で標準化され、経穴三六一が厳密に決まっています。でも体のツボはそれだけではありません。それ以外にもたくさんのツボが知られているようです。その一つが「安眠穴」です。ツボを探る時には正確にどこにあるのかを知らなければなりません。WHOの基準にはありませんので、本場・中国の説明を探し出して見たいと思ってネットを探すと、次のように書かれていました。

在翳風穴和風池穴的中点取穴。

「翳風《えいふう》」のツボと「風池《ふうち》」のツボの中点に取ればよい。

耳の後ろに乳様突起という大きな骨のでっぱり部分がありますね。側頭骨の一番下にあるでっぱり部分です。その乳様突起の下、突起を下に辿って端にあたる位置の数ミリ上、やや耳に近い辺りと言えば、ほぼその位置にあたるでしょうか【図63】。そのあたりを押さえると、少し圧痛を感じるかもしれません。そこです。これが本当に「安眠穴」なのかどうかは少し疑問の残るところですが、一応これを「安眠穴」とここでは呼ぶことにしておきます。

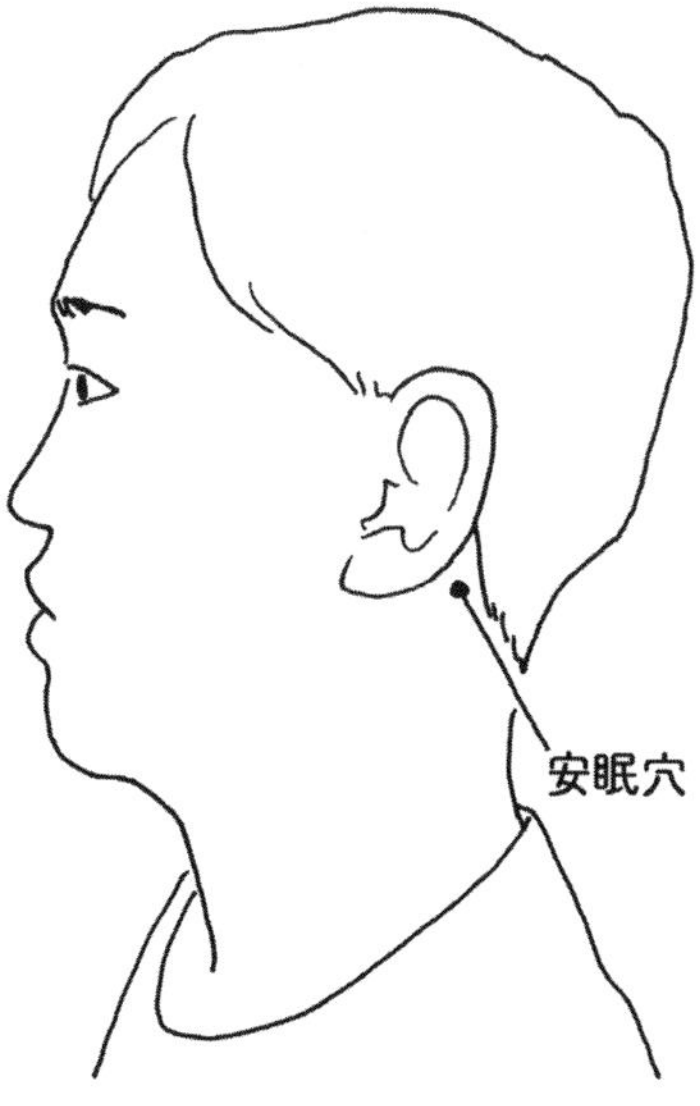

【図63：安眠穴】

側頭骨が後ろに変位？

ただし、だれが押さえても圧痛があるわけではなく、痛みを感じない人もいます。でもなんとなく、これがツボかなと感じる感覚のある場所です。ここを押すとなぜ圧痛があるのか。これが気になるところでした。安眠と関係があると感じられるからです。でも何か気になるなと思いつつ、そのままにしていたのですが、最近ふと思うところがあって、この圧痛を解消することができるのではないか、と考えました。

まず、なぜここに圧痛が出るのか。一般に圧痛が出る場所は、骨が正常位置から変位している場所です。たとえば手指の関節がほんのわずか変位してもそこに圧痛を感じるか、自発痛が出ることがあります。この観点からすれば「安眠穴」に圧痛を感じる人と感じない人とがいるのはたしかですから、ここに変位があるのではないか。変位だとすればどの骨の変位か。この場所は側頭骨の一部ですから、側頭骨がやや後ろへ変位していることになります。側頭骨が後ろに変位したのは、なぜか。

頭蓋骨は頸椎の上に乗っかっています。乗っかっている部分は後頭骨です。「後頭骨」とはいうが、実際にこの骨が存在している場所から言えば、「頭頂骨」に対して「頭底骨」とでもいう方がいい位置にあります。後頭部から頭部の底にまで続いている骨だからです。

側頭骨の下部がやや後ろに変位しているとすると、後頭骨がやや後ろに変位しているからだと考えた方がいいでしょう。頸椎一番によって後頭骨の下が支えられている場所が、やや後ろに平行移動していれば、「安眠穴」の位置に圧痛が出ても不思議ではありません。

中指で操作できる

私の側頭骨にも変位があったらしく、「安眠穴」の位置に圧痛がありました。そこで、こういう操作を考えた。頭部と手の対応関係からいえば、頭蓋骨は中指の末節骨の部分にあたります。頸椎は中指の中節骨の部分です。さすれば中指の外側（薬指側）の側面で操作できるはずです。中指の第一関節の側面（薬指側）の数ミリ指先寄りを掌側へ撫でる。ついで数ミリ手前寄りを逆方向に甲側へ撫でる【図64】。これを両手で行ないました。これで「安眠穴」にある圧痛が減少しました。この操作を一日一回、数日くり返すと「安眠穴」の圧痛がほとんど消失しました。

それと同時に頭を天井に向けるのが非常に楽になった。これまで私は、頸椎一番にやや歪みがあるらしく、たびたび自分で調整していたのですけれど、それが必要でなくなりました。取り分けて調整しなくても、天井に向けるのが苦

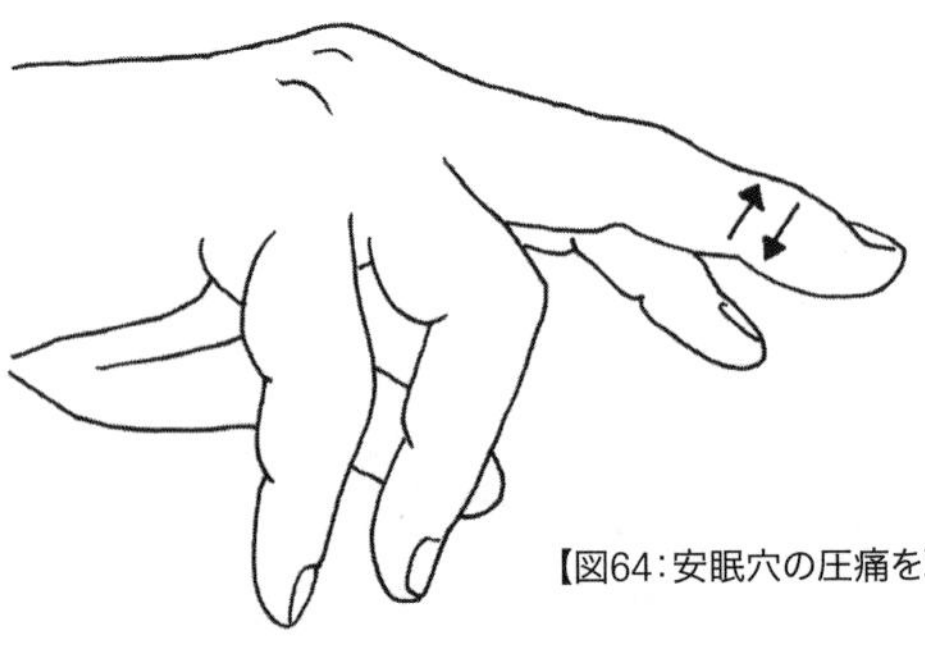

【図64：安眠穴の圧痛を取る操法】

痛でなくなりました。

また、ここ数年、かなり眠りが浅くなっていたのですが（夜中にトイレに起きていた）、それがなくなって眠りが深くなった。たしかな収穫です。

7　下項線

後頭骨は頭の後ろにある骨です。後ろだけでなく、この骨は頭の下にまで続いています。脳を下から支えている位置にあることになります。

後頭骨の下に

もう少し「後頭骨」について考えてみます。頭の後ろを撫でてみてください。髪の毛の生え際から上に撫で上げると、姿が分かりやすいです。

「後頭骨」の名前の通り、頭の後ろにある骨ですが、この骨は後頭部にあるだけでなく、頭の下（頭蓋骨の底にあたる部分）にも続いている骨で、頭蓋骨の中身を下から包んでいる骨です。ですから、やはり「頭底骨」とでも呼ぶ方が正確かもしれません。背骨と後頭骨は中央にある穴でつながっています。

後頭部を撫でると真ん中に出っ張ったところがありますね。この出っ張りは「外後頭隆起《がいこうとうりゅうき》」と呼ばれます。その出っ張りから左右に辿って撫でてみてください。わずかに線状になっています。この線のことを「上《じょう》項線《こうせん》」と呼びます。

解剖学に「下項線《かこうせん》」という語もあり、上項線よりも二〜三センチ下、後頭骨と頸椎《けいつい》の境目あたりにある左右に広がった線を指しています。下から撫で上げると線状の部分がよく分かります。頭の後ろが、どうなっているかだれかに見てもらってください。頭髪の生え際から少し上に行ったところに、骨と肉の境目の線があります。そこにやや突き出た感じで横に線状のところが左右につながっています。下項線はこの線のことです。簡単に言えば、後頭部と頸の境目あたりの出っ張った線です【図65】。

後頭骨が傾くと

この下項線が少し傾いていることが多い。もし後頭骨が傾いているとすれば、以前「鼻」の観察についてお話ししたように、体のどこかが傾いているからつり合いをとるために頭が傾いてくるのだと考えるのがいいと思います。

下項線が傾いているなら、後頭骨と頸椎とのつなぎ目のところも少し変位があるはずでしょう。後頭骨の傾きは頸椎一番の歪みと関連しています。頸椎一番を調整しただけでは、十分に効果が出ないような場合は、後頭骨を調べてみることが必要になります。

下項線を外に辿って行くと、左右両側には乳様突起という側頭骨の大きな出っ張りがあります。耳たぶのすぐ後ろです。この乳様突起のすぐ内側に下項線が届いており、下項線と乳様突起の接するあたりのすぐ内側、つまり下項線側を少し強めに押してみてください。

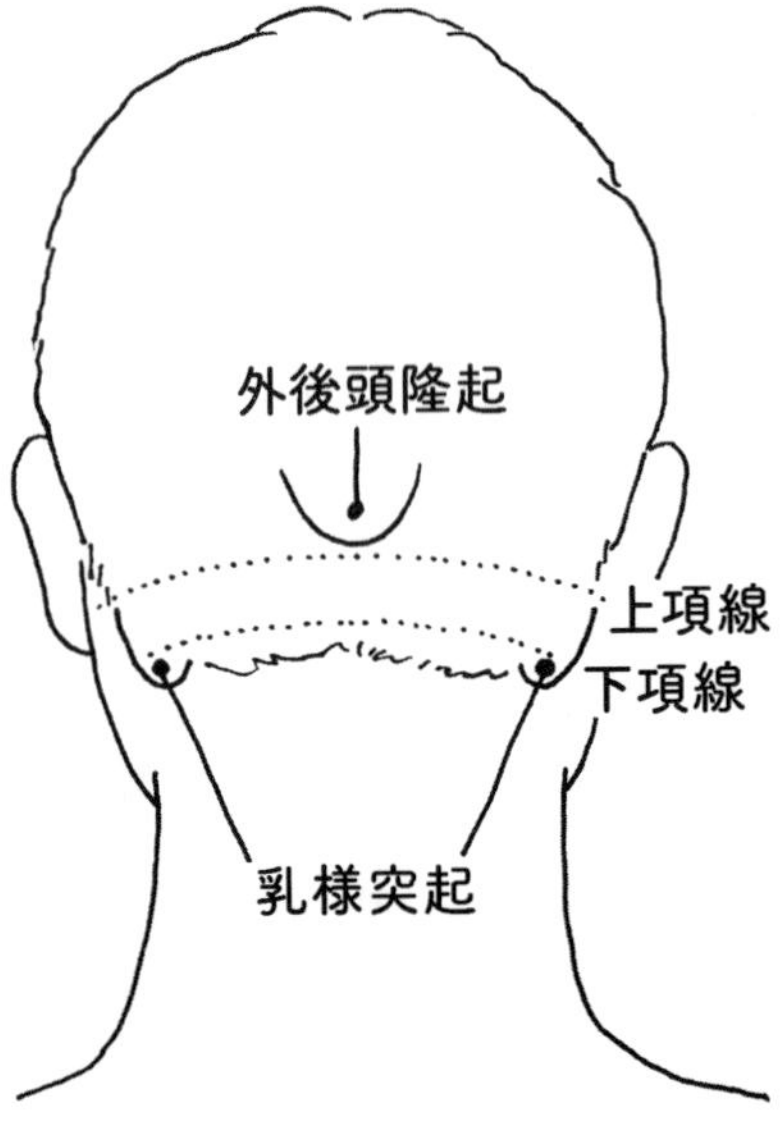

【図65：下項線】

圧痛を改善

皆が感じるわけではありませんが、この下項線上のポイントに圧痛を感じる人がいます。左右両方に圧痛を感じる人もあり、片方に感じる人もあります。また、なんにも感じない人もいます。圧痛があれば、そちら側の後頭骨がやや下に変位していることになりますね。背中に張りがあって、それが引っ張っているのだと考えられます。

こうした時は、このポイントに操者の親指を当てて、本人に首を少し後ろに傾けてもらいます。その状態をしばらく持続すると、しだいに圧痛が消えて来ます。圧痛のない側は、ただ親指を当てているだけにしてください。これで後頭骨の下がりが修正されます。

効果は色々とあるようで、たとえば頭痛、顎の問題、目や耳の異常とも関係しています。

第10章

寝床体操で「捻れ」と「歪み」を解消する

1 寝床体操・一

とてもカンタンで、体の歪みを直すのにぴったりの体操です。お試しください。ちょっと腰がおかしい、少し背中が変だ、何だか首が痛い――そういう時にも、ふだんの健康維持にもどうぞ。

骨と筋肉の歪みを修正する

頭が痛い。なんだかだるい。ふらふらする。手がしびれる。腰が重い。目がくしゃくしゃする。といっても病院に行くほどでもない。でも、こういう軽い症状の中に病気が潜んでいることもありますし、油断がなりません。そんな時、これからご説明する「寝床体操《ねどこたいそう》」を一度やってみてください。やった人はなるほどとうなずき、クセになること請け合い。というより、これをしないと何だか体のあちこちが落ち着かない、と感じるようになります。

それでは説明を始めます。体の各部に指令を出しているのは、もちろん脳でしょう。「でしょう」なんて妙な言い方をしました。近ごろは感情がおなかの中にある内臓から来ているという意見が現れ、心の動きを脳が全部つかさどっているのではないことが明らかになってきました。ですから、体の各部に指令を出しているのが脳だとは限らないかもしれません。でも、いずれにせよ脳からの指令を伝えているのは背骨ですから、これが歪んでいたり、働きが落ちていたり、周りの筋肉や臓器を押さえつけていては具合が悪いですね。背骨は体の司令塔の役割を果たしています。その司令塔が抱えている問題を解消するために、目覚めた時に寝床体操をしてみたい。寝る前に、一日の歪みを取り除く目的でやってもかまいません。

布団の上で

寒いときなら、フトンをかぶったままでもよろしい。両手の先だけフトンから出して、頭の脇に軽くおく。これは手がフトンの中にあると動きにくいからです。

【テスト】まずテストをします【図66】。フトンの中で左足を少し伸ばしてみましょう。といっても、左足をフトンから思いきり出すという意味ではなく、ちょっぴり向こうの方へ伸ばすだけです。極限まで延ばす必要はありません。力をゆるめて元に戻します。こんどは右側。右足を同じようにゆっくりと伸ばしてみます。元に戻します。

腰骨、つまりベルトを止めている腰の前、両側の骨がありますね。ぐっと伸ばす時に、そこの感覚に左右で違いがなかったでしょうか。ベルトをひっかける腰骨のところの感じが左右で違うことがあります。どちらかが痛いか、痛いほどでなくても違和感があったり、突っ張ったりする。左右どちらの足を突き出した時にラクだったでしょうか。突っ張りや痛みがないか弱かったのは、どちらの足を伸ばした時だったでしょうか。

【体操】その結果をみて今度は本番です。違和感の弱い側、痛みの少ない側の足だけ向こうへ突き出してみましょう。突き出した足は三秒ほどそのままで止めます。つまり左なら左、右なら右、痛みや違和感の少ない方に力を入れて突き出したままにする。三秒たったら、ぽっと力をゆるめて元に戻す。

それから再び両側の足を交互に突き出して見る。両方の感覚が同じになっていれば、それで終わり。感覚がそろっていなければ、同じことをもう何度かくり返して、感覚差がなくなるまで続けます。

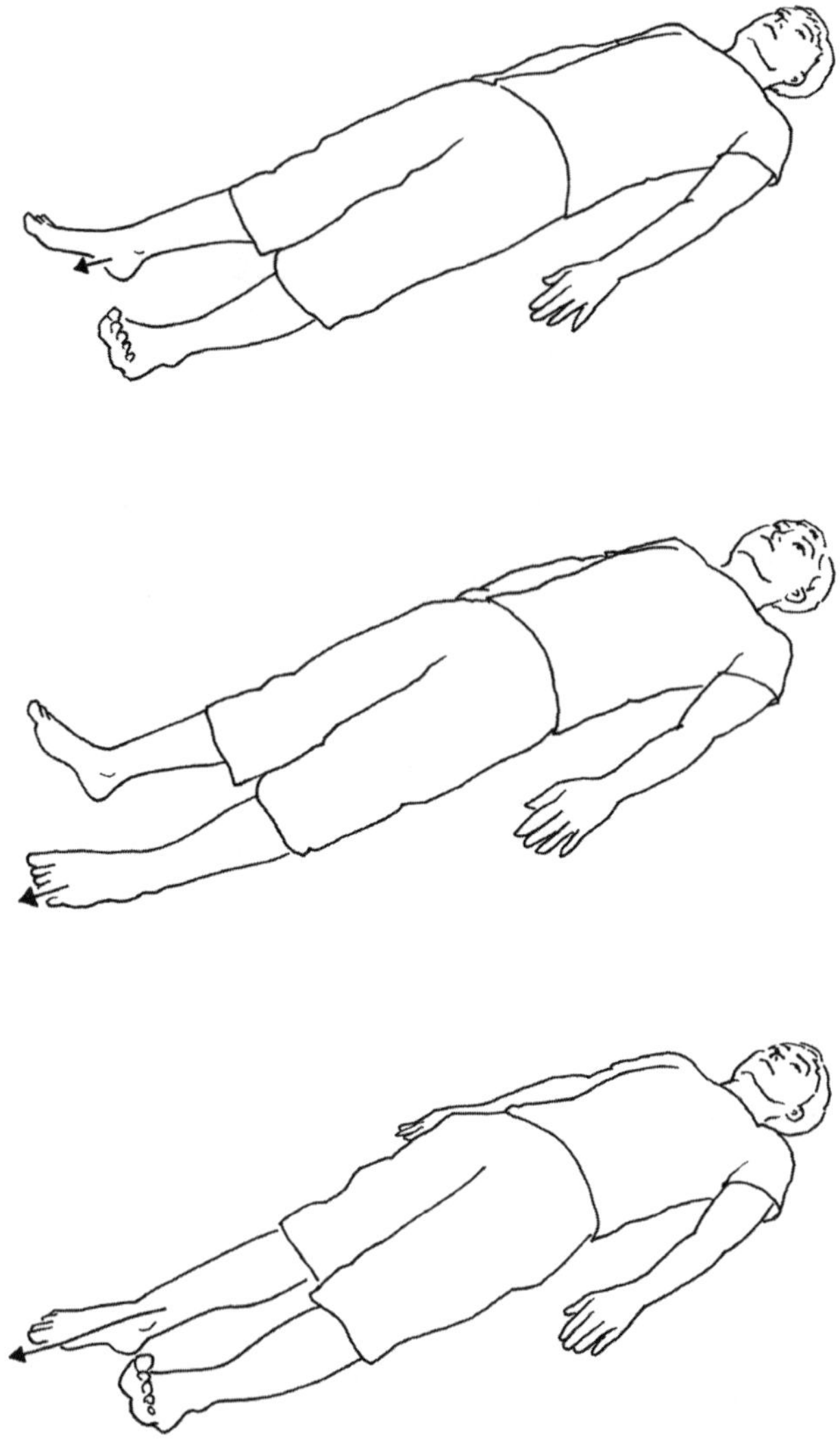

【図66：寝床体操・1】

【効果】この体操で骨盤が左右どちらかに傾くのを予防することができます。骨盤が傾くと腰痛の原因になるだけでなく、子宮など骨盤の中にある臓器の働きがおかしくなることがありますから、それを防ぐことができます。骨盤の中の臓器といえば、小腸・大腸もそうですね。骨盤が傾くことによって左右不均等な力が小腸・大腸にかかりますから、一部がどこかで圧迫されて内容物の移動が妨げられるとしても不思議ではありません。骨盤の傾きが便秘を引き起こす可能性もあるわけです。

少し付け加えますと、左右の脚の長さが違う人は、この体操で長さが揃います。長さが違うのは骨盤の傾きによるのですから、傾きが解消すれば自然に長さが揃います。

これだけのことを朝起きる時にしておけば、一日を快適に過ごせます。あるいは、寝る前に一日の疲れや歪みを取り除いておくために寝床体操をしておけば、安眠できます。足を交互に突き出しているときに背中を観察してみると分りますが、この運動で背骨がよく動いて、周辺が緩み、歪みが取れるからです。便秘や生理痛が解消できるかもしれません。ではさっそく試してみてください。

低反発マットだとか、あの種のものの上ではうまく行かないかもしれません。低反発マットで腰痛になっている例をいくつも見ています。せっかく低反発マットを買ったけれど、それから腰痛が治らない、などという訴えを聞くことがあります。これには理由があると思います。

低反発マットに寝る人に、体の歪みがない場合は、寝やすいのかもしれません。でも、そうでない場合は体の形にマットが変形するわけですから、体がゆがんでいたら、その歪みがそのまま固定するでしょう。体の歪みという要素をまったく無視していると思います。スプリングの効いたベッドも同じ。私自身もホテルに泊まった時など、寝苦しくていけません。やはり硬い煎餅《せんべい》布団《ぶとん》にかぎります。

2 寝床体操・二

「寝床体操・一」のつづきです。「体操・一」が終ったら、あお向け（上向き）に寝たまま「体操・二」をはじめましょう【図67】。

【体操】①右脚全体を上げ、左脚を越して左脚の左側に足先を降ろして行きます。

②その右脚の膝を、左手でつかめるところまで引き上げ、左手で右膝をつかんで右膝が床につくように床にぎゅっと押し付けます。

③右肩が床につくように右腕は体の右側に降ろします。そうすると雑巾を捻るように、からだ全体を捻ったかっこうになります。

右腕は、まっすぐに伸ばしてもかまいませんし、適当に曲げていてもかまいませんが、右肩が床についているようにしておかなければ、効果が半分になります。何ですか？　硬くて、とても肩が床につくところまで曲がらない？　じゃあ、何とか行けるところまででいいですよ。床から浮いていても仕方がありません。

でも、床につくのが正常だと思っておいてください。やがて肩が床につく日がくるでしょうから。右膝を床に押し付けたままでは、肩がどう

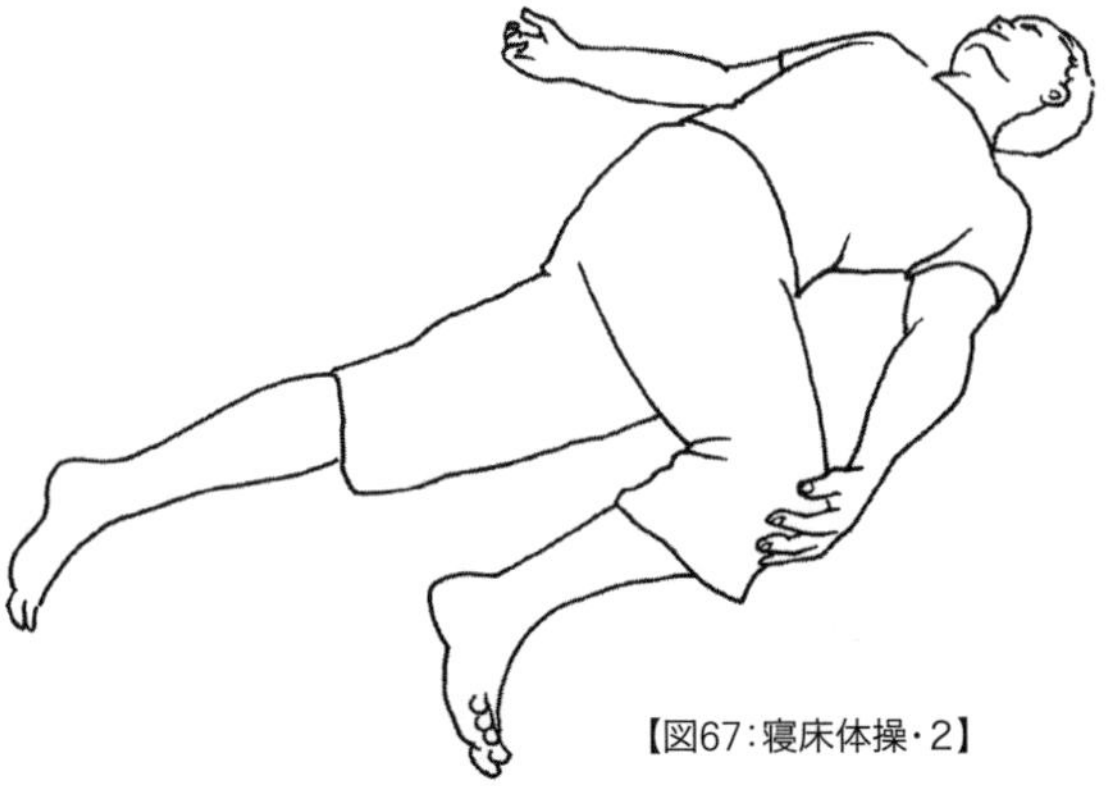

【図67：寝床体操・2】

しても床につかないという人は、すでに体が硬くなっています。日々精進して、肩が床につくようにしましょう。あ、それから首は右側を見るようにしたら、捻りがさらによく効きます。わりあい楽にできるという人は首を腕と同じ右側に曲げてください。

しばらくそのままの姿勢を保ちましょう。そうすると次第に体の捻れがなじんできて、はじめ痛かったところが、だんだんと穏やかな感じに変わってきましたね。そうなってから、この姿勢を解いて、仰向けに寝た姿勢にもどります。少しやすんで、次は逆方向です。脚を左側に捻るのと、右側に捻るのと、どちらがやりやすいかをじっくり味わってください。反対側も、硬さがゆっくり緩んで柔らかな感じになってから姿勢を解いてください。

最後に左右どちらかやりやすかった方について、もう一度同じことをくり返してみてください。左右の差がないときは、両方をもう一度すればよろしい。今度は初めよりずっとやりやすくなっているでしょう。

以上が「寝床体操・二」です。

「寝床体操」を毎朝やってから起きるようにすると、一日をすがすがしく過ごせる自分が発見できるでしょう。自分の肩がしだいに床に近づいて行くのが楽しみになりますよ。

「未病《みびょう》」という言葉がありますね。病気がおきる前に病気にならないようにする。この体操がまさにそうです。一生の宝といってもおかしくありません。私は、何かの都合でこの体操ができないまま起きると、一日なんだかあちこちが具合悪い思いをすることが分かっていますから、毎日この体操を欠かしません。

【効果】なぜこの「体操・二」が大切なのかを説明しておきましょう。歳をとるとともに、背骨や腰骨の関節がだんだんと硬くなってきます。前まげ・後まげ・捻りなどができにくくなる。これは骨そのものが硬くなるのではなくて、骨のまわりにある筋肉などが硬くなるからですね。これを目に見える形で表しているのは、腰の曲がった老人です。このようなことを防ぐことができれば、老化が進むのを抑えることができるでしょう。歳をとっても柔らかな体を維持することができれば、老化が進むのを遅らせることができる。そのため背骨・腰骨を毎日捻って柔らかさを保ち続けることが大切だというわけです。

もう一つ付け加えましょう。背骨の歪みは捻れによるものですから、逆方向に捻ることで、かなりの歪みが取り除けます。強い側彎のある熟年のお医者さんが酷い頭痛持ちだからと操法を受けに来たことがあります。この人の側彎は一度捻っただけで、ほとんどまっすぐになりました。それほど捻りには効果があります。ただしこの効果を長持ちさせるには、しばらく続けることが大切です。

あるいは蝶つがいを思い浮かべてもいいでしょう。半ばさび付いた蝶つがいがあるとします。これを動くようにしようとすると、どうしたらいいですか。おそらくたいていの人は、この蝶つがいを何度も回してよく動くようにしようとするでしょう。背骨も同じことです。背骨をねじって、できるだけ骨と骨との間の関節をラクに動くようにしてやる、これが秘訣です。そうすれば股関節などもわりと動きやすい状態に保つことができます。

3 寝床体操・三

「寝床体操・二」の続きです。先ほどの体操に続いて、寝床の中でする体操をご紹介しましょう【図68】。

【体操】「体操・二」が終わったら、頭の横にある両手を合掌して、頭の上の方へ伸ばして行きます。上の方といっても、目の前に体と直角に上げていくのではありません。頭の上の床に接する方向です。寝床の上で一直線になるわけです。両方の踵《かかと》もぐっと伸ばします。全身を両端から強く引っ張ると、とっても気持ちがいいですよ。この体勢で数秒間じっとしてから、すっと力を抜きます。しばらく休んでから、これを数回くり返します。

【効果】一つひとつの背骨の間には椎間板が挟まっていますね。昼間は重力に押さえつけられて縮んでいます。これを十分に伸ばしておこうというのが、この体操のねらいです。いつも縮みっぱなしでは、年齢とともに次第に椎間板が薄くなってきても、いたし方がありません。一日に一度くらいはよく伸ばして、縮むのを予防しておきたい。また、それだけでなく、背骨がわずかに歪んでいるような場合、背をよく伸ばすことで、歪みを修正することができます。大きな歪みは、これでは修正しきれませんが、小さな歪みならこれで取り去ることができます。その証拠に伸ばした後は、背骨がすっきり爽やかになるでしょう。

これを「寝床体操・三」としておきましょう。何度か好きなだけくり返してください。始めは、背骨のどこかに痛みを感ずるかもしれません。しかし何度かくり返すうちに、椎間板がゆるんできます。それにつれて背中の痛みが薄らいできます。うまく行けば痛みが消えるかもしれません。こうなれば目的がうまく達成できたことになります。

なお、この体操をするときに呼吸に注意を払うことができれば、もっと効果が出ます。力を入れるとき

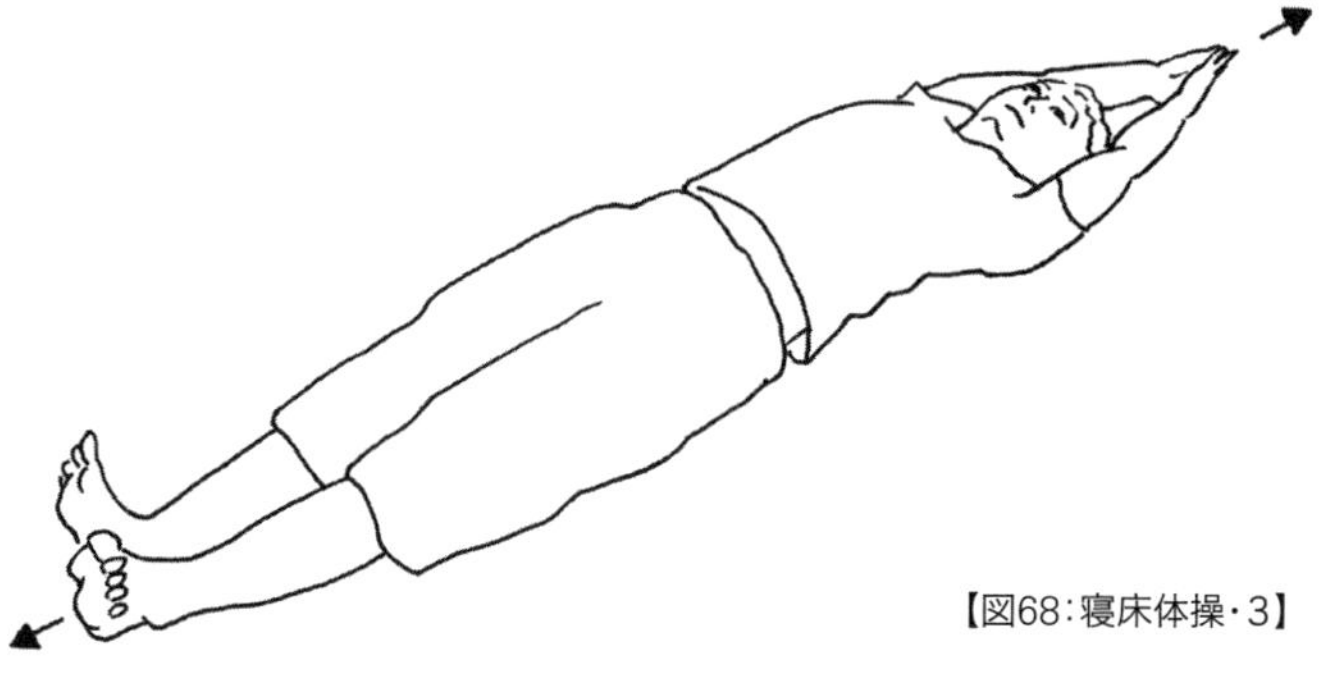

【図68：寝床体操・3】

には、息をつめる習慣になっている人が多いことでしょう。でも、「寝床体操・三」をする時は、じっと力を入れて伸びていても、息をつめないでいただきたい。自然な呼吸を続けながらやるんです。

背中のうしろで呼吸するつもりでやると、もっと効果があがります。まず後頭部から息を吸い込む。理屈をいう人は、そんなことできるわけないよ、というかもしれません。そういうつもりで、そういうイメージで呼吸をするといい。そうすると、本当に背中に息が入ってくるように感じます。これがお尻のあたりまで入っていくようにイメージします。

そうして今度はお尻まで入った息を、逆に背中を遡《さかのぼ》らせて吐き出します。背中を息が行き来するイメージですね。これが気の流れというものです。気功を学ぶのに、難しい形をいろいろ覚えることは必要ありません。背中で息ができれば、りっぱな気功になっています。寝床で気功もできる。お得でしょう？　一度、背中を伸ばすごとに、この呼吸を二〜三度くり返してみてください。

いったん伸ばすのを休んで、また同じことを何度かくり返します。

4　寝床体操・四

【体操】仰臥。足指をパーの状態にして、踵を向こうに押し出します。五秒ほど、そのままにして、踵を伸ばしている力をパッと解除する。この操作を数回くり返す。それだけです【図69】。

【効果】この体操の効果は大きい。開いている下腿の二本の骨が締まってきます。この体操を考案したのは、正體術を提唱した大正・昭和初期の高橋迪雄です。

まず、この体操をすることで、膝痛が改善します。私自身、突然の膝痛に見舞われたことがあって、この体操で回復しました。膝痛の原因の一つは足首から下腿にあることを示しています。

次に下腿のむくみなどが消えてきます。それどころか下腿が細くなってくる。大根足が改善するわけですから、その効果は目覚ましい。

一番大きな効果は、体の左右差が縮まることかもしれません。言い換えると、重心の位置が変化します。重心の位置を変化させる方法は別にもあります（第2章など参照）。が、この方法でじわじわと変化させるのが望ましい。左右差が縮まると、色々な症状が改善します。

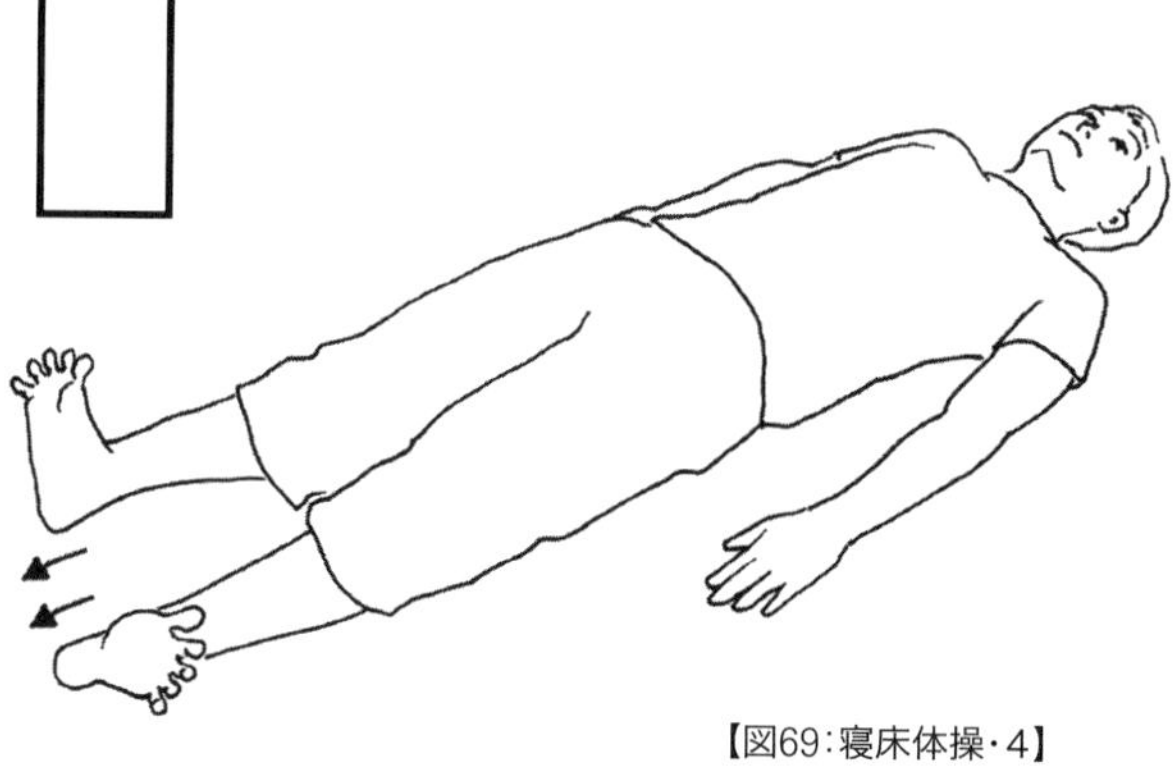

【図69：寝床体操・4】
踵を突き出してパッと緩める

5 寝床体操・五

【体操】特定の姿勢を要求しません。寝転んだまま寝床の上でやってもいいですし、起き上がって椅子に腰掛けてやってもいいです。

掌を上向けにして、手首を甲側へ曲げます。背屈させるわけです。そうした掌を反対手でグッとしばらく押さえ、パッと放す。これを数回くり返す【図70】。以上です。

【効果】これも効果が大きい。特に肩や腕への影響があります。高橋の提唱する「寝床体操・四」の腕版として考案したものです。

体操の直接の効果は、前腕の二本の骨の開きが締まってくること。ここが開いていると、前腕を反対の手で握りしめた時に圧痛を感じるはずですが、それがなくなってくる。前腕が締まってくると、背中握手（両手を肩側と腰側から伸ばして、背中で握手する）ができるようになるはずです。

その他、肘や肩の関節が改善しますから、この辺りに不具合を感じている人は、この体操で随分楽になります。

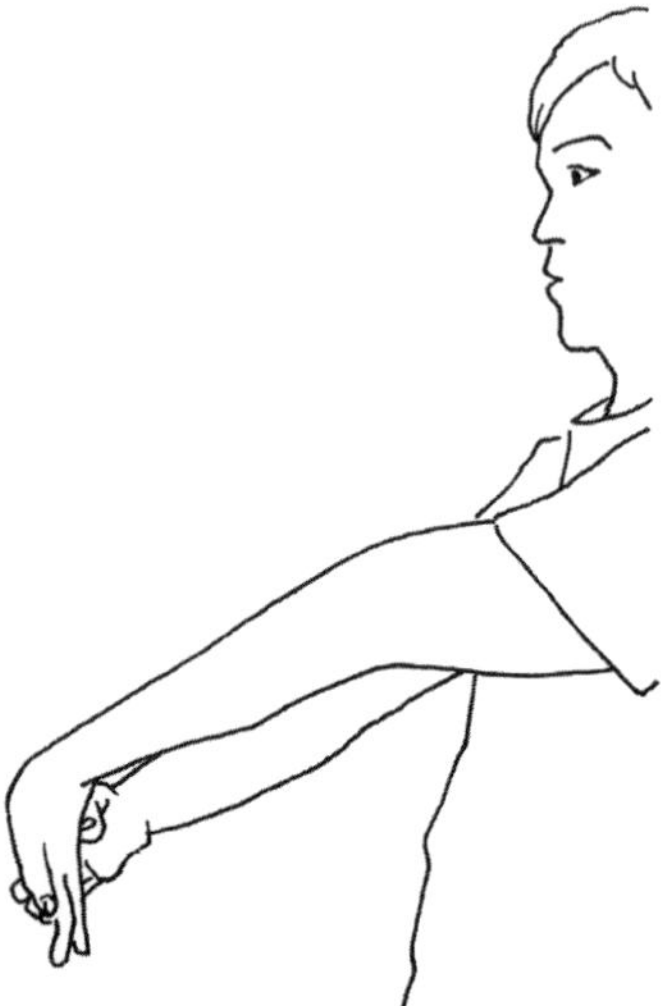

【図70：寝床体操・5】

グッと押さえパッと放す

6 寝床体操の効果

このところ、寝床体操で腰痛が治ったという人が続いています。先日の女性は、朱鯨亭のＨＰで寝床体操の項目を読み、実際にやってみた。そうしたら、仕事中のある瞬間に、腰の痛みがまったく消えていることに気づいて驚いた、と話してくださいました。

腰痛が起きない

私自身はどうかといいますと、過去にひどい腰痛を起こしたことがありましたが、少なくともここ一〇年ほど、腰痛を起こしたことがありません。それは、おかしくなると「寝床体操」をしているからだろうと思っていました。以前は毎日やっていましたが、このところ大きな問題がないせいで、少々サボっています。でも少し腰の調子がおかしいなと思うときは必ずやっています。

これも先日のこと、操法実習の時に、一人の男性にうつ伏せになってもらいました。骨盤の横から手を下に差し入れてみると、床から骨盤までの高さが左右で明確に分かるほど（一センチほど）違っていました。骨盤が捻れているわけです。しかも捻れの程度が大きい。そこで、「寝床体操・一」をその場でやってもらいました。すると直前まで違っていた骨盤の高さがほぼ揃っています。これほど劇的に効くとは、実は私も思っていませんでした。

橋本敬三さんの工夫

この「一」の体操は、操体法の基礎としてよく知られているもので、操体法を工夫された橋本敬三先生の発案になるもの（それより古い正體術の影響があるかもしれません）でしょう。操体法の本で紹介されている体操は、どれを見ても非常に簡単で、しかもだれにでもできます。こんなもので本当によくなるのか。もう数十年前、初めて橋本先生の本で見た時は正直いって疑問に思いました。でも試してみるとたしかに調子がいいんです。それで寝床体操の一つとして取り入れているわけです。ちなみに体操など、体の技術については特許を取れません。人類の共有財産です。

だれにでもできて、効果の高いことが体操の理想でしょう。プロでなければできない技術を普通の人が取り入れることは不可能ですから、橋本先生の考えは素晴らしい。先生の考え方の基本は、体を動かしてみるのに、楽な方向とそうでない（つまり違和感や痛みのある）方向とがある場合、楽な方向へ動かすと、歪みが直るというものです。普通は痛い方向を何とかしようと、そちらへ恐る恐る動かすようなことをやり勝ちですが、そうではないところに橋本先生の真骨頂があります。あくまで違和感のない方向へ動かします。

楽な方向へ

つまり、体は楽な方へ動かすと楽になる、という原則があるわけです。この原則は重要です。操法をする時も、これを忘れてはなりません。もちろん例外もあります。特に古いずれはこの原則ではなくならない場合がありますから、必ずしもいつも原則がなりたつわけではありませんが、多くの場合に原則がなりたちます。つまり何か非常に疲れる「健康法」とか、たいへんお金のかかる方法などは、どこかが間違っているのではないかと疑ってかかるのがいいと思います。

操法と取り組んでいる方々も、この操体法の原則を忘れずにやってほしいと願っています。今は痛い方法を採用していても、痛くない方法があればそちらを採用する、という原則を立てておきたいと思います。操法の理想というものがあるとすれば、「自分で自分の体の面倒をみる」ことでしょう。だれかにやってもらうのでは、まだ理想にほど遠い。

おわりに

あなたの力

いろいろなお尋ねのメールをいただきます。その中に時々「治るでしょうか？」という意味のお便りがあります。これにどうお答えしたらいいか、いつも悩みます。希望を失わせるようなことは言えないし、といって、大風呂敷を広げるわけにも行きません。

「治るでしょうか？」

「治るでしょうか？」とあなたは聞いて来られましたね。私は、こうお答えします。

「元の体に戻すのは、あなたの体の復元力ですから、私には可能かどうか本当のところは分かりません。やってみないと何事も分からないです。言い換えれば、あなたが何を望んでいるかが、あなたの体の未来を決めると思います」

分かるのは道筋だけ

別段、私が治すわけではないからです。私には、あなたの体をいじって治すような力がありません。私はただ、あなたの体のあちこちを少し触ってみたり、考えてみたりするだけで、あとはあなたの体が元々持っている力で自然に変化していくわけです。なぜ変化するのかなど、私には何も分かりません。ただ私に少しだけ分かっているのは、こうすればこうなることが多い、という道筋だけです。でも、それもやって見なければ分かりません。私は、こうすればこうなるだろうと予想してやってみます。予想通りになるとは限りません。予想が裏切られて、全然変化しないことも珍しくありませんし、いったんは変化したように見えても、またズルズルと元に戻ってしまうこともあります。人間の心と体は無限に複雑なもので、何でも私の思い通りになるほど単純なものではありません。

私は、別の道筋を考えます。ではこうしてみよう、と別のやり方をしてみる。これで変化が現れることもありますが、変化しない場合もあります。先日、ぎっくり腰で来られた方は、かなり楽になったのはたしかだったのですが、腰の一点の痛みがどうしても取れませんでした。なぜその痛みが取れないのか、私には最後まで分かりませんでした。

つまり変化するのは、あなたの体と心であって、私に変化させる力があるのではありません。どこまで行っても私に分かっているのは、変化を媒介できるかもしれないということだけです。

病気の治し方

先日のこと、奈良市内の古書店で沖正弘『ヨガによる病気の治し方』(白揚社)という古い本を見つけました。奥付を見ると「一九六五年」とあります。二〇代から三〇代にかけての一時期、私はこの人の本が気に入って、漁《あさ》るように読んだことがありました。今はその大部分はだれかに差し上げてしまいましたので、もうほとんど残っていません。懐かしくて早速その一冊を買い求めて、いま読んでいるところです。

そうそう、沖さんはこういうものの言い方をする人だった、と思い出しながら心の中で何度もうなずきつつ読んでいます。

たとえば――、

多くの人は、なおしてもらうつもりになっているらしいが、病気は自業自得の現れなのであるから、自分でなおす努力をする以外になおる方法は与えられないのである。私が「あなたは、そういう病気になるのにふさわしい生活と人柄をもっているのだ。そしてその病気になりうる練習と努力をつづけたのだ」と説明すると、ちょっと不審で不快そうな顔をする人が多いが、これは事実で、自分の人柄と生活を健康的に改めないかぎり病気はなおらないのである。

厳しい見方ですねえ。でも「沖ヨガ」の名で呼ばれた名人がこういうのです。私にできることは、ただあなたが治っていく道筋を、ちょっとばかりお手伝いすることだけです。

†参考文献

有川貞清『始原東洋医学——潜象界からの診療』（高城書房、二〇〇三）。

井村和男『癒道《いどう》整体』（たにぐち書店、二〇〇四）。

沖正弘『ヨガによる病気の治し方——病気を活用した自己改造法』（白揚社、一九六五）。

笠茂享久《たかひさ》『歯はいのち！——気持ちよく噛めて身体が楽になる整体入門』（文春文庫、二〇〇九）。

金聖一《ソンイル》『「朝30秒の正座」で腰痛が治る』（ダイヤモンド社、二〇一三）。

黒川瀞雄《せいゆう》『姿勢の医学——身体バランス法「ゆがみ」を正す！　鼻筋が通れば姿勢が良くなって健康と美しさも手に入る！』
（アスク、二〇〇七）。

河野賢二『伸展法』（文芸社、〇五、電子版を参照）。

越野稔ほか『オルゴン療法に目覚めた医師たち——医者の命を救った！　西洋医学の限界を破った！』（太陽出版、二〇一〇）。

齋藤巳乗《みのる》『オステオパシー誇張法教本』（日本オステオパシー学会、一九九三）。

坂本恒夫『バランス・クリニック』（バランスクリニック研究所、一九九二、絶版、入手困難）。

佐々木繁光・橋本馨『新正体法入門——一瞬でゆがみが取れる矯正の方程式』（BABジャパン、二〇一二）。

佐々木繁光・橋本馨『一瞬整体で痛みが消える！　病気が治る！』（マキノ出版、二〇一三）。

高橋迪雄《みちお》『正體術大意』（復刻版、たにぐち書店、一九八六〔初版一九二八〕）。

龍村修『龍村式 指ヨガ健康法——いつでもどこでも手軽に出来る！』（日貿出版社、二〇〇九）。

鶴田聡『仙骨理論 パート1』（たにぐち書店、二〇〇三）。

中野裕道《ゆうどう》『驚異の霊動法入門——古代神法の再現』（アートブック本の森、二〇〇一）。

西島明『金の力　銀の力──歯医者さんが見つけた不思議な療法 癒しと治験』（ごま書房、二〇〇七）。

野口晴哉《はるちか》『整体入門』（ちくま文庫、二〇〇二）。

野口晴哉『風邪の効用』（ちくま文庫、二〇〇三）。

野口晴哉『体癖』（ちくま文庫、二〇一三）。

野口晴哉『健康の自然法』（整体協会出版部、一九六七、絶版、入手困難）。

野村泉太郎『自然と痛くなるわけ』（イズミプロ、二〇一三、Kindle版にて入手可）。

橋本敬三『万病を治せる妙療法──操体法』（愛蔵版、農山漁村文化協会、二〇〇五）。

橋本敬三『生体の歪みを正す──橋本敬三論想集』（創元社、一九八七）。

橋本敬三監修・茂貫雅嵩編著『写真図解 操体法の実際』（愛蔵版、農山漁村文化協会、二〇〇五）。

浜田貫太郎『臨床家のための整体操法入門』（たにぐち書店、二〇〇八）。

増永静人『スジとツボの健康法──生命のひびき』（潮文社、二〇一〇）。

松本道別《ちわき》『靈學講座』（復刻版、八幡書店、一九九〇［初版一九二八］）。

トーマス・W・マイヤース『アナトミー・トレイン──徒手運動療法のための筋筋膜経線』（医学書院、二〇〇九）。

峯村浩ほか『自律整体論』（ルネッサンス・アイ、二〇一二）。

宮本紘吉《こうきち》『復刻版 新正体法』（新正体法研究会、二〇一〇）。

柳《ユ》泰佑《テーウ》『てのひらツボ療法──高麗手指鍼の原理と応用』（地湧社、一九八六）。

吉田始史《もとふみ》『仙骨姿勢講座──仙骨のコツはすべてに通ず』（BABジャパン、二〇〇六）。

あとがき

もう五〇年ほど前、高校生のころ私は神戸に住んでいました。父親の影響で古典音楽に親しんでいた私は、時に大阪までバーゲンの安いＬＰを求めて出かけることがありました。当時はＬＰ一枚が三〇〇〇円以上しましたから、高校生に買える値段ではありませんでした。ある時、大阪・千日前の「ワルツ堂」レコード店で一枚のＬＰに目を止めました。荒涼とした浜辺に一人の男がぽつんとたたずんでいる。孤独なほの暗い絵です。後期ロマン派の作曲家グスタフ・マーラー（一八六〇〜一九一一）の「交響曲第四番ト長調」のＬＰでした。

少年であった私は、この特異な絵に何か感じるものがあったのでしょう。もちろん絵に強い関心があるわけではないただの高校生に、この絵がだれの絵か分かる道理がありません。ただ、そのころすでにマーラーの「交響曲第一番」のＬＰを持っていて、よく聞いていましたから、マーラーという人に興味はあった。「第四番」がどんな曲かは知らなかったのですけれど、ともかくこのＬＰを買い込んで帰宅しました。

そしてこれがたちまち私の愛聴盤になった。以来、オットー・クレンペラー（一八八五〜一九七三）が指揮し、フィルハーモニア管弦楽団の演奏するこの曲を何度聴いたか分かりません。今もときどき口ずさんでいることがあります（今ではＥＭＩのＣＤに復刻されています）。

さて、ジャケットのほの暗い絵がだれの手になるものかは、ずっと分からないままでした。それがドイツ・ロマン派の画家カスパー・ダーヴィト・フリードリヒ（一七七四〜一八四〇）のものであると知ったのは、それから四〇年近くが経ってからのことです。近くの図書館でドイツ・ロマン派の絵画を扱った画集をぱらぱらとめくっていた時にこの絵を見つけ、目が釘づけになったのでした。題名が「浜辺の修道士」であると知ったのも、この時のことです。ああ、これだったのか、と千日前のレコード店でジャケットを眺めている少年時代の自分がすぐに浮かんできました。

私の「操法入門」

話は変わりますが、野口晴哉さんの『整体入門』という本は、私が初めて手にした操法の本でした。四〇年近く前のこと、奈良市に住んでいた私は、市立図書館（当時は福智院町にありました）の古い建物で、この本の初版を見つけました。そのころ別に操法に興味を持っていたわけではありませんでしたが、ぱらぱらとめくってみて、何だか奇妙な本だなと思ったのでしょう。しかし惹かれるものがあったに違いありません。もう一冊、野口さんの『風邪の効用』という本もありました。この二冊の古ぼけた本を借りて帰ったのを覚えています。二冊は今、ちくま文庫で復刻されています（晴哉さんのおつれあいであった昭子さんによる『回想の野口晴哉』という本も、ちくま文庫から出ています）。

家に帰った私は、さっそくこの本を熟読して、そこに解説のある「活元」を試しにやってみた。これは面白いと思いました。それから何度も何度もくり返しました。やればやるほど動きが大きくなって、そのうち人にも勧めるようになりました。これが、私の操法入門です。

人生は必然で貫かれている

操法に興味をもった私は、そのあとアマチュアとして操法に取り組み始めます。それから、やはり数十年を経てから知ったことですが、野口さんは東京の道場で活元運動を指導される時、よくLPレコードをかけていらっしゃったそうです。その曲目はマーラー「交響曲第四番」の第一楽章であったと、野口さんの弟子であった岡島瑞徳《ずいとく》さん（故人）が著書に書いています。この曲が使われたのは、「曲想が牧歌的で明るく、内向的ではない」からだったそうです（ただし、この曲は第四楽章になるとソプラノ独唱が加わります）。

こんな具合で、私がマーラーの「交響曲第四番」を知るようになったのは偶然の結果でした。『整体入門』を知ったのもそうです。それから数十年、二つのまったく違う青年期の体験（フリードリヒの絵を含めると、三つの体験といってもいいかもしれません）が、長い年月を経てぴたりと結びつくとは、ほんとうに不思議なことがあるものです。人の人生は、必然で貫かれているという意見がありますけれど、岡島さんの著書で野口道場のエピソードを読んだ時、電撃に打たれたように、その必然を思ったものでした。

いま振り返ってみると、将来私が操法と取り組むことは、すでに少年の日に大阪・千日前の「ワルツ堂」レコード店で決まっていたように感じられます。あの日がなつかしい。フリードリヒの絵をみて不思議な気持ちになったあの瞬間を今でも鮮明に思い出します。何かに促されるようにして私は聖徳太子の千円札を一枚出した。でも、そのレコード店も今は消えてしまいました。

（今でこそ多くのCDが出ていますが、野口さんがご存命のころ、この曲のLPというと、「ブルーノ・ワルター（一八七六～一九六二）指揮、ニューヨーク・フィルハーモニック」、「オットー・クレンペラー指揮、フィルハーモニア」のどちらかしかなかったと思います。ワルター青年は直接マーラーから指揮の薫陶を受けましたし、クレンペラー少年はウィーンの街を歩くマーラーを見かけたと書き残しています。野口さんの愛聴盤がそのいずれかは分かりません)

本書について

この本のもとになったのは、「路地裏の整体術」というメールマガジンに書いたことに基づいてHPに掲載した記事です。ただ、それらはその時々の感想を綴ったもので、脈絡がありませんでした。それを晶文社の江坂祐輔さんが手練の早業で、まとめてくださいました。

そこに再び私が手を入れて、まとめたものです。したがって、HPをお読みになった方々は、この話は読んだことがある、と感じられる内容が、あちこちに散らばっていると思います。

本書で紹介した操法はふと思いついたときに、簡単に試せるものがほとんどです(なかにはペアになってやるものもいくつかあります)。ぜひ、ちょっとした不調に気がついたら、あるいは良い状態を保つために、少し時間をとっていただき、実際に試していただければ幸いです。

二〇一六年七月吉日

朱鯨亭　別所愉庵

【著者について】

別所愉庵（べっしょ・ゆあん）

1947年生まれ。大学時代にふと手に取った野口晴哉著『整体入門』に心を奪われ、塾講師を務める傍ら、操法・施術の道に。現在では奈良で予約の取れない療術院「朱鯨亭」を営み、全国各地にて講習会を開催。関西を代表する整体療術家。

【HP】「整体の朱鯨亭」http://shugeitei.com/
〒630-8291 奈良市西笹鉾町40

ねじれとゆがみ——毎日すっきりセルフ整体教室

2016年8月30日　初版
2018年7月20日　5刷

著　者　　別所愉庵

発行者　　株式会社晶文社
東京都千代田区神田神保町1−11　〒101-0051
電話　03-3518-4940(代表)・4942(編集)
URL　http://www.shobunsha.co.jp
印刷・製本　ベクトル印刷株式会社

ISBN978-4-7949-6932-3　Printed in Japan